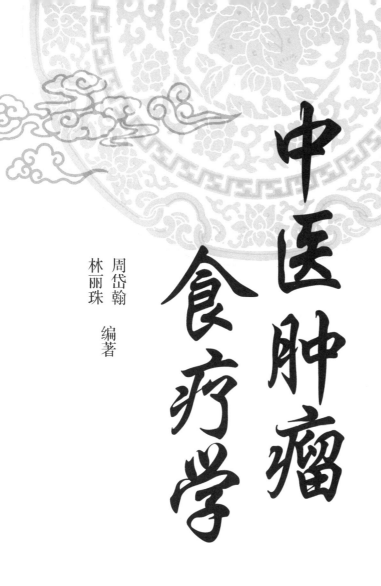

# 中医肿瘤食疗学

周岱翰
林丽珠

编著

SPM 南方出版传媒

广东科技出版社 | 全国优秀出版社

· 广 州 ·

## 图书在版编目（CIP）数据

中医肿瘤食疗学 / 周岱翰，林丽珠编著. —广州：广东科技出版社，2021.1 （2024.3重印）
ISBN 978-7-5359-7574-4

Ⅰ. ①中… Ⅱ. ①周… ②林… Ⅲ. ①肿瘤—食物疗法 Ⅳ. ①R730.59

中国版本图书馆CIP数据核字（2020）第204159号

**中医肿瘤食疗学**
Zhongyi Zhongliu Shiliaoxue

出　版　人：朱文清
策划编辑：吕　健
责任编辑：马霄行　曾永琳
封面设计：林少娟
责任校对：于强强　廖婷婷
责任印制：彭海波
出版发行：广东科技出版社
　　　　　（广州市环市东路水荫路11号 邮政编码：510075）
https://www.gdstp.com.cn
E-mail：gdkjbw@nfcb.com.cn
经　销：广东新华发行集团股份有限公司
印　刷：广州市彩源印刷有限公司
　　　　（广州市黄埔区百合三路8号201栋　邮政编码：510700）
规　格：787mm×1 092mm　1/16　印张22.25　字数445千
版　次：2021年1月第1版
　　　　2024年3月第4次印刷
定　价：98.00元

如发现因印装质量问题影响阅读，请与广东科技出版社印制室
联系调换（电话：020-37607272）。

# 作者简介

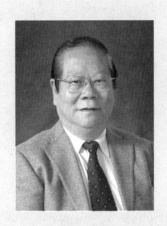

**周岱翰**

    著名中医肿瘤学家，第三届国医大师，广东省名中医，广州中医药大学首席教授，博士研究生导师，现为广州中医药大学肿瘤研究所所长，广东中医药研究促进会会长，《中医肿瘤学杂志》主编。1966年毕业于广州中医学院，曾兼任中华中医药学会肿瘤分会创会会长及第二届会长。擅长治疗晚期癌症、难治癌症，提出"带瘤生存"的观点，更新治癌理念，奠定了岭南中医肿瘤学术流派理论体系。创制"鹤蟾片"（获"1986年卫生部中医药重大科技成果乙等奖"）、"清金得生片"等制剂，著作有《肿瘤治验集要》《中医肿瘤食疗学》《临床中医肿瘤学》等10部，主编《中医肿瘤学》（全国高等中医院校专业教材），2010年获"教育部科学技术成果一等奖""广东省科学技术奖励二等奖"，2017年获"南粤楷模"称号，2019年获"全国中医药杰出贡献奖"。献身中医肿瘤医教研工作半个多世纪，是中医肿瘤学的主要奠基者，中医肿瘤学科教育的先行者，现代岭南中医肿瘤学术流派的开创者，为中医药传承精华、守正创新树立了光辉典范。

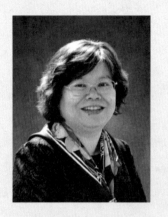

**林丽珠**

　　广州中医药大学第一附属医院副院长，广东省总工会副主席（兼职），医学博士、教授、博士生导师，广东省名中医，首届广东省医学领军人才，全国先进工作者，十九大党代表，享受国务院政府特殊津贴专家。国家临床重点专科、全国中医肿瘤重点专科学术带头人，国家药物临床试验机构肿瘤专业负责人，广东省重点学科中西医结合（临床）学科带头人。兼任世界中医药学会联合会癌症姑息治疗研究专业委员会会长，中国民族医药学会肿瘤分会会长，中国临床肿瘤学会（CSCO）中西医结合专家委员会副主任委员，中国中西医结合学会肿瘤专业委员会副主任委员，中国药学会中医肿瘤药物与临床研究专业委员会副主任委员，广东省中医药学会肿瘤分会主任委员，南方中医肿瘤联盟主席等。

　　师从国医大师周岱翰教授，从事中医、中西医结合肿瘤临床研究30余年，对中晚期肿瘤患者的治疗具有丰富的临床经验，其主攻病种为肺癌、肝癌、肠癌、妇科肿瘤等，倡导以中为主，西为中用，注重整体观念，强调生存时间与生活质量并重的理念并取得良好的临床效果。长期致力于中医药治疗肺癌的临床与基础研究，主持各级课题40余项，相关研究获得广东省科技进步一等奖、教育部科技进步一等奖等多项奖励。作为国家药物临床试验机构肿瘤专业负责人，承担及参与国内外GCP研究项目30余项。发表学术论文近300篇，主编或参编专著20余部。

再版的话

　　肿瘤是常见病和多发病，随着人口老龄化进程的加速，我国肿瘤的发病率和死亡率亦逐渐上升。人类防治肿瘤的历史由来已久，我们的祖先在求生存和劳动过程中发现，某些食物既能充饥，又有治病作用，这就是中医特有的"食物中药"。随着历代医家经验的积累、感悟的升华，历史上出现了《食疗本草》（孟诜）、《食医心鉴》（昝殷）、《饮膳正要》（忽思慧）等食疗专著，这就是原创的、传统的中医饮食疗法。

　　20世纪90年代，中医治疗肿瘤的理论和临床疗效获得长足的进步，为了满足广大肿瘤患者临床治疗和康复的需要，我们参考中医饮食疗法相关论著的理法方药，于1988年出版了全国第一本中医肿瘤食疗专书——《癌症的中医饮食调养》，获得广泛好评，其内容被粤港等地多家报刊转载。2003年，我们对该书的内容和体例做了较大的修改，易名《中医肿瘤食疗学》出版，满足了广大读者和患者的迫切需求。由于《中医肿瘤食疗学》面世后很快售空，诸多读者及亲友索书，一时无法满足，遂有人复印传阅，甚至在网上兜售本书的复印件。笔者深感有学术压力和专业责任，该是再版的时候了，遂再检视第一版书稿，将错漏、重复等不足之处一一厘正，并增加相关章节后再版（2012年第二版）。7年过去了，再版书亦早已再售罄，而我有幸被评上国医大师，我的学生林丽珠教授也成为广东省名中医。基于医学科技的日新月异，以及我们临床经验的不断累积，遂决定对2012年第二版书稿再行完善，重订再版。

中医药学的核心理论是整体观念和辨证论治。中医肿瘤食疗学亦不离其宗，强调"三因制宜"（因人制宜、因时制宜、因地制宜）的辨证施膳。中医和现代医学均认为肿瘤是一种全身性疾病，当前医学强调针对肿瘤的综合治疗，即是《黄帝内经》倡导的"杂合而治"。食物疗法可以辅助药物治疗，弥补药物治疗或其他疗法之不足，却不能代替药物之功效，唐代孙思邈"安身之本，必资之食；救疾之速，必凭于药"之谓是也。本书此次重订意在发扬中医肿瘤食疗学的特色优势，辨证施膳，并结合医学的研究进展，增加肿瘤靶向治疗药物副反应的调护等章节，有的放矢，药食同治，以提高疗效。今国内外有因滥用所谓"保健"或"防癌"食物而出现"健康食物痴迷综合征"者，乃前车之鉴，读者诸君，勿掉以轻心。

周岱翰　林丽珠

庚子年立冬于羊城

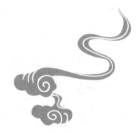

# 目录
## Contents

**上篇** 肿瘤营养与中医食疗学概论

**第一章** 食物营养与健康 ·········· 2

第一节　合理营养与健康的关系　/2

一、食物的营养素　/2

（一）水　/3

（二）蛋白质　/3

（三）脂类　/5

（四）碳水化合物　/6

（五）无机盐　/8

（六）维生素　/8

二、营养素的吸收　/10

（一）水的吸收　/10

（二）无机盐的吸收　/10

（三）碳水化合物的消化吸收　/12

（四）蛋白质的消化吸收　/12

（五）脂肪的消化吸收　/13

（六）维生素的吸收 / 14

三、营养素的均衡摄取 / 15

第二节　营养治疗学 / 18

一、营养状况的评定 / 18

（一）营养评价的方式 / 18

（二）营养评价参数 / 19

二、营养缺乏病 / 24

（一）水肿型 / 25

（二）消瘦型 / 25

（三）混合型 / 25

三、营养素与癌症的关系 / 25

（一）能量与癌 / 26

（二）脂肪与癌 / 26

（三）蛋白质与癌 / 29

（四）碳水化合物与癌 / 31

（五）维生素与癌 / 32

（六）微量元素与癌 / 35

四、食物营养与肿瘤发病的关系 / 40

（一）肝胆癌 / 40

（二）食管癌、胃癌 / 41

（三）鼻咽癌 / 42

（四）大肠癌 / 42

（五）乳腺癌 / 43

（六）卵巢癌 / 44

（七）前列腺癌 / 44

（八）肺癌 / 45

（九）胰腺癌 / 46

目录 Contents

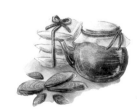

（十）甲状腺癌 / 46

（十一）肾癌 / 47

（十二）膀胱癌 / 47

第二章 中医食疗学的渊源与发展……………… 49

一、中医食疗学的历史与发展 / 49

二、《神农本草经》对中医食疗食养的贡献 / 52

三、中医食疗对食物性味的重视 / 55

四、中医食疗注重食物配伍的宜忌 / 56

五、中医食疗的饮食禁忌 / 58

（一）患病期间饮食禁忌 / 58

（二）服药饮食禁忌 / 59

（三）孕期和产后饮食禁忌 / 60

（四）食物与药物的配伍禁忌 / 60

六、食物防治疾病的作用 / 61

（一）预防作用 / 61

（二）滋养作用 / 62

（三）延缓衰老作用 / 62

（四）治疗作用 / 63

第三章 中医肿瘤学概说……………………… 64

一、中医肿瘤学对"病"或"证"的认识 / 65

（一）噎膈及反胃 / 65

（二）妒乳、乳岩 / 66

（三）积聚、癥瘕、臌胀、暴癥 / 67

（四）失荣、石疽、控脑痧 / 68

（五）翻花疮（反花疮） / 70

（六）瘿瘤 / 71

（七）茧唇和舌菌 / 71

二、中医对肿瘤病因病机的认识 / 72

（一）邪毒结聚 / 72

（二）饮食所伤 / 73

（三）情志郁结 / 74

（四）脏腑失调 / 75

三、恶性肿瘤的辨证方法 / 77

（一）辨明阴阳 / 77

（二）辨清标本 / 78

（三）详察舌脉 / 78

（四）权衡邪正 / 80

四、恶性肿瘤的治疗法则 / 81

（一）清热解毒法 / 81

（二）活血化瘀法 / 82

（三）除痰散结法 / 83

（四）消瘤破积法 / 84

（五）扶正补虚法 / 84

（六）外治抗癌法 / 86

五、食物调养是中医肿瘤治疗学的重要组成部分 / 87

（一）中医食疗可以辅助抗肿瘤治疗 / 87

（二）中医食疗可以调养肿瘤患者体质 / 88

（三）中医食疗可以改善肿瘤疾病的预后 / 88

（四）中医食疗可以提高肿瘤患者的生存质量 / 88

（五）中医食疗可以预防肿瘤复发 / 89

第四章 中医肿瘤食疗学的特色与运用 ………… 90

一、根据肿瘤治疗法则配膳 / 92

（一）清热解毒法配膳 / 92

（二）活血化瘀法配膳 / 92

（三）除痰散结法配膳 / 93

（四）健脾祛湿法配膳 / 93

（五）扶正补虚法配膳 / 94

二、根据病期与病证辨证配膳 / 94

三、放疗期间的饮食宜忌 / 95

四、化疗期间的饮食宜忌 / 96

五、对"发物"的认识 / 99

第五章 常见天然抗癌食物 …………………… 104

一、海洋及水产生物 / 104

二、乳蛋类 / 108

三、食用真菌 / 111

四、新鲜水果与蔬菜 / 113

五、粮食类 / 128

第六章 食物烹调的防癌知识 …………………… 130

一、食物的加工与合理烹调 / 130

（一）谷类 / 131

（二）豆类和坚果类 / 132

（三）蔬菜和水果 / 133

（四）畜禽肉及鱼类 / 133

（五）蛋类 / 134

（六）奶类 / 134

二、食品添加剂的合理选择和使用 / 135

三、防止烹调加热过程中致癌物的产生 / 139

下篇　常见肿瘤的中医食物疗法

**第一章** 消化系统癌瘤……………………144

一、食管癌 / 144

二、胃癌 / 152

三、大肠癌 / 162

四、原发性肝癌 / 169

五、胰腺癌 / 178

**第二章** 支气管肺癌……………………186

**第三章** 乳腺癌……………………195

**第四章** 头颈部肿瘤……………………202

一、鼻咽癌 / 202

二、口腔癌 / 209

三、甲状腺癌 / 215

**第五章** 泌尿系统癌瘤……………………222

一、肾癌 / 222

二、膀胱癌 / 227

**第六章** 男性生殖系统癌瘤……………………234

**第七章** 女性生殖系统癌瘤……………………242

一、子宫颈癌、子宫内膜癌、阴道癌 / 242

二、卵巢癌 / 249

**第八章** 血液及淋巴系统肿瘤……………………256

一、白血病 / 256

二、恶性淋巴瘤 / 261

**第九章** 皮肤癌、软组织肉瘤及骨肿瘤……………268

一、皮肤癌 / 268

二、软组织肉瘤 / 273

三、骨肿瘤 / 277

**第十章** 恶性肿瘤术后的营养疗法………………284

**第十一章** 癌症放射治疗期间的营养疗法…………292

**第十二章** 癌症化学药物治疗期间的营养疗法 … 300

**第十三章** 癌症靶向药物治疗期间的营养疗法……310

一、皮疹 / 311

二、腹泻 / 316

三、神经毒性（手足综合征） / 320

四、口腔炎 / 322

附录1 中医肿瘤营养治疗食谱索引 ……………325

附录2 中医肿瘤营养治疗食谱分类索引 …………330

附录3 药食同源的中药名单 ……………………335

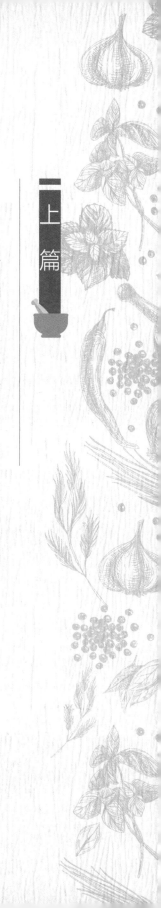

上篇

肿瘤营养与中医食疗学概论

# 第一章

## 食物营养与健康

## 第一节　合理营养与健康的关系

　　营养学是一门古老而又新兴的科学，它研究食物中各种营养素的含量，以及人应该如何选择和应用这些营养素，使适合机体的营养素得到消化和吸收，以维持人体正常发育、修补身体组织损害和调节生理功能等。肿瘤营养学是一门研究肿瘤患者发生营养不良的机制，探讨肿瘤患者的营养风险和营养状况评估方法，研究通过营养治疗提高肿瘤治疗效果，并改善肿瘤患者生存质量的新兴交叉学科，是应用营养学的方法和理论进行肿瘤的预防及治疗的一门新学科。合理营养是指膳食的质和量都能满足人们的生理、生活和日常活动对营养的需要。提供合理营养成分的可食性物质就是食物，包括谷、肉、菜、果等。2016年5月13日中国营养学会通过了《中国居民膳食指南（2016）》，提出要弘扬尊重劳动、珍惜粮食、杜绝浪费的传统美德，强调个人、家庭、社会、文化对膳食和健康的综合影响作用，建议在传承民族传统饮食文化的同时，开启饮食新理念，着力解决公共营养和健康的现实问题，并鼓励社会提供良好的支持环境。科学的膳食模式是食物多样、以谷类为主的平衡膳食模式。

### 一、食物的营养素

　　营养素是指食物中能被吸收及用于增进健康的基本成分。人类所需要的营养素包括水、蛋白质、脂类、碳水化合物、无机盐（含各种微量元素）、维生素等六大成分。

## （一）水

水是一切生命的必需物质。尽管它常常不被认为是营养素，但由于它在生命活动中的重要功能，且是饮食中的基本成分，必须从饮食中获得，故也常被当作一种营养素看待。水是人体含量最多的成分，是人体各细胞原生质的主要成分。正常人通过皮肤、肺及大小便不断排出水分，同时又通过摄取食物来补充，每天水的摄入和排出处于动态平衡，摄入量和排出量每天维持在2500毫升左右。体内正常水平衡由口渴中枢、垂体后叶分泌的抗利尿激素及肾脏调节。

**水的生理功能**

（1）水是人体基本组成成分，是维持生命、保持细胞外形、构成各种体液所必需的物质。

（2）水是营养物质的载体，摄入体内的各种营养物质都必须通过水运送到机体各部位进行代谢，发挥作用。

（3）水是代谢产物的溶剂，体内物质代谢产物通过水运送到相关部位进一步代谢转化，或通过大小便、汗液及呼吸等途径排出体外。

（4）水直接参与物质代谢，促进各种生理活动和生化反应。

（5）水的比热高、蒸发热大、导热性强，可调节体温，保持体温稳定。

（6）水可滋润皮肤，润滑关节。

## （二）蛋白质

蛋白质是一切生命的物质基础，是所有生命现象中起着决定性作用的物质，是构成一切细胞和组织结构的重要成分，没有蛋白质就没有生命。复杂的生命活动需要成千上万种具有独特功能的蛋白质相互配合才能完成，人体中的蛋白质始终处于不断分解又不断合成的动态平衡中，借以达到组织蛋白的不断更新和修复。蛋白质的组成元素主要为碳、氢、氧、氮及硫，有些蛋白质还含有磷、铁、碘、锰及锌等元素。蛋白质是人体中氮的唯一来源。大多数蛋白质的含氮量相当接近，平均含氮量是16%，因此任何生物样品中，每克氮约相当于6.25克（即100/16）蛋白质。

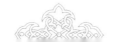

**蛋白质的生理功能**

1. 供给人体生长、更新和修补组织的材料

蛋白质是构成细胞、组织和器官的主要材料。婴幼儿、儿童和青少年的生长发育都离不开蛋白质，成年人的身体组织也在不断地进行蛋白质的分解和合成，特别是在感染、外伤、手术等情况下，体内排出的氮量大为增加，如不及时补充蛋白质，将影响康复。

2. 参与构成酶、激素和部分维生素

酶的化学本质是蛋白质，如淀粉酶、胃蛋白酶、胆碱酯酶、转氨酶等。含氮激素的成分是蛋白质或其衍生物，如生长激素、促甲状腺激素、肾上腺素、胰岛素等。有的维生素是由氨基酸转变而来或与蛋白质结合存在，如尼克酸（烟酸）可由色氨酸转化而成，生物素与赖氨酸的氨基结合形成肽。酶、激素和维生素在调节人体生理功能、催化代谢过程中起着十分重要的作用。

3. 供给能量

虽然蛋白质的主要功能不是供给能量，但当食物中蛋白质的氨基酸组成和比例不符合人体的需要，或摄入蛋白质过多，超过身体对蛋白质的需要时，多余的蛋白质就会被当作能量来源，经过氧化分解可释放出热能。此外，在正常代谢过程中，陈旧破损的组织和细胞中的蛋白质也会分解释放出能量。每克蛋白质可产生16.7千焦（4千卡）热能。人体每天所需能量的10%～15%来自蛋白质。

4. 增强免疫功能

机体的体液免疫主要是由抗体与补体完成的，构成白细胞、抗体与补体需要有充分的蛋白质。吞噬细胞的作用也与摄入蛋白质的量密切相关。此外，能抑制病毒的干扰素，也是糖与蛋白质的复合物。

5. 维护神经系统的正常功能

大脑在代谢过程中需要大量蛋白质进行自我更新。神经系统的功能与膳食中蛋白质的质和量有密切关系。蛋白质对婴幼儿的生长发育，特别是智力发育尤为重要。

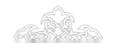

### 6. 控制遗传信息

遗传的主要物质基础是染色体，含有脱氧核糖核酸的核蛋白是染色体的主要化学成分。核酸虽然包含并表达丰富的遗传信息，但受蛋白质和其他因素的制约。

### 7. 具有运输功能

蛋白质在血液中起着载体作用，具有运输功能。

### 8. 维持血液的酸碱平衡

蛋白质是两性物质，它与其他缓冲质同为维持血液酸碱平衡的有效物质。

### （三）脂类

脂类包括脂肪及类脂，脂肪是由甘油和各种脂肪酸所形成的甘油三酯组成的，分布于皮下结缔组织及腹腔、大网膜和肠系膜等脂肪组织中，称为储存脂，其数量与食物脂肪含量及能量消耗的多少有很大的关系。类脂是一类在某些理化性质上与脂肪类似的物质，主要为磷脂、糖脂、胆固醇等，它是机体部分组织细胞的重要成分之一，存在于细胞原生质及细胞膜内，其含量比较恒定，不因身体肥胖而增加，亦不因饥饿而减少，称为固定脂。

**脂类的生理功能**

### 1. 供能和贮能

每克脂肪完全氧化可释放37.8千焦（9千卡）能量，是人体最丰富的能量来源，同时也是体内能量的贮存库。人体的能量除供生理代谢及体力活动所需之外，多余的部分则转化成脂肪，贮存于皮下或体内脏器之间，必要时可为机体提供能量。体内贮存脂肪的含量是可变的，它随个体能量的摄入和消耗情况而定。

### 2. 构成身体组织和细胞的重要成分

皮下脂肪、腹腔内和内脏周围的脂肪均为贮能脂肪。健康的人拥有正常的体脂含量，女性体内脂肪含量高于男性，一般成年女性体脂含量为20%～25%，成年男性为15%～20%，脂类中的类脂成分（如磷脂和胆固醇）是多种组织和细胞的构成成分，有时也称为结构脂肪，它们在体内的含量一般

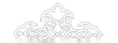

是相对固定的。这些类脂成分与蛋白质结合成脂蛋白，参与构成细胞膜、核膜、线粒体膜和内质网膜等，与细胞的正常代谢和生理活动密切相关。此外，胆固醇在体内可以转化成胆汁酸盐、维生素$D_3$、肾上腺皮质激素及性激素等多种具有重要生理功能的类固醇化合物。

3. 提供必需脂肪酸

必需脂肪酸在人体内具有特殊的生理作用，是维持人体健康必不可少的成分。它们多以脂肪形式存在于食物中，因此只有通过摄入脂肪，机体才能获得必需脂肪酸。

4. 促进脂溶性维生素的吸收

脂溶性维生素A、维生素D、维生素E和维生素K只有溶解在脂肪中才能被机体吸收利用，故脂肪充当了这些脂溶性维生素的溶剂和载体，参与其吸收与利用过程。脂肪长期摄入不足，会影响机体对脂溶性维生素的吸收，导致脂溶性维生素缺乏症。

5. 保护作用

脂肪的不导热性可以防止体温散失过快，起到保温作用。脂肪是人体内脏器官的支持和保护层，它可缓解机械冲击、减少脏器之间的摩擦和震荡，起到保护内脏器官的作用。内脏周围的脂肪组织还对内脏起固定作用，如肾脏周围的脂肪太少，就容易发生肾下垂。此外，脂肪对肌肉、关节等也具有一定的保护作用。

6. 增加饱腹感

一方面脂肪富含能量，可作为一种浓缩食物；另一方面脂类在胃中的停留时间和从胃到小肠的排空时间较长，因此可增加饱腹感，使人不易饥饿。

**（四）碳水化合物**

碳水化合物是指含有碳、氢、氧三种元素的化合物，因所含氢、氧比例为2∶1，和水相同而称为碳水化合物。碳水化合物分单糖（果糖、葡萄糖、半乳糖、甘露糖）、双糖（乳糖、蔗糖及麦芽糖）、多糖（淀粉、糖原、植物纤维）等三类。单糖易溶于水，不经过消化液的作用可以直接被机体吸收利用，

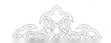

单糖中的葡萄糖在营养上有重要作用，血液中含有游离的葡萄糖及少量糖原、黏多糖，称为血糖；双糖由两分子单糖组合而成，易溶于水，但需经分解为单糖后才能被机体吸收利用；多糖中的淀粉是膳食中的主要成分，由成百上千个葡萄糖分子组成，不易溶于水，因此须经过消化酶的作用分解成单糖才能被机体吸收。

碳水化合物的生理功能：

1. 供给能量

每克葡萄糖可产热16.8千焦（4千卡），人体摄入的碳水化合物在体内经消化变成葡萄糖或其他单糖参加机体代谢。

2. 构成细胞和组织

每个细胞都含有碳水化合物，其含量为2%～10%，主要以糖脂、糖蛋白和蛋白多糖的形式存在，分布在细胞膜、细胞器膜、细胞质及细胞间质中。

3. 节省蛋白质

如果食物中碳水化合物不足，则机体不得不动用蛋白质来满足机体活动所需的能量，这将影响机体用蛋白质合成新的蛋白质和进行组织更新。减肥的人和糖尿病患者摄入的碳水化合物折合成主食不要低于150克。

4. 维持脑细胞的正常功能

葡萄糖是维持大脑正常功能的必需成分，当血糖浓度下降时，脑组织可因缺乏能量而使脑细胞功能受损，造成功能障碍，并导致患者出现头晕、心悸、出冷汗，甚至昏迷。

5. 抗酮体的生成

当人过度饥饿时，机体缺乏糖类供能，会分解脂类供能，同时产生酮体。酮体水平过高可导致机体内环境紊乱，引起代谢性酸中毒及电解质紊乱，出现疲乏、恶心呕吐、四肢无力、嗜睡、意识模糊等，甚则危及生命。

6. 解毒

糖类代谢可产生葡萄糖醛酸，葡萄糖醛酸与体内毒素（如某些药物、胆红素）结合即可解毒。

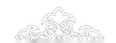

7. 加强肠道功能

此功能与膳食纤维有关，可防治便秘、预防结肠癌和直肠癌、防治痔疮等。

### （五）无机盐

无机盐又称矿物质，它包括除氧、氢、氮、碳以外的存在于机体内的其他各种元素，大约有60多种，其中含量大于体重0.01%的元素有钙、镁、钠、钾、磷、硫、氯7种，称为常量元素或宏量元素。其他多数含量甚微，小于体重0.01%的铁、碘、铜、锌、锰、钴、钼、硒、铬、氟、镍、锡、硅、钒等14种元素称为人体必需的微量元素。无机盐在体内尽管含量很少，但对于人体的营养和功能却有很大影响，并参与人体的组织构成，如骨骼、牙齿的主要成分是钙和磷，肌肉中含有硫，神经组织中含有磷，血红蛋白中含有铁等。同时，无机盐也是某些具有重要生理功能的酶和激素的成分，如细胞色素、过氧化氢酶及过氧化物酶都含有铁，碳酸酐酶和胰岛素含有锌。此外，无机盐能维持水电解质平衡，如钠和钾是维持机体电解质和体液平衡的重要阳离子。体内钠、钾正常含量的维持，对于渗透平衡、酸碱平衡及水、盐平衡有非常重要的作用。另外，无机盐还参与人体代谢，如：磷是能量代谢不可缺少的物质，它参与蛋白质、脂肪和糖类的代谢过程；碘是构成甲状腺素的重要成分，而甲状腺素有促进新陈代谢和人体生长发育的作用。

当然，无机盐在人体中的作用还远远不止以上这些，就无机盐中具体的物质而言，它们还各自具有不同的功能，如：钙可以维持肌肉、神经的正常兴奋性，对某些酶有激活作用；锌可以促进人体的生长发育。

### （六）维生素

维生素是维持人体生命活动必需的一类有机化合物，也是保持人体健康的重要活性物质。维生素天然存在于食物中，人体几乎不能合成，且对其需要量甚微。维生素具有特殊的生理功能，既不参与机体组成，也不提供能量。各种维生素的化学结构及性质虽然不同，但它们却有着以下共同点：①均以维生素本身或可被机体利用的前体化合物原（维生素原）的形式存在于天然食物

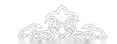

中；②它们不是构成机体组织和细胞的组成成分，也不产生能量，其作用主要是参与机体代谢的调节；③大多数的维生素机体不能合成或合成量不能满足机体的需要，必须通过食物获得；④人体对维生素的需要量很小，日需要量常以毫克（mg）或微克（μg）计算，但一旦缺乏就会引发相应的维生素缺乏症，对人体健康造成损害。

在营养学上，维生素按照溶解度的不同，可分为脂溶性和水溶性两大类，脂溶性维生素有维生素A、维生素D、维生素E、维生素K等，水溶性维生素有B族维生素（维生素$B_1$、维生素$B_2$、维生素$B_3$、维生素$B_4$、维生素$B_5$、维生素$B_6$、维生素$B_{11}$、维生素$B_{12}$等）和C族维生素（维生素C、维生素P）。维生素A主要来源于动物肝脏、蛋黄、鱼肝油、绿叶蔬菜、胡萝卜、玉米等，其主要生理功能是参与合成视紫红质、维持上皮组织的结构完整、促进生长发育和维护生殖功能、维持和促进免疫功能。维生素D存在于鱼肝油、动物肝脏、蛋黄中，其合成需要有日光照射，维生素D具有调节钙、磷代谢，促进钙、磷吸收的作用。维生素E来源于植物油、莴苣等，与性器官的成熟、胚胎发育及肌肉细胞营养有关，也与营养性原红细胞贫血有关，有抗氧化作用。维生素K来源于肝、菠菜等，可由肠道细菌制造，其参与肝脏合成凝血因子Ⅱ、Ⅶ、Ⅸ、Ⅹ。维生素$B_1$来源于酵母、豆类、瘦肉、谷类等，是构成α-酮酸氧化脱羧酶辅酶的成分，能抑制胆碱酯酶的活性。维生素$B_2$来源于酵母、蛋类、绿叶蔬菜等，是构成黄酶的辅酶成分，参与体内生物氧化体系。维生素$B_{11}$来源于酵母、蛋黄、动物肝脏、谷类及肠道细菌，为蛋白质代谢中氨基酸脱羧酶及转氨酶的辅酶成分。维生素$B_{12}$来源于动物肝脏、肉类等，肠道细菌可合成，参与一碳基团的形成、分解和转移，可促进胆碱、核酸的合成，影响红细胞的成熟。维生素C来源于新鲜水果、蔬菜，特别是番茄、梅子、鲜枣等含量较高，其与细胞间质的形成有关，参与组织细胞的氧化还原反应，有解毒作用，参与体内其他代谢反应。尼克酸（烟酸）来源于肉、酵母、谷类及花生，在人体可由色氨酸转变而来，是构成脱氧酶辅酶的成分，参与生物氧化体系。

## 二、营养素的吸收

营养素的吸收是指营养素经过人的消化活动，通过肠黏膜上皮细胞进入血液和淋巴的过程。消化道的不同部位吸收营养素的速度和种类是不同的。胃只吸收酒精和少量水分，大肠主要吸收水分和盐类，小肠是吸收营养素的主要部位。糖类、蛋白质和脂肪的消化产物大部分是在十二指肠和空肠吸收的，而回肠只吸收胆盐和维生素$B_{12}$。

### （一）水的吸收

成年人每天可吸收1.5~2.0升的水分。人体每天摄入和产生的水分总量可达3升左右。水分主要在小肠以渗透的方式被吸收，其中，钠离子的转运是影响水分吸收的主要因素。水分除了通过粪便排出少量（约150毫升）外，绝大部分都被消化道所吸收。大肠吸收经过小肠吸收后的剩余水分。

### （二）无机盐的吸收

钠：钠的吸收是主动的过程，空肠中钠的净吸收率最高，回肠中较低，结肠中更低。当十二指肠中是等张氯化钠溶液时，会发生大量的钠离子交换，然而流进和流出的钠离子量相等，因此没有钠的净吸收。缺氧和代谢抑制剂能完全阻断钠的主动性转运。

钙：主要在十二指肠和近端空肠吸收，可分为主动转运和被动扩散两部分。主动转运过程受肠腔内膳食成分、体内钙和维生素D的含量等因素影响，与钙结合蛋白和十二指肠活动成正相关。灌流实验表明，肠腔钙浓度为2毫摩尔/升时空肠钙吸收率达到高峰，肠腔钙浓度大于2毫摩尔/升时主动转运的钙流达到饱和。正常人通过主动转运方式能吸收低钙膳食中95%的钙量，高钙膳食中80%的钙量。许多因素如维生素D、氨基酸、药物（青霉素、氯霉素）等能增加钙的吸收。脂肪食物也能促进钙的吸收，而草酸盐、柠檬酸盐能阻止肠黏膜对钙的吸收。

铁：每天膳食中平均含铁量约为10毫克。成年男性一般可吸收其中的0.5~1.0毫克，成年女性一般可吸收其中的1.0~1.5毫克。铁的吸收与机体对铁

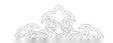

的需求有关。当服用相同剂量的铁后，缺铁患者的铁吸收量可比正常人大1~4倍。食物中的铁绝大部分是高价铁，但有机铁和高价铁都不易被吸收，须还原成低价的亚铁后才能被吸收。维生素C能将高价铁还原为亚铁而促进其吸收，胃酸也有促进铁吸收的作用。

铁的吸收部位主要在小肠上段，特别是在十二指肠吸收最快。肠黏膜吸收铁的能力取决于黏膜细胞内的含铁量。由肠腔吸收的无机铁，可暂时储存在黏膜细胞内，以后缓慢地转移至血浆中。当黏膜细胞中储存的铁量较多时，则暂时失去吸收铁的能力。肠黏膜细胞的含铁量又由血浆中铁的水平所决定。当血浆中的铁浓度增高时，黏膜细胞中的含铁量亦高，其吸收铁的能力即降低。反之，当机体对铁的需要增多时（如妊娠或失血后），血浆中铁的水平降低，黏膜细胞内储存的铁量亦降低，其吸收铁的能力即增强。

镁：主要在小肠吸收，吸收率约为30%。镁的吸收与膳食中摄入镁的量有关。摄入量少时吸收率增加，摄入量多时吸收率降低。水对镁的吸收起极大作用。镁是主动转运通过肠壁的，其途径与钙相同，当两者摄入量高时，会在肠道中发生吸收竞争，相互干扰。

钾：大部分由小肠迅速吸收，在结肠中主动转运。近端结肠可主动分泌钾，远端结肠则主动吸收钾。肠腔的钾浓度随摄入量而变化。

磷：食物中摄入的磷酸盐有70%在小肠吸收，其中小肠中段吸收最多。磷的吸收需要钠和钙的参与，同时还需有足够的能量。摄入正常混合膳食时，磷的吸收率为60%~70%；低磷膳食时，吸收率最大，可达90%。磷的吸收需要维生素D，钙、镁、铁、铝等金属离子常与磷酸形成难溶性盐，影响磷的吸收。

锌：锌主要在小肠内吸收，摄入的锌先与来自胰腺的小分子量的配体结合，进入小肠黏膜。锌的吸收率一般为20%~30%。

硒：硒在小肠吸收，人体对食物中硒的吸收率为60%~80%。硒的吸收率因其化合物的化学结构形式、溶解度的大小而不同。蛋氨酸硒较无机形式的硒更容易吸收，溶解度大的硒化合物比溶解度小的硒化合物更容易吸收。

铜：铜的吸收部位在小肠和胃，吸收率约为40%，吸收后被运送至肝脏。在正常人体内铜的含量稳定于60~100毫克。铜可被分泌入胆汁内，其排出率平均为25微克/（千克·天），铜的分泌与胆汁酸的排出之间没有关系。铜的吸收量受到胆汁分泌量的调节，分泌入胆汁内的铜的量等于铜的吸收量。青霉胺与铜整合，可降低铜的吸收，促进铜的排出。

**（三）碳水化合物的消化吸收**

成年人每天摄入的碳水化合物不少于300克，主要是淀粉和蔗糖，占每天总热量的50%。75%的糖在空肠近端70厘米内吸收。糖类只有分解成单糖时才能被吸收。肠管中主要的单糖是葡萄糖，另外还有不等的半乳糖和果糖。只有葡萄糖和半乳糖的吸收是通过主动性转运进行的，其他的单糖如果糖，则是通过被动性转运（扩散）而被吸收的。

人的小肠对单糖的吸收是非常迅速的。吸收单糖的主要部位是十二指肠和上段空肠，葡萄糖和半乳糖被肠黏膜细胞主动吸收入血，两者共用同一转运系统，葡萄糖可抑制半乳糖的摄取。果糖的吸收则不同，其主要通过简单的被动扩散被吸收，故果糖的吸收与其在肠腔内的浓度呈正相关。葡萄糖的吸收需要肠腔内有钠的存在，通过钠离子梯度来完成。当食糜到达回肠时，其中的糖实际上已被全部吸收。因此，整个小肠对葡萄糖的吸收能力是极强的。

葡萄糖的吸收不受血糖水平的影响，其吸收后主要进入血液，进入淋巴的很少。

**（四）蛋白质的消化吸收**

外源蛋白质来源于动物性和植物性食物，占人体摄入热量的11%~14%；内源蛋白质是指胃、胆、胰和小肠分泌物中的蛋白质，包括糖蛋白、各种消化酶和脱落细胞的蛋白质成分，其中每天分泌的消化液中含10~30克蛋白质，消化道的脱落细胞约含25克蛋白质，这些蛋白质都在小肠内分解为氨基酸而被吸收。

蛋白质的消化首先在胃内进行，产生少量氨基酸，以大分子肽的形式进入十二指肠，再经胰酶、蛋白酶进一步水解。小肠黏膜细胞刷状缘有寡肽酶，

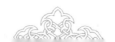

在回肠中这种酶的活性较高，被胰源性肽酶分解生成的肽类在这里被进一步水解，蛋白质被分解成游离氨基酸及含2～6个氨基的小分子肽。空肠内的氨基酸仅1/3呈游离状态。

蛋白质消化后的吸收主要通过两种机制：特异性氨基酸转运系统转运游离氨基酸；对独立的未水解的肽进行吸收。游离氨基酸的转运与其浓度和载体有关，增加溶质的浓度可使转运饱和。不同的游离氨基酸对载体的亲和力极不相同，相同当量的不同氨基酸的吸收率也有很大差别。研究表明，可能存在三种特异转运系统，人体主要为中性氨基酸和碱性氨基酸两种转运系统，这类转运依赖于钠。

蛋白质消化的产物可以寡肽形式进入黏膜，这是蛋白质的另一种吸收形式。研究表明，口服甘氨酸的二肽或三肽后，肠道吸收甘氨酸的量比口服游离甘氨酸吸收的量多，说明未水解的肽可进入黏膜。寡肽转运的营养意义在于黏膜摄入肽类，可以使人体对蛋白质的吸收保持稳定。摄入含2～6个氨基的肽类后机体吸收的α-氨基氮总量多于摄入相应的游离氨基酸，而且吸收的氨基酸量也较恒定。此外，在小肠功能减退时，以肽的形式转运氨基酸的转运率仍保持不变。动物实验证明，长期限制蛋白质摄入可使游离氨基酸的吸收下降，但不影响肽的吸收。口服寡肽混合剂的效果优于口服游离氨基酸，在临床上表现为肠道吸收水解蛋白优于游离氨基酸液。

### （五）脂肪的消化吸收

食物中的脂肪主要是甘油三酯、胆固醇和脂溶性维生素。成年人每天摄入甘油三酯60～80克、胆固醇0.5～1克，主要是不溶于水的长链（16～18碳链）脂肪酸，少量为中链（6～12碳链）水溶性脂肪酸。

脂肪的吸收从十二指肠开始。据测定，当食糜到达十二指肠末端时，试餐中所含脂肪的50%左右已被消化和吸收。当食糜移行至回肠上段时，试餐中95%的脂肪已被吸收。

脂肪吸收的形式：脂肪在消化后主要形成甘油、自由脂肪酸和甘油一酯，此外还有少量的甘油二酯和未消化的甘油三酯。胆盐对脂肪的吸收具有重

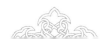

要作用，它可与脂肪的水解产物形成水溶性复合物。当这些复合物增多时，许多分子就会聚合起来而形成脂肪微粒，其直径只有4~6纳米，体积仅及乳化后脂肪微滴的百万分之一。它含有三种主要成分：胆盐、甘油一酯和脂肪酸。有人认为，脂肪微粒就是脂肪在小肠中的吸收形式。但也有人认为，在吸收时脂肪微粒各主要成分分离开来，分别进入小肠上皮，甘油一酯和脂肪酸主要在十二指肠和空肠靠扩散而被吸收，胆盐则因其不溶于细胞膜，故须靠主动转运在回肠末端吸收。

脂肪吸收后在上皮细胞内的变化：当上述各种脂肪水解产物（主要是甘油一酯和脂肪酸）进入肠上皮细胞后，就又重新合成为中性脂肪，并在外面包了一层由卵磷脂和蛋白质形成的膜而成为乳糜微粒。

脂肪吸收的途径：脂肪的吸收包括淋巴和血液两条途径。多数短链和中链脂肪酸及甘油吸收后扩散进入毛细血管，再经门静脉到达肝脏；乳糜微粒及多数长链脂肪酸则取淋巴途径间接地进入血液。由于膳食中的动、植物油含有的碳原子15个以上的长链脂肪酸很多，所以脂肪的吸收途径仍以淋巴为主。

**（六）维生素的吸收**

（1）水溶性维生素的吸收：水溶性维生素的化学结构差别很大，从分子比较简单的维生素C（分子量176）到分子结构复杂的维生素$B_{12}$（分子量超过1300）都有。除维生素$B_{12}$外，水溶性维生素是以简单扩散的方式被肠黏膜所吸收的。

日常膳食中每天所含的维生素$B_{12}$为5~15微克，而正常人每天对维生素$B_{12}$的需要量仅为1微克。药理剂量的维生素$B_{12}$可通过扩散的方式被整个小肠吸收约1%。生理剂量的维生素$B_{12}$必须与壁细胞所分泌的内因子结合成复合体，在回肠中通过主动性转运而被吸收。

（2）脂溶性维生素的吸收：这类维生素包括维生素A、维生素D、维生素E、维生素K。由于它们可溶于脂类，因此它们的吸收机理很可能与脂肪的吸收相似，即通过简单的扩散而被肠黏膜所吸收。对于维生素D、维生素E、维生素K和胡萝卜素（维生素A的前身）的吸收来说，胆盐是必需的，因此胆

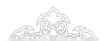

道阻塞时脂溶性维生素的吸收会大为减少。

### 三、营养素的均衡摄取

营养素在进入人体后，便处于不断的分解与合成的运动过程中。各类营养物质在体内处于一个又平衡又不平衡的内稳态过程。人类从食物中取得的赖以生存的物质，可细分为必需氨基酸、必需脂肪酸、矿物质、微量元素、脂溶性维生素及水溶性维生素等40多种营养素。这些营养素从人体需要的角度看，缺一不可。如人体对碘的需要每天仅以数十微克计，然而碘的缺乏，却可引起人体机能的严重失调而发生克汀病等。当然，在各种营养素中，有些人体需要摄入的量较大，有些则较小；有些可以在体内贮存较多，而有些则贮量有限。有些营养素的作用范围大，如蛋白质起着较广泛的生理作用，包括各种酶、激素、免疫物质，以及各种生命活动所需的肽类和许多营养素的载体。然而，蛋白质在体内的平衡，则必须以脂肪、碳水化合物的能量正常供给为基础。各种营养素在维持人体的生命活动中互相配合、互相调节、互相影响，因而人体对各种营养素的需求也存在一定的比例关系，正是因为这样，人体需要的是均衡营养。

在现实生活中，制定各类人群的营养素的推荐量是极其重要的，但这是一个艰巨且需要长期工作才有可能达到的目标。为了指导人们获取均衡的营养，增进对与营养学、食品安全、毒理学、危险性评价和环境等学科有关的科学议题的了解，各种专门研究营养问题的机构应运而生，国际生命科学学会（ILSI）便是最具代表性的机构之一。各国的营养学家也在努力工作，希望能制定出一个适合本国人民的膳食指南，以指导人们更科学地摄取食物，改善不良的营养状况。

在发展中国家，营养不良仍是患病和死亡的主要原因。可是，在西方工业化发达国家，过量的膳食能量的摄入，却使所谓的富贵病，如肥胖、非胰岛素依赖型糖尿病、高血压、高脂血症等代谢性疾病的发病率异常地升高。因此，人们从19世纪70年代开始关注膳食营养的过剩问题。如何提供健康膳食，

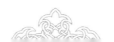

制定人体所需要的所有营养素的推荐量，研究膳食的组成，指导、教育公众通过摄取均衡的营养素以支持生长、维持体重和预防营养性疾病，避免营养过剩，便成为营养学家研究的主要内容。

制定健康的膳食，往往包括营养素标准、膳食指南、食物指导三方面的内容。营养素标准的定义，是根据现有的科学知识估计足以满足几乎所有健康人生理需要的平均每天必需营养素的摄入量也就是膳食供给量。膳食指南则是针对食物类型或食物成分提出的有关公共卫生的建议，主要研究膳食的组成（营养素、食物成分或食物种类）在公共卫生方面与膳食相关疾病危险性的关系。食物指导就是把营养素标准和膳食指南转化成对每天食物摄入量的建议。营养学家通过将这三方面的研究有机地联系起来，提供给人们一种健康的进食方式。

对于健康的进食方式，人们已广泛接受了限制脂肪和饱和脂肪酸的摄入量，增加水果、蔬菜和谷类食物摄入量的健康饮食模式。

2016年5月13日，国家卫生计生委疾控局发布了《中国居民膳食指南（2016）》，其中包含了"中国居民平衡膳食宝塔（2016）"。该指南针对2岁以上的所有健康人群提出6条核心推荐，分别为：食物多样，谷类为主；吃动平衡，健康体重；多吃蔬果、奶类、大豆；适量吃鱼、禽、蛋、瘦肉；少盐少油，控糖限酒；杜绝浪费，按需备餐。

人每天的膳食应包括谷薯类、蔬菜水果类、畜禽鱼蛋奶类、大豆坚果类等。平均每天应摄入12种以上的食物，每周25种以上。各年龄段人群都应天天运动、保持健康体重。坚持日常身体活动，每周至少进行5天中等强度的身体活动，累计150分钟以上。蔬菜、水果是平衡膳食的重要组成部分，应吃各种各样的奶制品，经常吃豆制品，适量吃坚果。鱼、禽、蛋和瘦肉的摄入要适量。少吃肥肉、烟熏食品和腌制肉食品。成年人每天食盐不超过6克，每天烹调用油25～30克，每天摄入油不超过50克。足量饮水，成年人每天1500～1700毫升，提倡饮用白开水和茶水。

## 中国居民平衡膳食宝塔（2016）

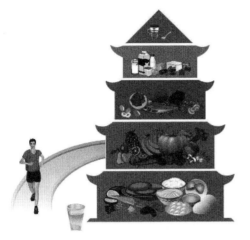

| | |
|---|---|
| 盐 | <6克 |
| 油 | 25～30克 |
| 奶及奶制品 | 300克 |
| 大豆及坚果类 | 25～30克 |
| 畜禽肉 | 40～75克 |
| 水产品 | 40～75克 |
| 蛋类 | 40～50克 |
| 蔬菜类 | 300～500克 |
| 水果类 | 200～350克 |
| 谷薯类 | 250～400克 |
| 全谷物和杂豆 | 50～150克 |
| 薯类 | 50～100克 |
| 水 | 1500～1700毫升 |

　　健康的进食方式，是既要提供足够的营养，又要避免营养过度，还要顾及美味、方便、安全和价廉等问题，应充分关注到充足和适量两方面的内容。均衡膳食，是减少与膳食相关疾病危险的关键，也是保证健康、减少疾病的前提。

# 第二节　营养治疗学

## 一、营养状况的评定

人体为了维持最佳的健康状态，组成机体的各种营养素必须保持一个相对平衡的水平，若各种营养素在人体组织内的水平过高或过低，可导致多种疾病的发生。衡量人体的营养状态，至少可从五个水平入手，即原子水平、分子水平、细胞水平、组织水平和整体水平。原子水平是将一个物质的人还原成元素，如氧、氢、碳、钙等，可通过同位素稀释法或中子激活法等方法来分析。分子水平是分析测量对生命有决定作用的物质，主要是水、蛋白质、糖原、矿物质及脂类等。细胞水平主要分析细胞、细胞外液及细胞外固休，可通过测量组成细胞群的脂肪及去脂细胞块来进行。组织水平主要分析组织系统，包含所有的组织与器官。从一定意义上说，体重的变化从总体上反映了组织系统的某些组织或器官的变化情况。整体水平对整个人体测量的内容与范围进行分析，包括体重、体态，各种围、宽及幅度，皮褶厚度及其他的全体性测量，如全体的比重、容量、电阻及阻抗。

### （一）营养评价的方式

#### 1. 询问病史

通过询问患者的病史来明确可能导致患者发生营养问题的原因，包括体重减轻、食欲减退、胃肠道症状、发热、用药史等；同时还应进行膳食调查来计算能量、蛋白质及微量营养素的摄入情况，考虑患者的身体功能受损情况。

#### 2. 评估疾病

评估患者病史、体格检查、生命体征监测（如体温、脉搏、血压）、实验室检验（如全血计数、血清蛋白和C反应蛋白）等，同时应考虑外伤、瘘等所造成的营养需求增加。

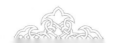

### 3. 功能测量

由营养不良所致的精神或身体功能异常一般可以在床边进行测量。评估肌力的强弱，可以由检查者对患者进行定性的测量，也可以通过握力计对患者进行定量测定，询问患者运动的耐受力、呼吸的状况，同时也应评估患者的精神状况。

### 4. 实验室检查

可检查体内矿物质和维生素的水平，如钾、钙、镁、磷、锌、铁等。

### 5. 体液平衡监测

这是营养评价的重要部分。监测每天体重的变化可以了解体液的平衡状况，评估机体是否有水肿或脱水，并记录出入量，测量血肌酐、尿素氮和电解质的浓度。

### （二）营养评价参数

临床上，评价人体营养状况的一些客观参数，主要是对人的整体水平进行估量。下面介绍一些常用的营养评价参数。

### 1. 人体测量

1）体重。体重是营养评价中最简单、直接而可靠的指标。它是人体各器官、骨骼系统、体液的总重量，是反映人体营养状况的直接参数，但它受机体水分多少的影响较大，对于肥胖或水肿患者常不能反映真实体重和营养状态。因此，称量患者体重后可通过计算3个参数来评价其营养状况：①理想体重百分率（％），表示实际体重偏离总体标准的程度；②通常体重百分率（％），表示平常体重的改变；③近期体重改变率（％），表示短期内体重损失的程度。计算公式如下：

$$理想体重百分率（\%）=\frac{实际体重}{理想体重}\times100\%$$

$$通常体重百分率（\%）=\frac{实际体重}{理想体重}\times100\%$$

$$近期体重改变率（\%）= \frac{平常体重-实际体重}{理想体重} \times 100\%$$

式中的理想体重可通过测量患者的身高，按改良布罗卡公式计算：

标准体重（千克）=［身高（厘米）-100］×0.9

依据体重参数可对患者营养状况进行初步评价（表1）。

表1　根据体重参数对营养状况进行评价

| 项目 | 正常 | 轻度不良 | 中度不良 | 重度不良 |
|---|---|---|---|---|
| 理想体重百分率/% | ＞90 | 80～90 | 60～80 | ＜50 |
| 通常体重百分率/% | ＞95 | 85～95 | 75～85 | ＜75 |
| 近期体重改变率/% | | | | |

体重变化时应注意以下几点。

（1）水肿或腹水等可引起细胞外液相对增加，从而掩盖化学物质及细胞内物质的丢失。

（2）大的肿瘤生长或是器官的肥大会掩盖脂肪与组织的丢失，包括肌肉的丢失。

（3）瘦体组织（lean body mass，LBM）与细胞的萎缩可以部分地被肥胖患者的脂肪与结缔组织掩盖，尤其是肥胖患者体重快速地降低，但仍然超重，同时又存在严重的蛋白质热量缺乏时。

（4）能量摄入在短时间大范围的改变，可以引起糖原的明显改变，并随之出现结合水增加。同样，摄入的钠量突然加大，体液会发生重新调整，因而体重会发生改变。

2）皮褶厚度。皮下脂肪含量约占全身脂肪总量的50%，通过皮下脂肪含量的测定可推算体脂总量，并间接反映能量的变化，还可反映人体皮下脂肪的分布情况。皮褶厚度是衡量个体营养状况和肥胖程度较好的指标。通常在以下6个部位测量皮褶厚度：肱二头肌，这个地方也用于测量臂中围；肱三头肌，

一般在捏起皮褶的上方1厘米处测量，亦即上臂中点的上方1厘米处；肩胛骨，一般在捏起肩胛骨下角1厘米处与水平呈45°测量；髂嵴，在嵴的上方2厘米处与腋中线交叉点上测量，测量时水平捏起皮褶；股皮褶，是在股围测量水平点上（即股的皱褶线与髌骨后中线两者的中间点）测量，捏起该处皮肤，与下肢轴相平行测量；腓肠肌，皮褶厚度在测腓肠肌围的水平处测量，亦与下肢轴相平行测量。上述所有测量都以左侧为准，并都须使被测者处于完全松弛状态。

以肱三头肌皮褶厚度（TSF）测量为例，测量时，患者站立，右臂自然下垂，如卧床，则前臂横于胸前。取尺骨鹰嘴至肩胛骨肩峰的中点，测量者以二指紧捏受试者该点后侧的皮肤与皮下脂肪向外拉，使脂肪与肌肉分开，以卡尺测量皮褶厚度。反复测量3次取其平均值。该值与同年龄理想值比较（表2）可估计患者皮下脂肪空虚程度，从而判断营养不良程度。

表2　以三头肌皮褶厚度（TSF）评定营养状态

| 理想值/% | >90 | 80～90 | 60～80 | <60 |
|---|---|---|---|---|
| 营养状态 | 正常 | 轻度不良 | 中度不良 | 重度不良 |

国内有关此方面的资料尚少，有人对18～24岁组1249人和25～34岁组283人（均为男性）的TSF进行测量，结果显示正常值范围在18～24岁组为4.9～14.7毫米，在25～34岁组为4.3～16.4毫米。

3）围度。用于人体瘦体组织测量的常用指标有去脂体块（FFM）、四肢肌肉面积及肌酐身高指数（CHI）等。FFM的测量是用测量皮褶厚度的方法来完成的。通过测量皮褶厚度得出脂肪的量，再从体重中减去全身的脂肪即得到去脂体块。四肢肌肉面积可通过测量上臂肌肉周径来完成。先测量上臂中点的周径，即臂围径。然后再测量该臂的TSF，按公式臂肌围（厘米）=臂周径（厘米）－［TSF（毫米）×0.314］计算。该值与正常值（表3）比较后，若相当于正常值的80%～90%为轻度营养不良，若相当于正常值的60%～80%为中度营养不良，若小于正常值的60%为重度营养不良。

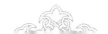

**表3　我国北方地区成年人上臂围正常值**

| 性别 | 年龄 | 例数 | 上臂围/厘米 | | |
|---|---|---|---|---|---|
| | | | 均值 | 标准差 | 变异系数 |
| 男 | 18～25 | 1902 | 25.9 | 2.09 | 0.08 |
| | 26～45 | 1676 | 27.1 | 2.51 | 0.09 |
| | ≥46 | 674 | 26.4 | 3.05 | 0.12 |
| 女 | 18～25 | 1330 | 24.5 | 2.08 | 0.08 |
| | 26～45 | 1079 | 25.6 | 2.63 | 0.10 |
| | ≥46 | 694 | 25.6 | 3.32 | 0.13 |

**2. 实验室检查**

1）血浆蛋白：血浆蛋白水平是反映机体蛋白质营养状况最常用的指标，它们不仅可提供客观的营养评价结果，而且不易受主观因素的影响，常用指标包括白蛋白、前白蛋白、转铁蛋白、纤维结合蛋白和视黄醇结合蛋白。

（1）白蛋白：由肝脏合成，具有维持正常血浆胶体渗透压、作为载体等作用，其半衰期为18～20天。持续的低白蛋白血症是患者营养不足的指征，但不是养分补给不足的指征。持续的低白蛋白血症亦是肿瘤患者预后不佳的重要指征，充足的营养支持难以逆转低位的白蛋白水平，只有肿瘤得到有效控制，白蛋白才会恢复正常。

（2）前白蛋白：由肝细胞合成，半衰期为1.9天。前白蛋白的生物半衰期短，其血清含量在判断蛋白质急性改变方面较白蛋白更敏感。在恶性营养不良急性期、创伤及急性感染时血清的前白蛋白含量急剧下降，而当营养恢复正常时，前白蛋白含量亦随即上升。由于其半衰期短，能敏感、特异地反映肝脏的合成功能，因此在临床上被称为肝功能损害的敏感指标。

（3）转铁蛋白：在肝脏合成，其主要作用是运载细胞外的铁，通过细胞膜受体介导的内吞作用将铁转入细胞内。转铁蛋白半衰期为8天，其能及时反映器官蛋白急剧变化的情况。缺铁性贫血、慢性失血性贫血、妊娠等情况下血清转铁蛋白升高，肾病综合征、肝硬化、恶性肿瘤、血红蛋白沉着症、炎症反应等情况下血清转铁蛋白降低。

（4）纤维结合蛋白：除大量存在于血浆中外，还广泛存在于机体组织内，具有非特异性调理功能，能促进巨噬细胞的吞噬作用，其半衰期为20小时。纤维结合蛋白为糖蛋白，对免疫抗体甚为重要，在饥饿、严重创伤及患肿瘤时下降，在肾病综合征、阻塞性黄疸发生时升高。

（5）视黄醇结合蛋白：是一种低分子量的亲脂载体蛋白，其功能是从肝脏转运维生素A至上皮组织，并特异性地与视网膜上皮细胞结合，为视网膜提供维生素A。其半衰期为12小时。判断营养状态时，其敏感性高于白蛋白和转铁蛋白。

2）氮平衡：可反映摄入的蛋白质能否满足机体的需要及体内蛋白质合成与分解代谢的情况，也是评价蛋白质营养状况常用的指标之一。

3）肌酐身高指数（CHI）：CHI是衡量体内蛋白质水平的灵敏指标，其测定方法是连续保留3天尿液，测得肌酐，取平均值与相同年龄和身高的肌酐标准值比较，所得百分比即为CHI。在肾功能正常时，CHI是测定肌肉蛋白质消耗的一项生化指标，其排出量与肌肉总量、体表面积和体重密切相关，不受输液与体液潴留的影响。当患蛋白质营养不良、消耗性疾病时，肌肉组织分解加强，蛋白质储备量下降，肌酐生成量减少，从尿中排出的量亦随之降低。CHI>90%为正常，CHI在80%～90%为轻度营养不良，CHI在60%～80%为中度营养不良，CHI<60%为重度营养不良。

肌酐身高指数（CHI）是判断骨骼肌量的指标，反映机体瘦体组织的空虚程度。尿中肌酐量随骨骼肌分解代谢的程度而异。测定时，收集患者24小时尿，测肌酐含量，然后除以相同高度正常人排出肌酐的标准量。例如，身高177.8厘米男性测得肌酐值为1200毫克/天，查标准肌酐值为1596毫克，则CHI=1200/1596×100%=75%。CHI为标准值的60%～80%表示瘦体组织中度亏缺，CHI<60%表示瘦体组织严重亏缺。

4）免疫功能指标：当血清白蛋白低于30克/升或实际体重占理想体重的85%以下时，蛋白质能量营养不良常伴有免疫功能下降，从而导致患者感染率及病死率升高。临床上对免疫功能的评定常采用总淋巴细胞计数（TLC）及迟

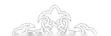

发性超敏皮肤实验。两者可反映细胞介导的免疫功能，后者目前较少应用。TLC正常值为（2.5～3.0）×$10^9$/升，TLC为（1.2～2.0）×$10^9$/升表示轻度营养不良，TLC为（0.8～1.2）×$10^9$/升表示中度营养不良，TLC<0.8×$10^9$/升表示重度营养不良。

## 二、营养缺乏病

正常人体所需营养素摄入过多或不足均可导致营养不良。营养缺乏病从程度上可分为轻、中、重3种，从类型上分为蛋白质营养不良、蛋白质能量营养不良和混合性营养不良，从发病原因上可分为原发性营养不良和继发性营养不良。衡量营养不良的程度，可采用简易营养评定法（表4），也有人提出采用临床总体衡量法。用于衡量营养不良的方法和指标虽然不少，但所采用的指标和方法均有其局限性，所以，用单一的指标对营养状况作出判断是困难的，必须结合临床实际，运用多项评价方法进行综合考虑。

**表4　简易营养评定法**

| 参数 | 轻度不良 | 中度不良 | 重度不良 |
|---|---|---|---|
| 体重 | 下降10%～20% | 下降20%～40% | 下降>40% |
| 上臂肌围 | >80% | 60%～80% | <60% |
| 肱三头肌皮褶厚度 | >80% | 60%～80% | <60% |
| 白蛋白/（克·升$^{-1}$） | 30～35 | 21～30 | <21 |
| 转铁蛋白/（克·升$^{-1}$） | 1.50～1.75 | 1.00～1.50 | <1.00 |
| 肌酐身高指数 | — | 60%～80% | <60% |
| 淋巴细胞总数 | >1200 | 800～1200 | <800 |
| 迟发性过敏反应 | 硬结<5毫米 | 无反应 | 无反应 |

关于营养不良的分类，从理论上来说，虽可分为3类，但实际上，蛋白质缺乏常与能量缺乏同时发生，因此常统称为蛋白质能量营养缺乏病。一般临床

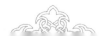

上将其分为水肿型、消瘦型和混合型3型。

**（一）水肿型**

急性严重蛋白质缺乏所致，周身水肿为其特征。儿童表现为身高正常，体内脂肪未见减少，肌肉松弛，两腮似满月脸，眼睑肿胀。身体低垂部水肿，皮肤明亮，其他部位皮肤干燥萎缩，角化脱屑，或有不对称性融合色素沉着；头发脆弱易断或脱落，常见圆秃，指甲脆弱有横纹沟；周身软弱无力，表情淡漠，有时痛苦易受激惹，严重腹泻或大量水样便，有腹水，常伴有维生素A和B族维生素缺乏。支气管炎合并肺水肿、败血症、胃肠炎及电解质紊乱等常为死因。严重蛋白质缺乏时，亦表现出明显的水肿。

**（二）消瘦型**

由于能量严重不足所致，消瘦为其特征。儿童表现为明显矮小、消瘦，严重者呈皮包骨，皮下脂肪消失，皮肤干燥松弛，多皱纹，失去弹性和光泽；头发纤细松稀，干燥易脱落，失去固有光泽；双颊凹陷呈猴腮状，体弱无力，萎靡不振，脉缓，血压和体温低，对冷气候敏感，内脏器官萎缩，淋巴结易扪及。成年人突出表现为消瘦无力，常并发眼部疾病，并可有腹泻、厌食、呕吐、脱水等症状。脱水和酸中毒及电解质紊乱常是引起死亡的原因。

**（三）混合型**

由于长期营养不良而表现出上述两种营养不良类型的特点。多数病例为蛋白质和能量同时缺乏，表现为混合型蛋白质能量营养不良。骨骼肌与内脏蛋白质均有下降，内源脂肪与蛋白质储备空虚，多种器官功能受损，是一种非常严重、危及生命的营养不良。

## 三、营养素与癌症的关系

随着科学技术的发展和生活水平的提高，人类对疾病的认识也日益深入。在工业化发展过程中，由于忽略对环境的保护，导致水源、空气、土壤被污染，使得食物中含有的致癌变和致突变作用的物质不断增加。根据流行病学调查结果，癌症的发生与环境、生活方式、抽烟、饮酒、营养与饮食、遗传因

素、病毒感染、心理状态、性格行为等多种因素有关，其中，饮食因素在癌症的发生发展过程中起着重要的作用。

### （一）能量与癌

流行病学资料显示，某些恶性肿瘤如大肠癌、乳腺癌、前列腺癌等，与能量的过度摄入有关。在对荷兰绝经后妇女的身高、体重对特定年龄组的乳腺癌发病的影响的流行病学调查研究中发现，乳腺癌的发病与身高、体重有关，在巴西、中国、日本等地的研究也表明乳腺癌与这两个因素密切相关。其中，绝经后体重超重的女性其乳腺癌发病率最高，而体重超重常与摄入过多的能量有直接关系。在对32个国家的癌症死亡率和23个国家的癌症发病率与每人总能量摄入量进行的相关分析中发现，总能量与男性的结肠癌、直肠癌、白血病及女性乳腺癌的发病和死亡均密切相关，即摄入的能量越多，这些癌症的发病率和死亡率就越高。对香港三个不同经济状况的人群进行的结肠癌和直肠癌的死亡率的研究发现，经济条件低下者每天摄入能量为11 681千焦，生活富裕者为16 329千焦，各种营养素的比例类似，而结肠癌与直肠癌的死亡率在生活富裕者为经济条件低下者的2倍。动物实验表明，减少食物摄入量或限制总能量可以减少癌症的发生。限制能量摄入组动物的肿瘤发病率、肿瘤数及肿瘤大小均显著低于非限制能量组。限制能量抑制肿瘤生长的机理仍在进一步研究中。初步结果显示，可能与机体细胞活力减弱和机体处于低代谢的"麻痹"状态有关。种种迹象表明，能量摄入过高可能是某些癌瘤发生的危险因素。

### （二）脂肪与癌

流行病学调查和动物实验结果表明，脂肪的摄入量与结肠癌、直肠癌、乳腺癌及前列腺癌的发生呈高度相关。欧美国家结肠癌、乳腺癌及前列腺癌的发病率和死亡率显著高于亚非国家，与两地区居民的膳食结构差异有关。传统的西方膳食结构以高脂肪、高蛋白及低纤维为特点，亚非国家的膳食结构则以高碳水化合物、高纤维素、低脂肪为特点。膳食结构对脂肪摄入量有直接影响，因为动物性食物与植物性食物的脂肪含量差异很大。例如3.5千克大米、

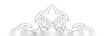

5.5千克胡萝卜或2千克苹果中才含有脂肪热量418.4千焦，而75～150克的鸡、火腿或牛肉就含有相同的脂肪热量。从摄入食物种类与几种肿瘤发病率的相关分析中发现，脂肪及动物性食物供给的能量与结肠癌、乳腺癌、前列腺癌的发病率为正相关，谷类、玉米、蚕豆则为负相关。据此，西方国家现在提倡改变高脂肪膳食，提高碳水化合物比例及膳食纤维素含量，这不仅对预防动脉粥样硬化及心脑血管疾病有利，而且可降低乳腺癌、结肠癌等癌症的发病率。美国在2000年的防癌规划中提出目标，将原来膳食中占能量38%的脂肪降低到≤25%，同时增加膳食纤维，预计可使肿瘤死亡率下降8%。

1. 脂肪与大肠癌

大肠癌是全世界最常见的肿瘤之一。一般认为大肠癌的发生很大程度上是受食物和营养因素的影响。流行病学和动物实验研究资料表明，总脂肪含量高的膳食和富含饱和脂肪的膳食可能增加患大肠癌的危险。在北美、西欧等大肠癌高发地区，人们每天食物中消耗的脂肪量平均为120克以上，在东欧等大肠癌发病率居中的地区，人们每天食物中的脂肪消耗量平均为60～120克，而在发病率低的亚非地区该数值在60克以下。对大肠癌危险因素的病例对照研究结果显示，每天摄入脂肪、胆固醇和蛋白质的量与大肠癌的发病呈正相关，且油炸食品摄入频度高者患结肠癌的危险性显著增大。此外，研究发现膳食中的粗纤维与男性患结肠癌的危险性呈负相关。上述结果基本上与流行病学调查结果一致，并提示脂肪与结肠癌危险性的关系尚受摄入脂肪的加工方式和性质及其他成分的影响有关。动物实验研究资料表明，致癌剂作用下高脂肪摄入可显著促进大肠癌的发生。目前发现膳食脂肪促进大肠癌发生的机理，并非因脂肪直接致癌，而是与膳食脂肪促进胆汁酸分泌，以及改变肠道细菌种类和数量有关。高脂肪膳食促进胆汁酸分泌，并使寄生于大肠内的菌群谱发生变化，其中厌氧梭状芽孢杆菌的比例增高，为某些胆汁酸转变为致癌或促癌物质提供了条件。

2. 脂肪与乳腺癌

乳腺癌是引起妇女死亡的常见肿瘤之一，同时也是与膳食、营养因素，尤其是与脂肪关系最为密切的肿瘤之一。流行病学调查及病例对照研究结果

表明，高脂肪摄入可增加乳腺癌危险性。膳食中动物性脂肪与乳腺癌的发生相关，而植物性脂肪则未见显著相关。

脂肪不仅与乳腺癌的发生有关，而且还与乳腺癌的治疗效果有关。对雌激素受体水平高的乳腺癌妇女治疗后的膳食调查发现，治疗失败组摄入的总脂肪、饱和脂肪酸、多不饱和脂肪酸均高于治疗有效组。这表明在雌激素受体水平高的乳腺癌患者，膳食总脂肪、饱和脂肪酸的摄入量与治疗失败危险性呈显著正相关。

人群病因学研究显示，多不饱和脂肪酸摄入量增加可增高乳腺癌的相对危险度，如日摄入量在20克以上，则相对危险度可达2.78。故高脂肪膳食与少量的多不饱和脂肪酸可能都会促进乳腺癌的发生，由于多不饱和脂肪酸需要量小，大多数人的膳食都能提供，因此观察到的主要是高脂肪膳食与乳腺癌的发病率及死亡率的相关关系。

### 3. 脂肪与前列腺癌

前列腺癌是男性最常见的癌症。研究发现高脂肪膳食很可能会增加前列腺癌的危险性，且此危险性的增加与人们进食脂肪的种类及多少有密切关系。总脂肪量高的膳食和含饱和脂肪酸多的膳食可能增加前列腺癌的危险性。国际上有关癌症死亡率的资料发现，总脂肪摄入量与前列腺癌呈高度正相关。夏威夷有4个地区的前列腺癌发病率与动物性食品及饱和脂肪的消耗量有密切关系。在研究美国本土前列腺癌的发生与饮食变化的关系时发现，一些白人为高危人群。在这个人群中，脂肪摄入越多，则前列腺癌的发病率越高。在日本，自1950年以来，饮食中最明显的变化是脂肪比例增加，而前列腺癌的死亡率与脂肪增加的趋势是一致的。病例对照研究也同样证实前列腺癌与脂肪消耗量有关，111名前列腺癌患者的脂肪消耗量明显高于对照组。此外，患者的动物性脂肪消耗量亦比对照组要高得多。

### 4. 脂肪与其他肿瘤

除上述肿瘤外，根据研究的初步结果，高脂肪膳食可能对生殖系统癌，如睾丸癌、子宫内膜癌和卵巢癌，以及胰腺癌、肝癌、膀胱癌、肺癌等有一定

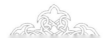

的促进作用。其中，总脂肪摄入量与膀胱癌的危险性可能呈正相关；饱和脂肪酸还有可能增加肺癌、卵巢癌和胰腺癌的危险性；胆固醇有可能增加肺癌和胰腺癌的危险性，但研究结果并不一致，需要更多的研究来证实。

如前所述，膳食脂肪和胆固醇与肿瘤确有一定关系。就目前的研究结果来看，减少膳食总脂肪包括动物性脂肪和植物性脂肪、动物性胆固醇和总能量的摄入，增加鱼及鱼油的摄入，并维持血清胆固醇于一般人群水平，无疑有利于肿瘤的预防。

**（三）蛋白质与癌**

已有资料显示，膳食蛋白质量过高或过低均可促进癌症的发生，但对不同组织肿瘤的发生有不同影响。流行病学调查结果表明，膳食蛋白质过低可增加食管癌、胃癌及肝癌的危险性。有关资料证实，饮食蛋白质含量下降时，可促进人和动物发生癌症，提高蛋白质的量或补充氨基酸，则可抑制癌症生长。用甲基亚硝胺诱发大鼠食管癌时，高蛋白饮食可使潜伏期延长，发病率降低。摄入蛋白质达最低需要量时，可阻止癌症的生长，而达到正常需要量的2～3倍时，则又出现加强致癌作用的现象，但在摄入的更高时，又会表现出抑癌的作用。因此，蛋白质与癌症的发生关系如何，目前还很难下一个确切的结论。有学者认为，这可能与蛋白质的数量及质量有关，如红色肉类使男性结肠癌发病危险增高，而白色肉类可能与男性结肠癌发病呈负相关。经常食用豆制品者胃癌相对危险度显著降低，服用豆浆的则更低。

**1. 蛋白质与乳腺癌**

在研究饮食营养与乳腺癌之间的关系时发现，动物蛋白质、碳水化合物总热量与乳腺癌危险性呈正相关。乳腺癌的死亡率和发病率与总摄入蛋白及动物蛋白质显著相关，而且与动物蛋白质的关系更明显。对加拿大、日本、美国和欧洲17个国家的研究发现，人均动物蛋白质摄入量和乳腺癌死亡年龄明显相关。对妇女的研究发现，乳腺癌的死亡率和发病率与动物蛋白质摄入量呈正相关。对美国人的调查发现，蛋白质摄入量与乳腺癌的发病年龄、死亡率有直接关系。

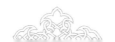

2. 蛋白质与肠癌

国外的一项研究发现，结肠癌的发病率及死亡率与食物中肉类和动物蛋白质消耗量的相关程度最高。同时，总脂肪、肉与动物蛋白质三者的消耗量是彼此密切相关的。我国城市人口、农村人口人均动物性食品所占总能量、总蛋白质、总脂肪的构成比与美国的比较结果显示，美国动物性食品的上述构成比，比我国高2~5倍，两组间绝对摄入量的差异则更大。在西方饮食中，肉类食品是蛋白质的主要来源，而脂肪也是肉类食品中的主要成分。因此，以往的大部分研究在强调肉类食品与大肠癌的关系时，基本上没有考虑到蛋白质，而多考虑脂肪。全球结肠癌死亡率与每人摄入各种食物量的相关分析结果显示，结肠癌的死亡率与肉类的摄入量呈高度的正相关。

3. 蛋白质与胰腺癌

大量的高蛋白、高脂肪饮食可增加胰腺癌的发病率。日本在1950年前的胰腺癌发病率较低，但之后随着饮食习惯的逐渐欧美化，在摄入大量的高蛋白、高脂肪食物后，胰腺癌的发病率增加了3~4倍。同样，日本人刚移居美国时，胰腺癌的发病率较低，但从其第二代开始发病率明显增高。

在对29个国家进行10多年调查分析后发现，胰腺癌死亡率与人均蛋、奶和肉的消耗呈正相关。另外，有关研究认为摄入高脂肪、高蛋白饮食可促进胃泌素、胰泌素、胆囊收缩素、胰酶泌素等大量释放，而这些胃肠道激素均为强烈的胰腺增殖性刺激剂，可使胰管上皮增生和间变，并增加胰腺组织对致癌物质的易感性。

4. 氨基酸与肿瘤

氨基酸与肿瘤治疗有着密切关系。中国抗癌协会《肿瘤营养学》中指出：多项体外实验和动物实验研究显示，限制膳食蛋氨酸的摄入，能够抑制肿瘤细胞的生长，并导致肿瘤细胞的死亡。对早期癌症患者的临床研究也发现，限制膳食蛋氨酸的摄入，是治疗癌症的一个重要措施，可减少化学药物治疗（化疗）的副作用，改善肿瘤预后。可能的机制是限制蛋氨酸的摄入可以抑制肿瘤细胞脱氧核糖核酸（DNA）甲基化，引起DNA氧化损伤从而抑制肿瘤细胞

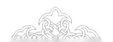

生长。除此之外，研究已经发现酪氨酸和苯丙氨酸的缺乏可以显著地抑制黑色素瘤的生长，可能是因为酪氨酸和苯丙氨酸是合成黑色素所必需的，它们的缺乏使黑色素瘤的生长受到抑制。动物实验显示，高蛋白喂养可使动物胰腺癌、乳腺癌、膀胱癌等的发病率增高。氨基酸对肿瘤细胞体外增殖的影响结果表明，不同肿瘤细胞对不同氨基酸浓度增加的反应不一，如芳香族氨基酸及精氨酸浓度增加对人肝癌细胞的增殖有显著抑制作用，而赖氨酸、色氨酸浓度增加对人肺癌细胞的增殖有显著抑制作用。有人认为蛋白质、氨基酸与肿瘤发生关系间的环节与多胺的代谢及其生物学功能有关。

因此，食物蛋白质与肿瘤的关系非常复杂，有待进行深入的研究，但从蛋白质对于机体结构与功能的重要性出发，必须供给适量的膳食蛋白质，并注意提高优质蛋白质的比例，以保证组织更新、修复和代谢、免疫、生长、调节等功能的进行，利于防癌。

**（四）碳水化合物与癌**

碳水化合物是日常饮食中的首要能量来源，其主要功能是提供热能，维持体内能量代谢的平衡与稳态。碳水化合物与癌的关系，向来不太引起人们的重视。食物中的碳水化合物主要有单糖、淀粉和食物纤维。淀粉主要存在于土豆、面粉、大米等谷薯类食物中，日常饮食中的主食与点心是其主要来源。流行病学调查结果表明，在经济状况较差的地区，居民饮食主要是淀粉类食品，而该地区的胃癌发病率也高。动物实验表明，碳水化合物刺激胃酸分泌的作用比蛋白质要小得多。所以，长期以淀粉类食物为主食，会影响胃酸的分泌，使胃黏膜对外源性致癌物更敏感。对于单糖与癌症发生的关系，有人认为进食大量的食用含糖制品，会使热能超负荷，可导致肥胖，而乳腺癌等疾病与肥胖相关。因此，营养学家们呼吁，要把食用单糖的量减少到总热能的10%以下，提倡多食水果和蔬菜，做到高纤维、低糖和低脂肪饮食，这是免除与肥胖相关的某些疾病的一个方法。

碳水化合物中的食物纤维有利于预防癌症。食物纤维属于复合碳水化合物，包括纤维素、木质素、半纤维素、树脂和果胶等，是在人肠道内不能被消

化酶作用的多糖类。食物纤维主要来自各种蔬菜、水果，此外，也有人工合成的纤维素。纤维素在大豆外壳、大豆、豌豆、胡萝卜中含量丰富。半纤维素主要存在于各种谷类的外皮之中，如玉米皮、大麦壳、谷糠等。研究指出，许多癌症和慢性疾病与食物纤维摄入量低、食物纤维缺乏有关，如肠痉挛、结肠肿瘤、便秘、肠憩室，以及肠外疾病，包括高脂血症、冠心病、胆石症、肥胖、糖尿病、下肢静脉曲张等。

目前，研究较多的是食物纤维与大肠癌的关系。流行病学调查结果支持食物纤维对减少大肠癌的发生有保护作用。在美国进行的一项病例对照研究显示，结直肠癌病例摄入的食物纤维比健康的人要少得多。在挪威也观察到类似的结果。在印度的南部和北部，结肠癌的发病率差距很大，北部人群饮食中含有较多的粗粮、纤维素和蔬菜纤维，当地结肠癌就很少。而南部人群饮食中的食物纤维很低，故结肠癌的发病率也较高。食物纤维预防大肠癌的机理，可能在于它能稀释大肠中存在的致癌物，促进其排出，减少其在肠道内停留的时间，缩短致癌物和肠组织接触的过程。食物纤维可影响致癌物或前致癌物在肠道内形成胆汁酸或影响肠道内细菌的组成及致癌物的代谢活化，改变化学致突变剂或致癌物的活性。

**（五）维生素与癌**

维生素是维持机体生理功能所必需的营养素。一般情况下，人类从食物中可获得各种维生素，只要很小量便可满足日常生理的需要。维生素的缺乏常可导致生理功能的紊乱，易引发肿瘤。近年来，随着对癌症防治研究的深入，人们越来越注意到，某些维生素与癌症的发生和发展有着密切的关系，有关维生素预防癌症的研究，已成为肿瘤化学预防中的一个重要内容。

1. 维生素A

维生素A在体内为视黄醇，经氧化变为视黄醛，再经氧化后变成维生素甲酸。视黄醛与正常暗适应视觉有关，维生素甲酸与上皮正常生长有关。类维生素A是指视黄醇和其代谢产物及合成的类似物。1925年，Wolbach和他的同事首次提出类维生素A具有抗癌作用。20世纪80年代，类维生素A和β-胡萝卜

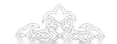

素被认为是最有前途的抗癌药。β-胡萝卜素主要存在于黄绿色蔬菜食物中。近年来认为，β-胡萝卜素的防癌作用不仅是因为其在人体内可以转化成维生素A，而且它本身也是一种能清除自由基的抗氧化剂。维生素A对维持正常视觉、上皮的完整性、生长发育等均有重要作用。此后，大量的流行病学、动物实验表明维生素A与肿瘤有着密切的关系。流行病学病例对照研究及前瞻性研究表明，血浆或血清中维生素A的含量低，可使肺癌、支气管癌、食管癌、胃癌、乳腺癌、宫颈癌的相对危险度增加。β-胡萝卜素在血浆或血清中的水平低，亦可使肺癌、喉癌、支气管癌、食管癌、胃癌、直结肠癌、乳腺癌及宫颈癌的相对危险度增加。

维生素A类化合物是一大类天然的或合成的具有维生素A结构或活性的化合物。维生素A类化合物已用于防治多种人体肿瘤。由于这类化合物主要在皮肤中蓄积，对鳞状细胞增殖的良性病变及癌前病变有效，因此无论是局部应用还是口服给药，维生素A类化合物皆对光化性角化病及角质棘皮瘤有很好的效果。维生素A类化合物对上呼吸道及上消化道肿瘤也有一定的防治作用，如治疗口腔白斑效果良好，治疗喉乳头状瘤、消化道癌前病变等有效。还可治疗宫颈的癌前病变、膀胱的癌前病变等，均有较好的疗效。

2. 维生素C

维生素C即抗坏血酸，是一种含有6个碳原子的酸性多羟基化合物。虽然维生素C不具有羧基，但其具有有机酸的性质。新鲜的黄绿色蔬菜和水果中含有丰富的维生素C。大量的流行病学研究、动物实验研究和实验室基础研究均证明，维生素C具有良好的防癌和抗癌效果。1959年，加拿大内科医师McCormick首次提出"肿瘤是继维生素C缺乏而出现的一种结缔组织疾病"这一科学假说。流行病学研究结果提示，饮食中的维生素C摄入量与多种癌症的死亡率呈负相关。我国学者报道，水果的消耗量和血浆维生素C的水平与食管癌的死亡率呈负相关。前瞻性观察研究发现，维生素C的补充与膀胱癌的危险性呈负相关。膳食中维生素C的摄入量增加能降低妇女患结肠癌的危险性。胰腺癌的发生也与维生素C的摄入量呈负相关。人们发现在日本胃癌高发区，维

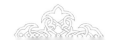

生素C能有效地防止腌制咸鱼在体内形成亚硝胺。维生素C的防癌和抗癌作用已经得到多方面的证实。一般认为，这与它的抗氧化作用有关，它可以防止致癌性亚硝胺的形成，保护细胞免受致癌物的侵害。维生素C在水果和蔬菜完好的细胞内是非常稳定的，但当水果、蔬菜组织经剥皮、碾切或其他方式损害时，细胞环境遭到破坏，便会影响维生素C氧化的速率和程度。一般来说，以酸碱度对维生素C的影响最大，在pH值为9.6时达到最快破坏速率，维生素C在酸性环境里则较为稳定。因此，保存水果、蔬菜时，宜控制环境中的氧量，以保护维生素C，减少其破坏。

3. 维生素E

维生素E是天然的脂溶性抗氧化剂，具有广泛的生物活性，它定位于细胞内，尤其在细胞膜上，使细胞膜能应付羟自由基的侵袭，它亦是细胞内的抗氧化自由基的物质，维生素E与微量元素硒有协同作用，相互配合清除氧自由基的效果更好，硒能加强维生素E的防癌作用。

流行病学研究表明，血清中维生素E水平低的妇女患乳腺癌的危险性明显增高，结直肠癌患者血清中维生素E的水平较对照组显著降低，宫颈癌和不典型增生的患者血浆中维生素E的水平也明显低。动物实验研究证明，对甲基苄基亚硝胺（NMBZA）诱发食管癌的小鼠补充饲以维生素E，可提高肝内维生素E和维生素A的浓度，降低血清中谷丙转氨酶及谷草转氨酶的活性，降低脂质过氧化物的含量，降低食管癌的发病率，缩小肿瘤。

实验研究表明，维生素E对肿瘤细胞不仅有直接抑制作用，还有诱导肿瘤细胞分化与凋亡的作用。维生素E能增强机体的免疫功能，使雏鸡的被动免疫增强，小鼠脾重增加，辅助性T细胞活性明显增强，还能提高小鼠对绵羊红细胞的免疫反应，对老年人能明显提高EA玫瑰花结形成率、淋巴细胞转化率及淋巴细胞总数，但对IgA、IgG、IgM无明显影响，对NK细胞介导的细胞反应亦无明显作用，说明维生素E具有一定的调节免疫功能的作用。维生素E的防癌作用可概括为：清除自由基致癌因子，保护正常细胞；抑制癌细胞的增殖；诱导癌细胞向正常细胞分化；提高机体的免疫功能。

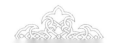

#### 4. 其他维生素

实验表明，维生素$B_2$缺乏会促进致癌物诱发大鼠食管癌、肝癌等，维生素$B_{12}$对多种肿瘤细胞有抑制作用，维生素D及其代谢物与结直肠癌、乳腺癌及前列腺癌的发生发展有关。维生素K（尤其是维生素$K_3$）对某些肿瘤细胞株（如乳腺癌、卵巢癌、结肠癌、胃癌、肾癌和肺鳞状细胞癌等细胞株）有不同程度的抑制作用。

综上所述，维生素对肿瘤的影响是多方面的，维生素作为营养素是人体所必需的。因此，了解某种维生素在防癌治癌中所起的作用，在日常生活中注意养成良好的饮食习惯，多进食新鲜的蔬菜和水果，可避免或减少癌症的发生。

### （六）微量元素与癌

世界卫生组织推荐的14种人体必需微量元素包括锌、铜、铁、锰、钴、钼、碘、硒、铬、镍、锡、硅、氟、钒，因其每天供给量以毫克或微克计算，只占人体总重量的0.1%以下，故称微量元素。微量元素量虽少，但生理功能非常重要，不可或缺。有关微量元素与癌症发生的关系，研究最多的当数硒，其他的如锌、铜等微量元素也有报道。

#### 1. 硒与癌

关于硒与癌的研究已有近百年的历史，早在20世纪初，在英国及美国，人们已发现硒对人体肿瘤的生长具有抑制作用，硒也因此被用于肿瘤化疗。病因学调查研究表明，人群硒状态与癌死亡率呈负相关。美国富硒地区的男女居民，其淋巴肉瘤、胃肠道癌、腹膜癌、肺癌和乳腺癌的死亡率均较低。在27个发达国家调查的结果也提示，其总癌死亡率及白血病、结肠癌、直肠癌、乳腺癌、卵巢癌和肺癌的年龄校正死亡率与这些国家每人硒摄入量的粗估计值呈负相关，美国的乳腺癌、结肠癌、直肠癌和肺癌的年龄校正死亡率与全血硒浓度呈负相关。在我国肝癌高发地区，肝癌发病率的地理分布与居民血硒水平和地区谷物硒含量均呈负相关。

硒可能的抗癌作用机制大致可归纳为：①通过抗氧化作用，清除自由

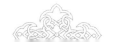

基，保护细胞膜的功能与结构；②改变细胞代谢，减轻致癌物对DNA的损伤；③与致癌物相互竞争；④选择性地抑制肿瘤细胞增殖蛋白的合成和DNA的复制；⑤抑制前列腺素的合成，后者在肿瘤的发生或调节中起重要作用；⑥抑制细胞内蛋氨酸和蛋白质的合成，降低癌细胞的增殖速度。

2. 钙与癌

研究表明，钙和维生素D可降低结直肠癌的危险性。流行病学调查发现，在远离赤道阳光少的地区，结直肠癌的发病率最高。美国的研究发现：阳光与结肠癌的年龄校正死亡率呈负相关。日本的地理位置、阳光强度虽也与世界其他结肠癌高发区相似，但其发病率低，因此有人提出这与日本人经常食用大量海鱼有关。浮游于海面的鱼接受相当量的阳光，使鱼肉内形成维生素D。目前认为，钙防治结直肠癌的作用可能与钙影响胆汁酸对结肠上皮的作用有关。

然而，迄今尚未见到有关钙的令人信服的干预研究报告。膳食中的钙受到许多其他膳食因素的影响，如维生素D就是加速钙转运的关键性因子，而其本身及其代谢产物抑制肿瘤的作用可能也是很显著的。就我国目前钙的实际营养状况而言，钙的摄入量普遍不足，有必要设法补充钙的摄入量以达到我国推荐的日摄食量的要求，即每人每天800毫克。

钙可能的抗癌作用机制大致可归纳为：抑制结肠黏膜上皮细胞的过度增殖及促进肿瘤细胞凋亡；减少游离脂肪酸的细胞毒性；促进免疫监视和调节免疫应答。

3. 镍与癌

研究表明，镍具有一定的致癌性，在英国、挪威、德国、加拿大、日本等国家，炼镍工人鼻咽癌及肺癌的死亡率比其他作业工人明显增高，发病率比正常人高出5～10倍。在我国鼻咽癌高发区的流行病学调查研究发现，当地居民的主食大米和饮用水中的含镍量比鼻咽癌低发区含量高，男性鼻咽癌患者头发中的含镍量比健康人明显增高。研究发现，难溶的镍尘、羰基镍有致癌性，而易溶的氯化镍、硫酸镍则无致癌性。镍的致癌机制可能是羰基镍能使核酸活性受阻，发生突变，影响其复制和翻译、转录过程，并抑制苯并芘羟化酶，造

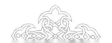

成苯并芘含量增多和持续存在，而苯并芘本身具有较强的致癌性。近年来，镍致癌机制的研究结果主要包括：镍化合物引起DNA-蛋白质/氨基酸交联；引起氧化应激和对DNA、蛋白质的氧化损害；引起DNA链断裂和突变；诱导细胞DNA甲基化和组蛋白H4的普通乙酰化，从而沉默位于易染色体附近的基因。目前的观点认为，镍的致癌分子机制主要依赖于表观遗传学改变而非遗传学改变。

4. 铁与癌

研究发现，自发性血红蛋白沉着症的个体中，肝肿瘤的发病率很高，这提示铁和肿瘤之间有联系。随后，队列研究显示，高铁贮存与肿瘤危险性的增加有关。大量的流行病学资料显示，体内铁的贮存过多与肝、结肠、直肠、肺、食管、膀胱等多种器官肿瘤的发生有关。

美国、英国的研究发现：铁矿工人中肺癌的发病率比其他行业高70%，冰岛胃癌高发区的土壤中含铁也较高，我国肝癌高发区的土壤中含铁量也较高。铁具有强烈催化自由基及氧化反应的能力，正常情况下人体能将全部铁限制在特定的大分子结构包围的隔室封闭状态中，使之只能参与特定的反应，而癌肿则可能使铁离子逃逸或解脱封闭，催化自由基和过氧化反应，影响细胞的代谢，使其分裂生长失去控制，过度增殖。

体内铁贮存过多诱发肿瘤的可能机制主要包括以下两方面：铁过多诱导脂质过氧化反应增强，导致机体氧化和抗氧化平衡失调，直接损伤DNA，诱发突变；铁可能是肿瘤细胞生长和复制的限制性营养素。体内铁水平高负荷可促进某些肿瘤细胞的生存和生长，成为临床上可检测到的肿瘤。人体内铁对侵入的病原体的生长和繁殖也是一种限制性营养素。

5. 锌与癌

锌过多可能有利于癌肿的发生。英国北威尔士某地土壤中含锌量太大，使锌/铜比值升高，当地的消化系统癌肿发病率随之增高，当地妇女的乳腺组织含锌量比正常人高5～7倍。工业锌中毒可使肿瘤的发病率增高，我国也发现胃癌患者的血锌含量增加。研究表明，锌缺乏或过多均有利于癌肿的发生，适量补充锌可能有抑癌作用。

在19世纪70年代首次有报道称人类锌缺乏可引起生长缓慢、认知受损和免疫功能异常。锌也参与金属硫蛋白的合成，该蛋白被认为可抑制自由基的生成。另外，氯化锌可显著性地降低人表皮成纤维细胞暴露于紫外线辐射引起的DNA链断裂。因此，锌可阻止自由基对细胞的攻击，保护细胞膜及细胞正常的分裂。

### 6. 铜与癌

铜是人体必需的营养元素，也是一种具有氧化还原活性的过渡金属。高浓度的铜可引起神经变性及肝损伤。有迹象表明，铜能影响癌肿的发生和发展。南非的研究证实，土壤中缺铜是当地食管癌流行的原因。用硝酸钠处理玉米和农作物后，食管癌的发病率降低。铜是植物硝酸还原酶的成分，环境中缺铜将使植物中的硝酸还原酶的活性降低，硝酸盐不能还原成氨，使环境中的亚硝酸盐等物质含量增多，导致人体摄入增多，从而致癌。另外，铜还影响细胞的代谢分裂。

铜有致癌作用，铜可进入肝细胞，与蛋白质、氨基酸或其他物质形成金属络合物，在体内与酶、核酸等大分子相互作用。此外，细胞内过量的铜离子可使自由基增多，引发脂质过氧化，造成生物膜损伤，促使细胞癌变。铜离子参与超氧化物诱导的生物损伤过程，超氧化物自由基或其他还原性物质将铜还原成亚铜离子，含亚铜离子的复合物与过氧化氢酶反应形成羟基自由基，可损伤蛋白质、核糖核酸（RNA），特别是能裂解DNA双链而引起癌症的发生。

### 7. 铬与癌

三价铬和六价铬都有致癌作用。目前公认某些铬化物可致肺癌，这种癌症被称为铬癌。流行病学研究表明，长期接触铬化合物，肺癌及其他肿瘤的发病率均增高。有报道称使用铬酸盐的皮毛加工厂的工人，其食管癌、胃癌和肺癌的发病率均增高。目前有些国家已将铬酸盐作业工人的肺癌或上呼吸道癌定为职业性癌种。三价铬和六价铬化合物均能引起白细胞突变和癌肿，以六价铬更为明显。尤其值得注意的是，其致癌的潜伏期很长，平均为20年，早期很难发现，而且铬致肺癌并无特异性，与其他原因所致的肺癌并无差异，所以"铬

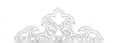

癌"容易被忽视。铬的致癌性取决于铬的氧化态及其化合物的溶解性，溶解性较低的铬衍生物活性较高，它能长期沉积在肺部，不断地向细胞渗透。这也说明铬容易诱发肺部肿瘤。六价铬为强致癌物，但进入人体内可转变为三价铬，因此长期留在肺部内的多为三价铬。另外，六价铬为强氧化剂，对生物膜有很强的渗透力。铬离子还可与人体某些蛋白质结合。但是，三价铬和六价铬在致癌方面的影响程度、相互关系、剂量–反应关系等问题有待进一步研究。

8. 砷与癌

大量的流行病学研究和临床观察证明，无机砷化合物与人类几种癌症有关，经确认是人类的致癌物。但是，大多数动物诱癌实验表明砷不能诱发动物肿瘤。因此，砷不是始发致癌剂，而是辅致癌剂。

接触砷化合物可引起皮肤癌和肺癌，饮用含砷量高的水，可致皮肤癌。我国台湾省西部沿海地区，由于饮用水含砷量过高而使皮肤癌的发病率升高。接触含砷农药可引起白血病、肝癌。有报道称，用砷制剂治疗梅毒、牛皮癣，可同时伴发皮肤癌。砷能破坏染色体结构及其功能，干扰细胞分裂。

甲基化被认为是砷在体内的主要代谢过程，即五价砷首先被还原为三价砷，在还原剂及S–腺苷甲硫氨酸作为甲基供体的参与下经甲基转移酶的催化生成一甲基砷酸，进一步生成二甲基砷酸和三甲基砷酸。砷化物通常被认为属非致突变剂，但亦有一些体内和体外试验报道砷可诱导染色体畸变，包括微核形成和姐妹染色单体互换。二甲基砷酸可导致若干遗传毒性和基因损害，包括DNA碱基氧化损伤、DNA单链断裂、AP位点（无嘌呤嘧啶位点）形成、DNA蛋白交联、染色体畸变和非整倍体形成等，但只有在砷浓度较高时才能引起基因断裂。

综上所述，微量元素与肿瘤的关系比较复杂，在不同条件下微量元素可以对肿瘤产生不同的影响。微量元素在人体的浓度及其存在形式不同，对肿瘤的作用也不同。如一定浓度的锌是人体必需的微量元素，锌的缺乏或过多均有可能促进癌肿的发生；六价铬较三价铬更能引起白细胞突变和癌肿，同时三价铬又是人体必需的微量元素。又如砷能致癌，但亚砷酸（$As_2O_3$）又能治癌。

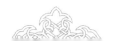

有关微量元素与癌症发生的关系，目前的研究还缺乏令人信服的实验或流行病学报告。在研究微量元素与肿瘤的关系时，需重视微量元素在人体内含量及其存在形式的差别所产生的不同结果。在日常生活中，我们要注意避免饮食偏嗜，适当补充必需的微量元素，避免重金属的污染，或许可减少肿瘤的发生。

### 四、食物营养与肿瘤发病的关系

食物不仅是人体联系外界环境最常见的媒介，而且还是机体内环境代谢的物质基础。有些食物成分进入人体经代谢活化后可转变为致癌物或促癌物，增加人体患肿瘤的风险；而另一些食物成分又具有一定的抗癌功效，能减少人患癌症的概率。可见，食物与癌症之间的关系是十分复杂的。

#### （一）肝胆癌

原发性肝癌主要的病理类型包括肝细胞癌、肝内胆管细胞癌，发病率居全部肿瘤的第5位，其中发展中国家的肝癌患者占全部肝癌患者的80%。肝炎病毒、黄曲霉毒素、酗酒、饮用水污染和肝吸虫感染是诱发肝癌的五大高危因素，而乙肝病毒是诱发肝癌首要的危险因素。乙肝病毒是仅次于烟草的第二种已知的人类致癌物。HBsAg阳性者（乙型肝炎病毒表面抗原携带者）发生肝癌的机会比阴性者高100倍以上，而我国的肝癌患者有约85%是乙型肝炎病毒表面抗原携带者。

黄曲霉毒素是一种危险性很高的致癌物质。生活中，对过期的食物，尤其是过期的、保存时间过长的谷类要及时清理，一旦摄入，就有可能接触到黄曲霉毒素。亚硝胺类化合物同样是危险的致癌物质。它可能存在于腌制食品中，尤其是在没有腌制好的酸菜里，亚硝胺类化合物数量最多。所以，人们在日常生活中要注意避免摄入没有腌制好的酸菜。

吃生鱼、嗜酒等生活习惯也是导致肝癌的高危因素。生鱼中可能带有很多寄生虫，这些寄生虫进入胆管可引起肝脏损伤，长期反复的损伤可引起癌变。虽然酒精不一定是肝癌的致癌物，但酒精可以作为肝癌危险因素的诱发剂、促进剂，有强化或促进致癌物的作用。同时，肝炎史与饮酒对肝癌的发生

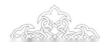

还有协同作用，肝炎可能是肝癌较为主要的致病因素，酒精可能是肝癌发生的辅助因素。一般来说，过量、长期饮酒可引起肝解毒功能下降，营养素摄入减少，机体免疫功能下降，并经过脂肪肝、酒精性肝炎及肝硬化等步骤，最终导致肝癌的发生。

研究发现，微量元素硒对肝癌细胞具有选择性杀伤和抑制作用，对正常肝细胞却没有影响。因此，补硒是人们预防肝癌、防治肝病的有效措施，蘑菇中所含有的硒元素不但数量较多，而且容易被人体吸收，所以应多吃一些蘑菇。

另外，咖啡可能具有抑制氧化应激诱导的肝细胞损害的作用。咖啡中含有的多酚可使人体内铁含量维持在较低水平，由此可能起到降低肝癌发生的作用，因此可适量饮用咖啡。

**（二）食管癌、胃癌**

据世界癌症研究基金会统计，食管癌居全球癌症发病率的第7位，排在癌症死因的第5位，预后较差。许多营养素在食管癌的不同进展阶段都起着非常重要的作用。对食管癌高发地区进行调查后发现，该地区居民传统主食是小麦等谷物，与食管癌低发区居民相比，高发区居民小米、玉米、大豆和红薯等杂粮的摄入较少。谷类食物中主要含大量的碳水化合物，而蛋白质、脂肪、维生素及微量元素含量较少。血液检测结果证实，当地居民体内维生素A、B族维生素和维生素C等含量偏低或缺乏。此外，食管癌高发区居民深色蔬菜的摄入量较低，吃的多为窖藏的浅色蔬菜；在烹调方式方面，食管癌高发区居民以煮和炖为主，这样不利于蔬菜中维生素的保持。在杂粮中，红薯含较多的硒，大豆含有大量的钙、维生素E和优质蛋白质。硒是很好的抗氧化剂，可对抗体内自由基，与维生素E相互协同，可提高抗氧化效应。此外，杂粮中含有大量膳食纤维，可促进肠蠕动与食物排空，从而减少机体对致癌物质的吸收。

胃癌是我国最常见的恶性肿瘤之一。高盐饮食对胃癌的发生有促进作用。实验研究证实高浓度的盐可损伤胃黏膜，导致胃腔内壁细胞萎缩和脱落，增加了机体对致癌物的易感性。

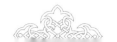

目前有两个被普遍接受的胃癌病因经典学说，即Mirvish提出的亚硝酰胺病因学说和Correa提出的幽门螺杆菌病因模型。这两个学说的核心都强调前体物$NO_2^-$、$NO_3^-$和胺类、酰胺类等含氮化合物随膳食进入胃内，在一定条件下发生亚硝化反应，形成致癌性的NOC（N亚硝基化合物），导致胃黏膜癌变。许多人类食物和水中存在NOC或其前体物，如鱼肉、乳产品、蔬菜和瓜果、麦芽和啤酒，以及海水、河水、井水等。流行病学调查表明豆制品、牛奶对胃癌有保护作用。从实验室的角度看大豆的抗胃癌作用主要源于其中的异黄酮成分，特别是染料木黄酮，它具有诱导肿瘤细胞凋亡的作用。

### （三）鼻咽癌

鼻咽癌是指发生于鼻咽黏膜的恶性肿瘤。我国广东、广西、福建、湖南等地为多发区，男多于女。发病年龄大多为中年，亦有青少年患病者。鼻咽癌的发病因素至今尚未完全明确，可能与EB病毒感染、遗传因素、进食腌制食物和空气污染等有关。研究发现，鼻咽癌与多食咸鱼有关。年纪越小进食咸鱼，发生鼻咽癌的机会越大，危险性越高。另外，南方地区常常进食腌制食品及各种煎、炸、熏、烤鱼肉类等，可能也与鼻咽癌发病有关。除此之外科学家已经确定鼻咽癌的另外一个常见病因是吸烟，因为香烟可引起细胞损伤、促进细胞增生，有促癌剂的作用。多食新鲜水果、蔬菜则具有一定保护作用。新鲜水果、蔬菜中含有维生素A、维生素C、维生素E等，它们具有抗氧化作用，可清除自由基，阻断致癌物亚硝胺的合成，抑制癌细胞，还具有增强机体免疫、促使溃疡愈合等作用。同时，食用绿色蔬菜要随买随吃，不要放置时间过长，最好不要过夜以避免放置导致维生素等营养物质流失。维生素A缺乏可使鼻咽黏膜上皮对致癌因素敏感，从而使上皮发生鳞状特异性变化和癌变。因此，常食含丰富维生素A的食品，可起到预防鼻咽癌的作用。含丰富维生素A的食品有动物肝脏、蛋黄、牛奶、田螺、胡萝卜、菠菜、空心菜、香菜等。

### （四）大肠癌

大肠癌（即结直肠癌）对国人来说已经不陌生了，这是因为随着饮食结构的改变，其发病率和病死率都在大幅度攀升，在我国经济发达地区，如江

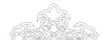

苏、浙江、山东等地尤为明显。结直肠癌的发病与社会环境、生活方式（尤其是饮食习惯不佳、缺乏体力活动）、遗传因素相关。年龄大、大肠息肉史、溃疡性结肠炎及胆囊切除也是结直肠癌的高危因素。其中，饮食因素是主要的因素。尽管肿瘤受遗传因素影响，但是80%的肠道肿瘤都与饮食因素有关。食物一直是研究大肠癌发病与预防措施的焦点。目前认为，动物脂肪和蛋白质摄入过高，膳食纤维摄入不足，是结直肠癌，尤其是结肠癌的主要高危因素；饮食中的其他营养素包括维生素A、维生素C、维生素D和钙等是有益的因素，叶酸和蛋氨酸可以降低结肠癌患病危险。临床流行病调查和动物实验证明，高热量、高脂肪膳食与大肠癌的发生密切相关，大肠癌高发国家多为高脂肪膳食，反之亦然。究其原因，一是高脂肪食物本身大多含胆固醇高；二是高脂肪食物进入胃肠道后需要分泌较多胆汁进行消化，胆汁的主要成分是胆酸，其来源和化学结构都与胆固醇有密切的关系。高脂肪食物主要是牛、羊、猪肉，通常称为红肉，其中牛肉脂肪含量稍低；禽肉、鱼类的脂肪含量更低一些，但有些海鱼脂肪含量并不低。因此，世界癌症基金会建议，每天红肉摄入量宜控制在80克以下，占总热量的10%左右。考虑到体重因素，国人的标准应稍低些。然而完全素食并不可取，结果会适得其反。

### （五）乳腺癌

乳腺癌是妇女最常见的恶性肿瘤，影响乳腺癌的因素大体可分为两类：一类是不可改变的，如遗传因素等；一类是可改变的，饮食习惯属于可改变因素。饮食在乳腺癌的流行病学中占重要地位，很多关于饮食与乳腺癌的相关研究表明：有些食物具有抗氧化作用，可以减少人体细胞在细胞周期中DNA修复、重组及修饰中出错，减少基因突变引起的肿瘤发生。饮食习惯不健康者，乳腺癌的发病率和死亡率较高。高脂肪、高蛋白、高热量饮食会增加乳腺癌发生的危险性。乳腺癌是一种雌激素依赖性的肿瘤，乳腺癌的发生与雌激素水平关系密切，高水平的生长激素亦是乳腺癌的促发因素，外源性雌激素的补充也可能增加乳腺癌发病风险。目前认为雌二醇和雌酮与乳腺癌的发生有直接关系。高脂饮食可增强乳腺癌的风险，其原因可能是高脂饮食会引起体重增加导

致肥胖，而脂肪组织可转化成雌激素并增强乳腺组织对雌激素的敏感性。饮酒是乳腺癌的另一个风险因素，其机制同样是增强了人体血液中的雌激素水平和雌激素受体的敏感性。另外，日常饮食中经常大量摄入糖类物质，可能使血浆中的胰岛素样因子和血糖长期维持在较高水平，而胰岛素样因子在乳腺癌的发生过程中可能有促进作用，因此，高糖饮食也可能是乳腺癌的风险因子。油炸食物在烹饪过程中可能产生致癌物质PHIP（2-氨基-1-甲基-6-苯基-咪唑 ［4，5-b］吡啶），故其可能增加乳腺恶性肿瘤的发生。

**（六）卵巢癌**

卵巢癌是指原发于卵巢的一种恶性肿瘤，发病率居妇科恶性肿瘤的第三位，但死亡率却超过宫颈癌及子宫内膜癌之和，高居妇科癌症首位，是严重威胁妇女健康的重大疾患。卵巢癌的发病受基因遗传、生育状况、盆腔炎症等各方面因素的影响，其中食物营养因素为其病因之一。

高脂肪饮食及肥胖为卵巢癌高危因素，相反，多进食蔬菜及水果等素食的人群卵巢癌风险较低。发达国家饮食结构中肉食较多，其卵巢癌发病率较发展中国家高。蔬菜和水果中除含有大量的矿物质和维生素外，还含有黄酮类化合物，而黄酮类化合物的抗肿瘤机理之一是可以促进肿瘤细胞的凋亡。2015年美国癌症协会推荐癌症患者保持正常体重，加强锻炼，并进食低脂食物，多食蔬菜和水果，以预防和改善预后。

另外，茶含有多种可能影响患癌风险的生物化学活性成分。研究发现，茶在抗卵巢癌的过程中可发挥一定作用。茶的抗癌机理主要是阻断亚硝胺类致癌物的合成、干扰致癌物在体内活化、清除自由基等。

**（七）前列腺癌**

前列腺癌是指发生于男性前列腺组织中的恶性肿瘤，是前列腺腺泡细胞异常无序生长的结果。前列腺癌的发病因素很复杂，目前已知的高危因素包括年龄、种族、遗传、饮食、输精管结扎、吸烟、肥胖、其他前列腺病变等。在危险因素中，最具预防意义的是诱发前列腺癌的饮食因素，研究表明，脂肪性食物摄入过多会增加前列腺癌的发病率，而大豆蛋白类的饮食可减少其发

病率。肉类，尤其是红肉类，如牛、羊、猪肉，或加工后的肉类，如香肠、火腿等，可增加前列腺癌的发病率。因为脂肪摄入过多会导致胆固醇合成增加，进一步导致以胆固醇为基础合成的雄激素增加，而雄激素中的睾酮比率增加是前列腺癌的重要发病因素。现在认为在饮食总热量中脂肪所占的比率以10%～20%较为理想。维生素E是一种有效的抗氧化剂，能抵抗多种肿瘤的发生，摄入维生素E能有效地控制前列腺癌的发生，而坚果（如核桃、杏仁、腰果等）正是天然维生素E的重要来源。此外，绿茶里的儿茶酚胺及新鲜蔬菜和水果里的维生素E等，都能抑制前列腺癌的发生。预防前列腺癌的饮食措施归纳起来有五点：一是食物总热量中脂肪所占的比率低于20%；二是每天摄入豆制品食物20～40克；三是硒每天摄入200微克；四是维生素E每天摄入400～800国际单位；五是多饮绿茶。其中三、四两项可通过日常多吃新鲜蔬菜和水果代替。

**（八）肺癌**

肺癌是发病率和死亡率增长最快、对人群健康和生命威胁最大的恶性肿瘤之一。肺癌的病因至今尚不完全明确，大量资料表明，长期大量吸烟与肺癌的发生有非常密切的关系。城市居民肺癌的发病率比农村高，这可能与城市大气污染和烟尘中含有致癌物质有关。另外，在饮食方面，新鲜蔬菜的摄入对肺癌有一定的抑制作用。酸味（醋类）食品、葱蒜类食物对肺癌也有抑制作用，而油炸食品、腌晒食品则会提高肺癌发病风险。美国国家癌症研究所通过调查将近3万名吸烟的男性患者，发现血液中维生素E含量高可使肺癌的危险性大大降低。维生素E主要存在于植物性食品中，特别是小麦芽油、花生油等，以及某些动物性食品如牛奶、鸡蛋、动物肝和肾等。另有大量临床研究表明，β-胡萝卜素与肺癌的发病率呈负相关；对于吸烟的患者来说，食用水果和蔬菜中的维生素A，可降低其罹患肺癌的危险性。因此，对于肺癌的预防，应注重合理膳食和适当进行体力活动，饮食上应加强营养，食物要多样化，以植物性食物为主，多食蛋白、蔬菜、水果。注意饮食卫生，避免高脂肪、低维生素及低纤维膳食，不吃或少吃烟熏油炸过度的食物。同时，对于肺癌患者来说，宜

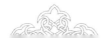

食具有提高机体免疫功能的食物如薏米、甜杏仁、海蜇、黄鱼、海参、茯苓、山药、大枣、香菇、核桃、甲鱼等。忌烟、酒，忌油炸、烧烤等热性食物。

### （九）胰腺癌

胰腺癌是一种恶性程度很高、诊断和治疗都很困难的消化道恶性肿瘤，约90%为起源于腺管上皮的导管腺癌。胰腺癌的发病原因受多方面因素的影响，与吸烟、饮酒、高脂肪和高蛋白饮食、过量饮用咖啡、环境污染及遗传因素均有一定的关系。其中，饮食结构与胰腺癌的发病关系密切。在饮食结构方面，大量高脂肪、高胆固醇饮食导致的肥胖可能增加胰腺癌的发病率。高蛋白、高脂肪的饮食如甲鱼、螃蟹、各种补品、蛋白粉等都不应食入过多。另外，精制的谷类制品可能含有相当多的盐，也可能成为脂肪和糖涂抹料的载体，在对谷类进行精加工的过程中会失去其中的膳食纤维和一些可能有防癌作用的微量成分，如各种维生素和矿物质等。因此，膳食中谷类食物的精制程度过高本身就是一种致癌的重要危险因素。

关于胰腺癌的预防，饮食中含有的硒和镍两种元素，有助于降低胰腺癌的风险。镍元素在红细胞的制造过程中扮演着重要的角色，富含镍元素的食物有芦笋、豆类、蘑菇、梨子、扁豆等。硒元素对人体免疫功能和生育功能具有重要作用，还能预防细胞组织受到损坏，富含硒元素的食物有葵花子、鸡蛋、沙丁鱼等。预防胰腺癌应当提倡低脂肪、低蛋白质、高纤维素和高维生素饮食，同时应戒烟、戒酒。

### （十）甲状腺癌

甲状腺癌是一种较为常见的头颈部肿瘤，是内分泌系统中发病率最高的恶性肿瘤疾病。其发病受多方面因素的影响，其中，饮食因素是导致甲状腺癌的最常见因素。口味重，食用过多海产品和腌制食品等为甲状腺癌发病的主要危险因素。随着人们摄入海洋食品的增加，甲状腺癌的发病率也逐渐增加。

碘是人体必需的微量元素，也是甲状腺合成甲状腺激素所必需的微量元素。碘缺乏可导致甲状腺激素合成减少，促使甲状腺激素（TSH）水平增高，刺激甲状腺滤泡增生肥大，发生甲状腺肿大，使甲状腺癌发病率增加。碘广泛

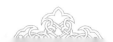

分布于土壤、水、大气和生物圈，碘在自然界中以碘的化合物形式存在，而碘的化合物又都溶于水，所以碘由陆地随水进入海洋，由海洋溢出进入大气，再通过降水进入陆地，形成一个大循环。海洋是地球上碘的总贮积所，因此海产品（海带、紫菜、海藻等）常富集碘化物，其中海藻中碘的含量最丰富。

甲状腺发生病变很多是由于患者不注意合理、科学地搭配日常饮食，造成营养失衡。因此，甲状腺癌患者要忌食含碘食物，海产品中海带和紫菜含碘最多，平时患者应该避免食用。患者还应多吃具有增强免疫力的食物，如香菇、蘑菇、木耳，多食新鲜的蔬菜、水果，忌辛辣、肥腻食物，忌烟、酒。

### （十一）肾癌

肾癌是起源于肾实质泌尿小管上皮系统的恶性肿瘤，两侧肾脏发病无明显差异，双侧同时发病者少见。肾癌在中国的发病率为1%～2%，男女发病率比例约为2∶1。肾癌的发病原因目前还不清楚，常见的致病危险因素有吸烟、肥胖、高血压、放射线刺激、遗传因素、饮食习惯等。其中饮食因素主要与长期高蛋白、高热量饮食有关。近年来对镉的研究发现，肾癌与过多接触镉有明显的关系。肾是体内巯基含量最高的脏器，镉的致癌机理主要与其抑制含有巯基的酶类有关。另外，大量食用精制谷类食物，特别是面包，也与肾癌的发病紧密联系。

对于肾癌的预防，首先应从饮食开始，水是预防肾癌最好的"药"。多饮水有助于减少肾癌的发生。吸烟者容易患癌与烟草中多种有毒物质对肾小管和集合管长期慢性刺激，导致细胞内基因突变有关，而多饮水可以降低毒素的有效浓度，降低基因突变的概率。经常吃富含番茄红素的水果和蔬菜有助于降低罹患肾癌的危险。番茄红素不仅可通过吃西红柿获得，还可通过食用番茄酱、番茄汁等西红柿制品摄取。

### （十二）膀胱癌

膀胱癌是指发生在膀胱黏膜上的恶性肿瘤，是泌尿系统最常见的恶性肿瘤，也是全身十大常见肿瘤之一。膀胱癌的病因复杂，既有内在的遗传因素，又有外在的环境因素。较为明确的两大致病危险因素是吸烟和职业接触芳香胺

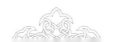

类化学物质。另外，膳食因素与膀胱癌的关系也很受重视。

流行病学研究提示大量摄入脂肪、胆固醇、油煎食物和红肉可能增加膀胱癌的危险。水分摄入过少也对膀胱癌的发生有很大的影响，其机制可能为尿液的浓缩、排尿次数少使膀胱上皮对尿液中致癌物质的暴露增加。常食奶制品是膀胱上皮癌发病的保护因素。可能的原因为：奶制品可以增强人体的免疫力，而肿瘤的发生和机体的免疫状态密切相关；双歧杆菌多元蛋白酸奶有很强的抗肿瘤作用；奶制品对胃黏膜有保护作用，可促进抗氧化剂的吸收，使内源性的亚硝胺生成减少，从而降低膀胱癌的患病率。多吃新鲜蔬菜、水果对膀胱有保护作用，原因是蔬菜内含异硫氰酸盐，能够降低机体的氧化应激反应，减少内源性及外源性致癌物质的生成。水除了预防肾癌之外，同时也是预防膀胱癌的有效物质，多饮水也有助于减少膀胱癌的发生。

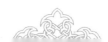

第二章

# 中医食疗学的渊源与发展

## 一、中医食疗学的历史与发展

中医食疗学源远流长，从现有资料估计，距今至少已有3000多年的历史。原始社会的人类在寻找食物的过程中，发现了一些具有治疗作用的食物，可作为食，也可作为药。寻找食物的体验同时也带动了医药事业的发展，因而自古就有"医食同源""药食同宗"的说法。又经过漫长的岁月后，人们才逐步将药食分开。《尚书·说命》有"若药弗瞑眩，厥疾弗瘳"的记载，可知早期发现和应用的药，很多是作用比较猛烈的所谓"毒药"。

酒用于治疗疾病，可以说是中医食疗最早的应用之一。在中医食疗学萌芽时期人们便意识到，酒既可佐餐，又可疗疾。酒传说起源于夏禹时代，《战国策》记载"帝女令仪狄作酒而美，进之禹"。《尚书》还记载商朝人嗜酒，从殷墟中出土的青铜器，有很多是酒器，甲骨文里有"鬯其酒"的记载。汉代班固解释"鬯"字，云："鬯者，以百草之香，郁金合而酿之成为鬯。"后世多解释为芳香的药酒。《素问·汤液醪醴论》也说："上古圣人作汤液醪醴，为而不用……中古之世，道德稍衰，邪气时至，服之万全。"《说文解字》云"酒，所以治病也""医之性，然得酒而使"。从上可知，古人除了祭祀和佐餐用酒外，治病也用酒，酒与医药的关系密不可分。

除酒之外，火的发现和利用，更是极大地推动了食疗学的进步，让人类由茹毛饮血进步到了吃熟食，谯周在《古史考》中谓："太古之初，人吮露精，食草木实，穴居野处。山居则食鸟兽，衣其羽皮，饮血茹毛；近水则食鱼鳖螺蛤，未有火化，腥臊多害胃肠。于是圣人造作钻燧出火，教民熟食，民人

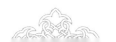

大悦，号曰燧人。"《韩非子·五蠹》云："民食果蓏蚌蛤，腥臊恶臭，而伤害胃肠，民多疾病。有圣人作钻燧取火，以化腥臊，而民悦之，使王天下，号之曰燧人氏。"恩格斯曾这样评价："摩擦生火第一次使人支配了一种自然力，从而最终把人同动物界分开。"人类懂得利用火来煮熟食物后，烹调技术也随之迅速发展。传说为商代的宰相伊尹所著的《汤液经》中便有利用烹调的技术来制药疗疾的记载。《资治通鉴》云："伊尹佐汤伐桀，放太甲于桐宫，悯生民之疾苦，作汤液本草，明寒热温凉之性，苦辛甘咸淡之味，轻清重浊，阴阳升降，走十二经络表里之宜，今医言药性，皆祖伊尹。"《吕氏春秋·本味篇》中引伊尹和商汤的谈话时，就涉及了许多烹调的问题，其中就有"阳补之姜，招摇之桂"之说。人类社会从原始社会进入到奴隶社会后，随着生产力的发展，特别是农业的发展，人们逐步意识到饮食疗养对于健康的影响。在成书于公元前11世纪左右的《周礼》中就有食医、疾医、疡医、兽医的记载，其中关于食医是这样描述的："医师上士二人，下士二人，府二人，史二人，徒二人，掌医之政令，聚毒药以供医事。""食医中士二人，掌和王之六食、六饮、六膳、六羞、百酱、八珍之齐。""以五味、五谷、五药养其病。"《汉书·艺文志》记载的经方11家中就有关于食疗科的内容。此外，古人也意识到了饮食卫生的重要性，《论语》中记有："食不厌精，脍不厌细。食饐而餲，鱼馁而肉败不食，色恶不食，失饪不食，不时不食，割不正不食，不得其酱不食，肉虽多，不使胜食气。惟酒无量不及乱。沽酒市脯不食，不撤姜食不多食。"

　　我国现存最早的医学巨著《黄帝内经》十分注意饮食调养，认为其是摄生和治病的重要一环，《素问·痹论》中指出："饮食自倍，肠胃乃伤。"《素问·五常政大论》强调治病要"以食为养"，不能"惟药是治"。《素问·六节脏象论》曰："天食人以五气，地食人以五味。"《灵枢经》中也有"谷气有五味，其入五脏"之说，强调"五谷、五味养其病"的重要性。《素问·生气通天论》更指出："阴之所生，本在五味，阴之五宫，伤在五味。是故味过于酸，肝气以津，脾气乃绝；味过于咸，大骨气劳，短肌，心气抑；味

过于甘，心气喘满，色黑，肾气不衡；味过于苦，脾气不濡，胃气乃厚；味过于辛，筋脉沮弛，精神乃殃。是故谨和五味，骨正筋柔，气血以流，腠理以密。如是则骨气以精，谨道如法，长有天命。"此外，《素问·脏气法时论》还提出药物治疗须以食疗来调护和补充："毒药攻邪，五谷为养，五果为助，五畜为益，五菜为充，气味合而服之，以补益精气。"

现存最早的药物专著《神农本草经》记载有山药、薏苡仁、芡实、百合、龙眼肉、大枣、绿豆、蜜糖、生姜和葱白等20余种既能入药又是食物的植物。湖南马王堆出土的《五十二病方》一书以大量的食物入药，全书载药物247种，其中谷类15种，菜类10种，果类5种，禽类6种，兽类23种，鱼类3种，共计62种，占全部药物数的四分之一，且其中绝大部分是日常食品。其他如矿物类药中的食盐，人部类药中的乳汁，器物、物品类药中的蜜、猪脂、牛脂等也都是食物。书中所载50余种病，半数左右可以食治之，或以食养之。如载"以水一斗煮胶一升，米一升，熟而啜之可以治疗癃疾（癃闭）""煮鹿肉，野彘肉……"以治蚖疾（蛇咬伤）等。晋代《南方草木状》一书将80种植物分为草、木、果三大类。梁代《神农本草经集注》把730种食物与药物分为玉石、草木、虫兽、果、菜、米食、有名未用7类。明代《本草纲目》将1892种药物、食物和天然营养品等分为水、火、土、金石、草、谷、菜、果、木、服器、虫、鳞、介、禽、兽、人16部。清代饮食专著《随息居饮食谱》把330种食物分为水饮、谷食、调和、蔬食、果食、毛羽、鳞介7类。到了现代，《中国食物成分表》（中国疾病预防控制中心营养与食品安全所，2009年版）把1460种食物分为21类：谷类及制品，薯类、淀粉及制品，干豆类及制品，蔬菜类及制品，菌藻类，水果类及制品，坚果、种子类，畜肉类及制品，禽肉类及制品，乳类及制品，蛋类及制品，鱼虾蟹贝类，婴幼儿食品，小吃、甜饼，速食食品，饮料类，含酒精饮料，糖、蜜饯类，油脂类，调味品类及其他。2014年国家卫计委公布的《按照传统既是食品又是中药材物质目录管理办法》征求意见稿中，列出了包括山药、人参、当归、百合、芡实、茯苓、砂仁、赤小豆、麦芽、黑芝麻、昆布在内的101种药食同源品种。随着人类对食疗的认识

逐步深入，食疗也从单味的使用演绎到食疗方的运用，如医圣张仲景在《伤寒杂病论》中就记录了不少的食疗方，包括猪肤汤、当归生姜羊肉汤等，另外，书中多处强调在服药的同时必须注意饮食调养，如服桂枝汤须"啜热稀粥一升余，以助药力……禁生冷、黏滑、肉面、五辛、酒酪、臭恶等物"。东汉名医华佗，用蒜泥加醋治愈了严重蛔虫导致呕吐的病例，开食疗用于急症的先河。历代医家经过长期实践和不断总结，逐步认识到某些食物可以治疗某些疾病。晋代葛洪在其所著《肘后方》中，首先记载用海藻酒治瘿病（甲状腺肿）及用猪胰治消渴病（糖尿病）。梁代陶弘景、隋代巢元方皆主张使用牛肝治疗夜盲症（多由于维生素A缺乏所致）。巢元方还在《诸病源候论》中记载了用羊靥治甲状腺肿，蟾酥治创伤，羚羊角治中风。唐代孙思邈在《千金要方》中特设"食治门"，系统介绍谷、肉、果、菜的治病功效，谓："安身之本，必资于食；救疾之速，必凭于药。"认为合理而适量的饮食是人体生命活动必不可少的，具有"悦神爽志、以资气血"的功效，书中还对脚气病（多由于维生素$B_1$缺乏所致）从发病至预后作了详尽的论述，提出用猪肝、薏苡仁、赤豆等食物治疗，并首次提出使用猪肝防治夜盲症。唐代以后出现了许多食疗专书，如《食疗本草》《食医心鉴》《食性本草》及《饮膳正要》等，其中，孟诜所著的《食疗本草》被认为是我国第一本食物疗法的专著。这些论著以传统的中医理论为指导原则，从中医营养学和摄生学的角度，总结食用本草和日常饮食的疗病作用及各种疾病的饮食宜忌，充实和完善了临床食物疗法，使食疗逐渐成为一门养身、防疾、治病的学问，正如《金匮要略》中所说："所食之味，有与病相宜，有与身为害，若得宜则补体，害则成疾。"

## 二、《神农本草经》对中医食疗食养的贡献

《神农本草经》亦称作《本草经》，据研究此书并非一时一地一人所作，冠以神农，主要出于那时尊古的风气。众所周知，神农尝百草，故假托其名立著。《淮南子·修务训》云："世俗之人，多尊古而贱今，故为道者必托之于神农、黄帝而后能入说。"该书是我国现存最早的药物学专著，成书于东

汉末年，系统地总结了秦汉时期众多医学家的药物学经验成果，历代本草学著作均是建立在《神农本草经》的基础上。全书载药365种（植物药252种，动物药67种，矿物药46种），分上、中、下三品（"上药一百二十种为君，主养命以应天……中药一百二十种为臣，主养性以应人……下药一百二十五种为佐使，主治病以应地……三品合三百六十五种，法三百六十五度，一度应一日，以成一岁"），书中还对四气（寒、热、温、凉）、五味（酸、苦、甘、辛、咸）等用药理论有较为系统的阐述，并对每一味药物的性质、产地、采收、入药部位和主治病症等均有记载，时至今日，许多该书中所载的药物仍广泛应用于临床，其切实可靠的疗效，使该书成为学习中医必读的四大经典著作之一。尽管该书不属于食疗学专著，但书中记载了很多有药用价值的食物。燕宪涛等对《神农本草经》所载365种药物整理归纳，发现属于食物范畴的达59种之多。其中上品29种，分别为：菊花（鞠华）、甘草、玉竹（女萎）、山药（薯蓣）、薏苡仁、香蒲、决明子、茵陈（因陈）、肉桂（菌桂）、枸杞子（枸杞）、茯苓（伏苓）、酸枣仁（酸枣）、橘皮（橘柚）、阿胶等；中品20种，分别为：姜（干姜）、葛根、百合、白芷、白茅根（茅根）、海藻、竹叶、栀子、龙眼肉（龙眼）、黄狗肾、蟹、蝉（蚱蝉）、乌梅（梅实）等；下品10种，分别为：盐（戎盐、卤盐）、桔梗、猕猴桃（羊桃）、花椒（蜀椒）、郁李仁、竹蛏（马刀）、桃仁（桃核仁）、杏仁（杏核仁）、苦瓜（苦瓠）、水芹（水靳）等。卫生部卫法监发〔2002〕51号《关于进一步规范保健食品原料管理的通知》公布的101种药食同源物品名录中，《神农本草经》记载的山药、百合、大枣、姜、菊花等36种被列入。《黄帝内经》中记载："五谷为养，五果为助，五畜为益，五菜为充，气味合而服之，以补精益气。""大毒治病，十去其六；常毒治病，十去其七；小毒治病，十去其八；无毒治病，十去其九；谷肉果菜，食养尽之，无使过之伤其正也。"古人认为食物调养也是调理疾病、保健养生的重要一环，这也就不难理解《神农本草经》为什么记载了如此众多的食物了。

　　《神农本草经》里具有保健功能的食物归纳如下：①益气补精类；②轻

身延年类；③养心益智类；④综合美容类。具有上述所有保健功能的有党参、远志、葡萄、覆盆子等食材。《神农本草经》中描述"人参（党参），味甘微寒。主补五脏，安精神，定魂魄，止惊悸，除邪气，明目，开心益智。久服轻身延年""远志，味苦温。主咳逆，伤中，补不足，除邪气，利九窍，益智慧，耳目聪明，不忘，强志倍力。久服轻身不老""葡萄，味甘平，主筋骨湿痹，益气，倍力，强志，令人肥健，耐饥忍风寒。久食轻身，不老延年，可作酒""蓬蘽（覆盆子）味酸平。主安五脏，益精气，长阴令坚，强志，倍力有子。久服轻身不老"。

《神农本草经》里具有抗衰老功效的药物多达89种，常用的57种之中就包含枸杞子、黑芝麻、莲子、芡实、肉桂、党参、大枣、山药、蜂蜜、茯苓、天麻、天冬、麦冬、玉竹、石斛、地黄、龙眼肉、菊花等日常食物。

书中与肾相关的药物，能促生殖的有巴戟天、肉苁蓉、五味子、覆盆子等，益肾气的有黑芝麻、杜仲等，益肾精的有灵芝、肉苁蓉、五味子、杜仲、覆盆子、芡实等，益髓的有天冬、干地黄等，强腰的有杜仲、阿胶、芡实等。

书中的美容药物包括：①泽颜色、灭黑黯、疗面疮、柔肌肤的紫芝、肉桂、柏子仁、玉竹、山药、黑芝麻等；②去息肉的鳖甲、乌梅等；③坚发齿、长须眉的川椒、郁李仁等；④令人肥健的天麻、葡萄、麻仁等；⑤除口臭、体臭的陈皮、生姜等。

由此可见，《神农本草经》不仅是药物学的专著，对于中医食疗食养也有着极大的贡献，随着人们生活水平的提高和食品安全意识的提高，回归自然的理念日益增强，天然、无公害有机食品近年来越来越受到追捧，在养生之风盛行的当下，古人在他们那个年代，用自己的亲身体验积累下的经验，无疑是我们养生保健的巨大宝库，而《神农本草经》就是一个极好的例子。同时我们也要注意到，由于经过的时间久远，书中部分药食同源的药材的名称虽然未发生变化，但其品种、入药部位、临床功效发生了变化，如芍药、阿胶、陈皮、黄芪、玉竹等，应根据实际应用。

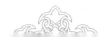

### 三、中医食疗对食物性味的重视

中医食疗学不单着眼于食物的营养，还着眼于食物的性味，认为其具有寒、热、温、凉四气，辛、甘、酸、苦、咸五味。因此，食疗必须根据体质的属性进行辨证施食，正如《素问》所言："寒者热之，热者寒之。"同时还需要结合阴阳、五行、脏腑、经络、病因、病机、治则、治法等中医基本理论。根据食物的属性，凡用于治疗阳性热证病证的食物，大多具有寒凉药性，如白萝卜、冬瓜、芹菜能清热，豆腐、苦瓜、绿豆能泻火，鳖甲、梨子、蜂蜜能滋阴，苦菜、金银花、甘草能解毒，大蓟、小蓟、白茅根能凉血。治疗阴性寒证病证的食物，大多具有温热药性，如糯米、韭菜、大蒜这类食物具有温阳作用，羊肉、酒、川椒能散寒，三七、红花、桃仁能活血，当归、乌梢蛇能通络，葱白、胡椒、姜能救逆。另外，可根据五味确定食物的药效。凡酸味食物多具生津、收敛、消食、止泻的药效，如梅、刺梨、马齿苋等；凡苦味食物多具有清热、泻火、解毒、燥湿的药效，如苦瓜、苦笋、苦荞麦、茶等；凡甘味食物多具滋养、止痛、润肠的药效，如梨、饴糖、蜜糖等；凡辛味食物多具有解表、行气、消风、通阳的药效，如辣椒、生姜、葱等；凡咸味食物多具软坚、散结、化瘀的药效，如海蜇皮、海带、墨鱼等。

中医食疗还根据五行学说，如五味所主的食物归经和药效关系来辨证施食。《素问·宣明五气论》中谓："辛入肺，甘入脾，酸入肝，苦入心，咸入肾。"归心经的食物有小麦、龙眼肉、百合、莲子、酸枣仁等，归肝经的食物有佛手、枸杞子、海蜇、青鱼等，归脾经的食物有山药、大枣、陈皮、芡实、糯米等，归肺经的食物有百合、枇杷、燕窝、薏苡仁、冬瓜仁等。葱、姜多治肺系疾病，大麦、大枣多治脾系疾病，醋、梅多治肝系疾病，茶、苦笋多治心系疾病，海参、淡菜多治肾系疾病。另外，五色也与食物的归经和功效有关，《素问·五脏生成》曰："白当肺，赤当心，青当肝，黄当脾，黑当肾。"例如，大枣红色主补心血，薏苡仁白色主宣肺气，生姜黄色主散胃寒，黑芝麻黑色主润肾燥，青菜青色主泻肝火等。《素问》曰："肝苦急，急食甘以缓之；

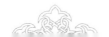

心苦缓，急食酸以收之；脾苦湿，急食苦以燥之；肺苦气上逆，急食苦以泄之；肾苦燥，急食辛以润之。""肝色青，宜食甘；心色赤，宜食酸；肺色白，宜食苦；脾色黄，宜食咸；肾色黑，宜食辛。"故肝胆疾病胁痛苦满，呕恶厌食，可给予莲子糖水、苡米淮山糖粥，取甘味缓肝之急，莲子、薏苡仁、山药等健脾祛湿，防止甘甜助湿。但是，对于肾病水肿，《素问》则提出"肾病毋多食咸"，此与现代医学见解相同，同时中医认为水肿患者多属脾肾阳虚，水湿为阴，得阳始化，故不宜吃寒凉生冷、肥腻黏滞之品，以免再伤脾肾之阳，《千金要方》谓："大凡水病难治，瘥后特须慎于口味，否则复水。病水人多嗜食不廉，所以此病难愈也。"此外，大凡气辛而荤，则性助火散气；味重而甘，则性助湿生痰；体柔而滑，则性通肠便利；质硬而坚，则物食而不化；烹炼而熟，则物服之气壅。如牛肉、鸡肉偏于甘温，阴虚火旺之体不宜多食；马蹄、梨子甘寒生冷，脾胃虚寒患者尤应慎用。孙思邈在《千金翼方》中就指出："若能用食平疴，释情遣疾者，可谓良工，长年饵生之奇法，极养生之术也。夫为医者，当需先洞晓病源，知其所犯，以食治之，食乃不愈，然后命药。"他还引扁鹊的话说："不知食宜者，不足以存生也，不明药忌者，不能以除病也。"各种疾病的饮食宜忌原则，是从中医理论原理和辨证论治实践中逐渐总结引申出来的。

## 四、中医食疗注重食物配伍的宜忌

食物之间，也强调配伍的宜忌。食物的配伍，分为协同和拮抗两方面。协同配伍包括"相须"和"相使"，拮抗配伍包括"相畏""相杀""相恶"和"相反"。

相须配伍，是指同类食物相互配伍使用，能起到相互加强作用的功效。如百合炖秋梨中百合与梨共奏清肺热、养肺阴之功效，雪羹汤中的荸荠与海蜇共奏清热化痰之功。

相使配伍，是指以一类食物为主，另一类食物为辅，使主要食物功效得以加强。如五加皮酒，其中辛散活血的酒，加强了五加皮祛风湿的功效。又如

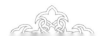

姜糖饮，温中和胃的红糖，增强了生姜温中散寒的功效。

相畏配伍，是指一种食物的不良作用能被另一种食物减轻或消除。如扁豆中植物血凝素的不良作用能被蒜减轻或消除。某些鱼类的不良作用，如引起腹泻、皮疹等，能被生姜减轻或消除。

相杀配伍，是指一种食物能减轻或消除另一种食物的不良作用，如上例。实际上，相畏和相杀是同一配伍关系从不同角度的两种说法。

相恶配伍，是指一种食物能减弱另一种食物的功效。如萝卜能减弱补气类食物（如人参、鹿肉、鹌鹑、山鸡等）的功效。

相反配伍，是指两种食物合用，可能产生不良作用，形成食物的配伍禁忌。据前人的经验，食物的配伍禁忌比药物的配伍禁忌（如十八反、十九畏）还多，如柿子忌茶等。但对食物禁忌的经验，目前尚缺少科学实验的结论，仅供参考，需理性看待。

依据食物的配伍原则，实际运用中，还常常可以进行以下相配：

升降并举：升浮性质的食物和沉降性质的食物并用，以防止升降过偏。如葱豉汤中加食盐，以防止葱、豉过于辛温发散。

散收同用：补益类食物和发散性食物并用，以防止滋腻。如芫爆里脊中的芫荽，可防止猪肉滋腻碍胃。

寒热并调：即寒凉性质的食物和温热性质的食物并用，以防止寒、热过偏。如炒苦瓜佐以少量辛热的辣椒，可防止苦瓜苦寒过偏。

攻补兼施：即泻实祛邪性质的食物和补虚扶正性质的食物并用，以防止攻邪而伤正。如薏苡仁粥中添加红枣，即可防止薏苡仁清热利湿过偏。

其他尚有表里兼顾、动静相调等配伍方法。

食物禁忌最早记载于《素问·宣明五气》的"五味所禁"及《素问·五脏生成》的"五味之所伤"等，经过后世医家不断实践和发展，逐渐成为一套大家所遵循的规范。汉代《金匮要略·禽兽鱼虫禁忌并治第二十四》中说："所食之味，有与病相宜，有与身为害，若得宜则补体，害则成疾。"故用相宜的食品治病、养病，谓之食养或食疗。而不相宜的食品则禁之，谓之食禁或

食忌，俗称"禁口"或"忌口"。元代《饮食须知》更强调："饮食藉以养生，而不知物性有相宜相忌，纵然杂进，轻则五内不和，重则立兴祸患。"在疾病防治中，不同的饮食宜忌总的原则是根据食物的四气五味来调整人体的阴阳偏性，以至阴平阳秘，从而达到治疗疾病和保护健康的目的。但是，毫无根据地过度强调忌口，则可能引起营养不良，因此忌口要根据具体的情况决定。金代医家张从正已认识到过分忌口不对，在其所著的《儒门事亲》一书中曾记载，一例久泻十余年的患者有一次问医生羊肝能不能吃，医生回答羊肝非但可以吃，而且还有止泻的作用，患者听了后很欣喜，开始吃羊肝，不久病就好了。张从正认为患者的病情迁延难愈就是之前"忌口太过之罪也"。明代医家陈实功说："饮食何须戒口，冷硬腻物休餐。"清代叶桂也说过："食入自适者，即胃喜为补。"这些都是主张灵活遵循饮食宜忌的言论。

## 五、中医食疗的饮食禁忌

饮食物之间的配伍宜忌，包含了广义和狭义两种概念。广义的饮食宜忌概念涉及食物与体质、地域、季节、年龄、病情，以及饮食调配、用法、用量等方面内容。狭义的饮食宜忌概念仅包涵饮食与病情方面的禁忌。在日常应用中，须注意以下几方面的内容。

### （一）患病期间饮食禁忌

病证的饮食宜忌是根据病证的寒热虚实、阴阳偏胜偏衰，并结合食物的四气、五味、升降浮沉及归经等特性来确定的。早在秦汉时代就有《神农黄帝食禁》《神农食忌》《老子禁食经》等著作出现，惜原著已佚，内容不详。《黄帝内经》也对各种不同疾病的饮食禁忌作了阐述，《素问·热论》还具体地指出："病热少愈，食肉则复，多食则遗（腹泻），此其禁也。"汉代的《五十二病方》及《武威医简》都有服药饮食禁忌的记载。唐代孙思邈《千金要方》第一卷中即指出："凡诸恶疮差后，皆百日慎口，不尔，即疮发也。"

根据中医文献记载，古代医家把患病期间所应忌食的食物高度概括为以下几大类：

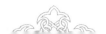

生冷：冷饮、冷食、大量的生蔬菜和水果等，为脾胃虚寒腹泻患者所忌。

黏滑：糯米、大麦、小麦等所制的米面食品等，为脾虚纳呆或外感初起患者所忌。

油腻：荤油、肥肉、油煎炸食品、乳制品（奶、酥、酪）等，为脾湿或痰湿患者所忌。

腥膻：虾、蟹、海味（海蚌、淡菜）、羊肉、狗肉、鹿肉、公鸡等，为风热证、痰热证、斑疹疮疡、脾胃内伤患者所忌。

辛辣：葱、姜、蒜、辣椒、花椒、韭菜、酒、烟等，为内热证患者所忌。

发物：指能引起旧疾复发、新病加重的食物。

除上述腥膻、辛辣等食物外，尚有一些特殊的病患如哮喘、过敏症、皮肤病等，忌食荞麦、豆芽、蚕豆、鸡头、鸭头、猪头、驴头肉等。另外，个别疾患如麻疹初起可适量食用发物，如豆芽、芫荽、豆豉等，以利透发，此属例外情况。对于临床上常见的寒、热、虚、实证型，其具体饮食宜忌分别如下：

寒证：治疗的原则为益气温中、散寒健脾，宜食温性、热性食物，忌用寒凉、生冷食物。

热证：治疗的原则为清热、生津、养阴，宜食寒凉平性食物，忌食温燥伤阴食物。

虚证：阳虚者宜温补，忌用寒凉；阴虚者宜滋补，清淡，忌用温热。一般虚证患者忌吃耗气损津、腻滞难化的食物。阳虚患者不宜过食生冷瓜果、冷性及性偏寒凉的食物。阴虚患者则不宜吃一切辛辣刺激性食物，如酒、葱、大蒜、辣椒、生姜之类。由于虚证患者多数有脾胃功能的减退，因此也不宜吃肥腻、油煎、质粗坚硬的难以消化吸收的食物，食物应以清淡而富于营养为宜。

实证：实证的饮食宜忌要根据辨证情况采取标本兼治或者急则治其标、缓则治其本的方法，抓住主要矛盾才能配合药治而获良效。常见实证的饮食禁忌如水肿忌盐、消渴忌糖是最具针对性的食治措施。

**（二）服药饮食禁忌**

清代章杏云所著的《调疾饮食辨》一书中云："病人饮食，藉以滋养胃

气，宣行药力，故饮食得宜足为药饵之助，失宜则反与药饵为仇。"这一认识颇为准确。患者服中药时有些食物对所服之药有不良的影响，应避免食用。服药期间对某些食物的禁忌，前人称为服药禁忌，也就是通常所说的忌口。《伤寒杂病论》中描述桂枝汤服药后的调护要忌食生冷、黏腻、肉、面、五辛、酒、酪、臭物等。但是，饮食禁忌也不能绝对化，要具体病情具体分析，如水肿要忌盐，但长期忌盐有时会引起低钠血症而导致纳减、疲倦，故水肿不重的患者不宜绝对忌盐。此外，还要重视个体差异，如有些皮肤病患者，因吃某种食物而导致病情发作或加重，即应禁忌。值得一提的是，饮食经调制或配制后可因性味变化而改变其原来的宜忌。

### （三）孕期和产后饮食禁忌

孕期和产后是女性的特殊生理阶段，其间合理的饮食调养有着重要意义。妊娠期母体脏腑经络之血注于冲任胞宫，以涵养胎元，多表现为阴虚阳亢状态，故应避免食用辛辣、腥膻之品，以免耗伤阴血而影响胎元，可进食甘平、甘凉补益之品。发生妊娠恶阻呕吐的孕妇应避免进食油腻之品，可食用健脾、和胃、理气之品。在妊娠后期，胎儿逐渐长大，母体气机升降受到影响，易产生气滞现象，故应少食胀气和涩肠类食物如荞麦、高粱、番薯、芋头等。中医学认为"产后必虚"，妇人产后多表现出气血亏虚征象。另一方面，产妇还需泌乳哺育婴儿，因此产后的饮食原则上应以平补阴阳气血，尤以滋阴养血为主，可选择食用甘平、甘凉类粮食、畜肉、禽肉和蛋乳类等，慎食或忌食辛燥伤阴、发物、寒性生冷食物。正如《饮膳正要》所说："母勿太寒乳之，母勿太热乳之，……乳母忌食寒凉发病之物。"《保婴家秘》云："乳子之母当节饮食，慎七情，调六气，养太和。盖母强则子强，母病则子病。故保婴者必先保母，一切酒、面、肥甘、热物、瓜果、生冷寒物皆当禁之。"总之，古人对孕乳期的饮食是极为重视并严格要求的。

### （四）食物与药物的配伍禁忌

中医饮食疗法的特点是常将食物与药物配合而组成食疗处方，张仲景的《金匮要略》中便有许多这样的记载。有关食物与药物的配合问题，不少学

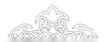

者颇有异议。食物与药物的相互作用与宜忌，现代医学也甚为重视。酒精与某些药物混合后就常常产生不良反应，常见的是双硫仑样反应，又称戒酒硫样反应，是指服用药物（主要是头孢菌素、硝基咪唑类及其他抗菌药、一些降糖药等）后饮用酒精类饮料，药物干扰了酒精的正常代谢过程，导致体内"乙醛蓄积"的中毒反应，常表现为面部潮红、胸闷、呼吸困难、心率增快、乏力、多汗、恶心、呕吐、视物模糊、嗜睡，严重时血压下降，出现过敏性休克，将危及生命。其他的如阿司匹林与酒精混合可能刺激胃壁导致胃出血，镇静剂巴比妥类与酒精混合能增强药效。鉴于酒和许多常用药一起服用会产生不良后果，故老百姓常说"酒后不吃药，吃药不喝酒"。除此之外，红霉素在酸性介质作用下易被水解破坏，故红霉素不能与含果酸较多的果汁同时服用。四环素族药物能与牛奶、豆浆中的钙、镁发生螯合作用，形成一些不溶解的混合物而影响四环素的吸收，所以应该避免用牛奶或豆浆送服四环素族药物。中医学亦十分讲究食物与药物的宜忌，某些食物与药物因性味相反而产生拮抗，合用时能降低疗效，如：人参甘温补气，不宜与辛凉耗气的萝卜同用；用辛热壮阳的鹿茸治疗时，不宜服食寒凉生冷的水果或蔬菜。而某些食物与药物有协同作用，合用时能提高疗效，如：《金匮要略》中的当归生姜羊肉汤，用辛热的当归、生姜配合甘温的羊肉，治疗产后宫寒血虚之妇女腹痛；《十药神书》中的人参大枣汤，用甘温补气的人参配合甘温补脾生血的大枣，治疗各种血证出血后的气血虚衰；民间常用的胡椒炖猪肚，用辛热祛寒的胡椒配合甘温补中的猪肚，治疗虚寒胃痛。上述配伍皆有较好的疗效。这些例子都来源于我国人民日常生活的长期实践，故认为食物一概不能与药物同用是片面的。

## 六、食物防治疾病的作用

食物防治疾病的作用大致分为以下几方面。

### （一）预防作用

广义来说，所有关于饮食的保健措施都是以预防疾病、延年益寿为目的。饮食对人体的滋养作用，本身就是一项重要的保健预防措施。合理安排饮

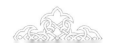

食可保证机体的营养，使五脏功能旺盛、气血充实，恰如《黄帝内经》所言："正气存内，邪不可干。"现代研究证明，人体如缺乏某些食物成分，就会导致疾病，如：缺少蛋白质和碳水化合物会引起肝功能障碍；缺乏某些维生素也会引起疾病，如夜盲症、脚气病、口腔炎、维生素C缺乏症（坏血病）、软骨症等；缺乏某些微量元素同样如此，如缺少钙质会引起佝偻病，缺乏磷质会引起神经衰弱，缺乏碘会引起甲状腺肿，缺乏铁质会引起贫血，缺少锌和铜则会引起身体发育不良等。通过食物的全面配合，或有针对性地增加上述食物成分就可预防和治疗这些疾病。如用动物肝脏预防夜盲症，用海带预防甲状腺肿，用谷皮、麦麸预防脚气病，用水果和蔬菜预防维生素C缺乏症等。另外，某些食物还对某些疾病有直接的预防作用，如：大蒜、葱白、生姜、豆豉、芫荽等可以预防感冒；甜菜汁或樱桃汁可以预防麻疹；鲜白萝卜、鲜橄榄煎服可以预防白喉；绿豆汤可以预防中暑；山楂、红茶、燕麦可以降低血脂，预防动脉硬化；芦笋、马齿苋、西兰花等有防癌抗癌作用。食物对疾病的预防作用，已越来越受到各国医学界的重视。

**（二）滋养作用**

《难经》中载："人赖饮食以生，五谷之味，熏肤，充身，泽毛。"饮食入胃，通过脾的运化，然后输布全身，成为水谷精微而滋养人体脏腑、经脉、气血，乃至四肢、骨骼、皮毛等。这种后天的水谷精微和先天的真气结合，形成人体的正气，从而维护正常的生命活动和抗御邪气。扁鹊谓："安身之本必资于饮食。不知食宜者，不足以存生。"补益类药物常常具有滋养作用，如山药、蜂蜜能补脾肺，枸杞子能补肾之阴阳，冬虫夏草能补肺肾，莲子、山药能聪耳，猪肝、羊肝能明目，白芝麻、核桃仁能润发，黑芝麻能益智。

**（三）延缓衰老作用**

中医理论认为，生、老、病、死是人类生命的自然规律。生命的最终衰亡是不可避免的。但是，如注重养生保健，及时消除病因，使机体功能协调，可使衰老延缓，益寿延年。

从中医养生所确立的治则治法来看，食物延缓衰老多以补益肺、脾、肾

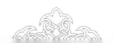

居多，常用的食物有扁豆、豌豆、薏苡仁、蚕豆、粳米、糯米、小米、稻米、大麦、黑大豆、荞麦、黄豆、小麦、核桃、大枣、栗子、龙眼、荔枝、莲子、山药、藕、芡实、桑椹、山楂、乌梅、花生、百合、白果、杏仁、黑芝麻、枸杞子、酸枣仁、白砂糖、蜂蜜、蘑菇、银耳、木耳、木瓜、南瓜、紫菜、海带、海藻、淡菜、海参、猪肤、牛乳、猪肝、牛肉、鹿肉、鹿鞭、鸡肉、鸭肉、牡蛎肉、冬虫夏草、龟胶等。

**（四）治疗作用**

食物与药物都有治疗疾病的作用，但食物人每天都要吃，较药物与人的关系更为密切，所以历代医家都认为"药疗"不如"食疗"。正如宋代《太平圣惠方》谓："夫食能排邪而安脏腑，清神爽志以资气血，若能用食平疴，适情遣疾者，可谓上工矣。"古人认为能用食物治病的医生为"上工"。食物的治疗作用也与药物一样，均以调整机体的阴阳平衡，达到"阴平阳秘"为主要目的，最终帮助人体祛除和抵御病邪的侵袭。在生活中，饮食得当可起到维持阴阳调和的作用。对于阴阳失调所导致的疾病，可利用食物的性味进行调节。根据阴阳失调的不同情况，可有扶阳、育阴、阴阳双补等多种方法。如阳虚的人可用温补，选牛肉、狗肉、羊肉、干姜等甘温、辛热类食品补助阳气，而阴虚的人当用清补，选百合、淡菜、甲鱼、海参、银耳等甘凉、咸寒类食品滋阴生津。

李时珍曾说："饮食者，人之命脉也。"俗语云："药补不如食补，药疗不如食疗。"中医食疗学从上古时代便与医药同时萌芽和发生，经唐代以前的发展而逐渐充实，至唐代集大成而初成体系，后在宋、金、元、明、清各代得到完善发展，最终形成了如今较为完整的中医食疗理论学说。几千年来，它对中国人民的保健养生、防治疾病和延年益寿，以及对中华民族的繁衍昌盛都起到了举足轻重的作用。今后，随着人类对健康的不断重视，对自然医学、预防医学、康复医学及老年医学的迫切关注，它也势必得到更大的发展。

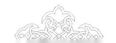

第三章

# 中医肿瘤学概说

中医学虽没有"癌症""恶性肿瘤"之病名，但对癌瘤的认识源远流长。早在殷墟甲骨文字就记载有"瘤"的病名。《周礼》记"疡医"专门医治"肿疡"（肿瘤病），战国时成书的《山海经》载有抗瘿瘤（颈部肿物）药物。公元7世纪的《晋书》有"初帝目有大瘤疾，使医割之"的手术记录。我国现存的第一部医书《黄帝内经》，对肿瘤的病因、病理、病名及症状均有较为详尽的记载，提出肿瘤的发生与阴阳失调、饮食因素、正虚不足，以及情志、饮食等诸因素密切相关。如《灵枢·百病始生》中有："积之始生，得寒乃生，厥乃成积也。……卒然多食饮，则脉满，起居不节，用力过度，则络脉伤，阳络伤则血外溢，血外溢则衄血；阴络伤则血内溢，血内溢则后血，肠胃之络伤，则血溢于肠外，肠外有寒，汁沫与血相抟，则并合凝聚不得散而积成矣。卒然外中于寒，若内伤于忧怒，则气上逆，气上逆则六输不通，湿气不行，凝血蕴裹而不散，津液涩渗，著而不去，而积皆成矣。……忧思伤心；重寒伤肺；忿怒伤肝；醉以入房，汗出当风伤脾；用力过度，若入房汗出浴水，则伤肾。"书中根据肿瘤所在的部位与症状的不同而有"筋瘤""膈""肠蕈""石瘕""昔瘤""骨疽""肉疽"等病名。宋代《卫济宝书》第一次使用"嵒"字，谓："嵒疾初发，却无头绪，只是肉热痛……"《仁斋直指方》谓："嵒……以地胆（斑蝥）为主，而后可以宣其毒矣。"古代"嵒""岩"字与近代"癌"字同音同义。到了金元时期，对于恶性肿瘤有了进一步的认识，如窦汉卿在《疮疡经验全书》中描述乳岩"捻之内如山岩，故名之，早治得生，迟则内溃肉烂见五脏而死"。朱丹溪对乳腺癌的病因、病机均有详尽的

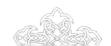

记载，如在《格致余论·乳硬论》中提出其病因及预后："若夫不得于夫，不得于舅姑，忧怒郁闷，昕夕积累，脾气消阻，肝气横逆，遂成隐核，如大棋子，不痛不痒，数十年后方为疮陷，名曰奶岩。以其疮形嵌凹似岩穴也，不可治矣。"陈实功的《外科正宗》对肿瘤的症状及预后也作了详尽的描述："茧唇初结似豆，渐大若蚕茧突肿坚硬，甚则作痛，饮食妨碍，或破血流，久则变为消渴，消肿难，不治之症。"从历代中医文献的记载可知，古代医家对于乳腺癌（乳岩）、食管癌（噎膈）、胃癌（胃反、反胃）、喉癌（喉菌）、甲状腺癌（瘿瘤）、腹腔肿瘤（癥瘕积聚）等恶性肿瘤，从病名、病因、病机、症状到治则、治法、方药等，均有丰富的记载。

## 一、中医肿瘤学对"病"或"证"的认识

古代中医没有论述肿瘤的专门著作，对于恶性肿瘤的认识和治疗流散在浩如烟海的医学文献中，现将中医文献对恶性肿瘤有关"病"或"证"的类似描述归纳部分如下。

### （一）噎膈及反胃

隋代巢元方的《诸病源候论·卷二十》认为："饮食入，则噎塞不通，故谓之食膈，胸内痛不得喘息，食不下，是故噎也。"明代赵养葵的《医贯》谓："噎膈者饥欲得食，但噎塞迎逆于咽喉胸膈之间，在胃之上，未曾入胃，即带痰涎而出。"汉代张机的《金匮要略》论"胃反"说："朝食暮吐，暮食朝吐，宿谷不化，名曰胃反。"清代何梦瑶的《医碥·卷三》谓："吐而不已至每食必吐名反胃，胃脘枯槁，梗涩难入，饮食噎塞迎逆于咽喉之间名噎，噎塞迎逆于胸脯之间名膈。"《医宗金鉴》论"噎膈""反胃"颇详，谓："贲门干枯，则纳入水谷之道路狭隘，故食不能下，为噎塞也；幽门干枯，则放出腐化之道路狭隘，故食入反出，为翻胃也。"

关于噎膈及反胃证候的表现在食管癌、贲门癌及胃癌中常可见到。食管癌及贲门癌在进食时有胸骨后或心窝部不适、疼痛，持续性的吞咽异物感，进食时有食物在某一部位停滞感，继则呈进行性的吞咽困难，初时干食通过困

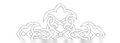

难，渐至半流质、流质以至水液通过亦困难。由于食物、唾液、黏液不能通过，积聚于癌肿梗阻之上方，故到一定量时则发生呕吐，亦即"朝食暮吐，暮食朝吐"，至"每食必吐"。可见，此类症状与中医学中之噎膈、反胃（或胃反）之描述颇为相似。

胃癌早期症状常不明显，但随病情之发展可逐渐出现：上腹饱胀、不适，且进食时加剧；疼痛多呈持续性隐痛，无溃疡病发作之节律性；食欲减退并厌肉食，吞咽困难，呕吐食物及痰涎甚或呕血及便血。可见胃癌症状与中医学中之反胃（胃反、翻胃）、噎膈亦多有类似之处。

据此，我们认为中医学所描述的噎膈及反胃的证候中确有部分类似现代的食管癌、贲门癌及胃癌，也有部分类似食管良性狭窄、慢性食管炎、食管憩室、贲门痉挛、胃息肉、慢性胃炎等疾患的症状。所以对有上述症状而伴有进行性消瘦，经内科治疗效果不佳者，更应考虑食管癌、贲门癌及胃癌之可能。

**（二）妒乳、乳岩**

均为乳房疾病。唐代孙思邈的《千金要方》中云："妇人女子乳头生小浅热疮，搔之黄汁出，浸淫为长，百疗不差者，动经年月，名为妒乳。"妒乳之症状部分可在乳头湿疹样癌（佩吉特病）中见到，此病初发多为乳头和乳晕部过敏、瘙痒或烧灼感，有的表面为鲜红颗状肉芽肿，也常见小而分散点状新生病灶，又偶可见皮肤病变区域有分散大小不等的隆起斑点，鲜红色，这些症状及体征在一定程度上类似"乳头生小浅热疮"，病变处有分泌物，有时表面为干性灰黄色或淡绿色痂皮，揭开痂皮则为肉芽面及渗出物，故"搔之黄汁出"，病变可持续数年，癌灶渐向周围扩张，"浸淫为长"或向远处转移。

据上述症状可知，妒乳中有部分类似乳头湿疹样癌，当然也可能为乳晕湿疹及其他疾病。

对于乳岩，《诸病源候论》中谓"其肿结确实，至牢有根，核皮相亲，微痛……鞕如石"，其则"肿而皮强，上如牛领之皮"。《格致余论》中谓："……遂成隐核，如大棋子，不痛不痒，数十年后，方为疮陷，名曰乳岩，以其疮形嵌凹，似岩穴也。"宋代窦汉卿在《疮疡经验全书》中指出："若未

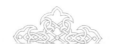

破可疗，已破难治，捻之内如山岩，故名之；早治得生，迟则内溃肉烂见五脏而死。"明代虞抟的《医学正传》中曰："奶岩始有核，肿结如鳖棋子大，不痛不痒，五七年方成疮。初便宜服疏气行血之药……如成疮之后，则如岩穴之凹，或如人口有唇，赤汁脓水浸淫，胸胁气攻疼痛，……此疾多生于忧郁积忿中年妇人。未破者尚可治，成疮者终不可治。"明代陈实功在《外科正宗》中指出："聚结成核，初如豆大，渐若棋子，半年一年，二载三载，不痛不痒，渐渐而大，始生疼痛，痛则无解，日后肿如堆栗，或如覆碗，紫色气秽，渐渐溃烂，深者如岩穴，凸者若泛莲，疼痛连心，出血则臭，其时五脏俱衰，四大不救，名曰乳岩。"以上关于乳岩的描述与乳腺癌的症状十分相似。因乳腺癌患者绝大多数均以乳房肿块为首发症状，肿块过小时不易发觉，至"豆大""棋子"大时才可触及，三分之二患者不痛不痒，三分之一的患者有局部不同程度的疼痛，少数可有较显著之疼痛。肿块多为硬韧，少数呈石样硬，故"捻之内如山岩"，亦有少数呈橡胶样硬；肿块之形状不一，呈"豆"形、"棋子"形、"堆栗"形或不规则形，边界不甚清楚；浅在之癌瘤，早期即可与表皮粘连，癌瘤较深时发展到一定程度，亦可与皮肤粘连，"核皮相亲"，均可使皮肤凹陷而出现所谓"酒窝"征，此正是古人所谓"如岩穴之凹"的"岩穴"征，癌块凸出处则"若泛莲"；若肿瘤挤压皮下淋巴管，引起淋巴回流障碍，则真皮水肿、变粗、增厚、毛孔增大，即所谓"橘皮"征，故呈"肿而皮强，上如牛领之皮"；尚有少数乳头溢液呈血性、浆血性，似中医学中所说之"乳血"；癌肿溃破后亦如"岩穴"之凹陷。故乳岩之中确有一部分相当于今之乳腺癌，还可能包括某些乳腺纤维腺瘤、乳腺囊性增生病、乳腺管内或囊内乳头状瘤、乳腺肉瘤、乳腺结核等。

**（三）积聚、癥瘕、臌胀、暴癥**

泛指腹部尤其是腹腔脏器的肿块或其他疾患。宋代《和剂局方》中谓："心腹积聚……大如水碗，黄疸，……反满上气，时时腹胀，心下坚结。"《诸病源候论·癥瘕病诸候》中谓："癥者，由寒温失节，致腑脏之气虚弱，而食饮不消，聚结在内，染渐生长。块段盘牢不移动者，是癥也，言其形状

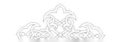

可征验也。若积引岁月，人即柴瘦，腹转大，遂致死。"《素问·腹中论》中云："有病心腹满，旦食不能暮食，此为何病？对曰：名曰鼓胀。"《灵枢·水胀》中云："鼓胀何如？岐伯曰：腹胀身皆大，大与肤胀等也，色苍黄，腹筋起，此其候也。"清代喻昌的《医门法律》认为"凡有癥瘕、积块、痞块，即是胀病之根，日积月累：腹大如箕瓮，是名单腹胀"。唐代王焘在《外台秘要》中谓"暴癥……腹中有物坚如石，痛如刺，昼夜啼呼，不疗之百日死。""病原暴癥者，由脏气虚弱，食生冷之物，脏既本弱，不能消之，结聚成块，卒然而起，其生无渐，名之暴癥也。本由脏弱其癥暴生，至于成病毙人则速。"以上文献中的论述，其主要特征是腹部有肿块，同时伴有胸腹满闷、纳差、疼痛、腹胀大、腹壁静脉怒张、黄疸、消瘦等症状及体征，常见于原发性肝癌及一些腹腔肿瘤。

肝癌患者早期可无明显症状，至出现明显症状时已有30%～40%的患者进入晚期。患者通常有右胁疼痛，呈胀痛或钝痛，或"痛如刺"，在肝包膜下出血、肝癌破裂及门静脉癌栓时疼痛剧烈，不仅"痛如刺"，而且"昼夜啼呼"；"心腹满"及"旦食不能暮食"之腹胀、食欲减退症状相当常见，亦有恶心、呕吐、腹泻等消化道症状；由于癌瘤进行性肿大，故可触及肿块，即称为"积聚""癥瘕"，癌结节质硬"物坚如石"；晚期可出现因肝脏广泛破坏所引起的肝细胞性黄疸，或阻塞性黄疸，面部皮肤"色苍黄"；癌性腹水致"腹大如箕瓮"；腹壁静脉怒张则"腹筋起"；病久呈恶病质称"人即柴瘦"。肝癌死亡率高，病变迅猛，晚期肝癌半数生存期在2～3个月，故"成病毙人则速"（现由于用甲胎蛋白检验进行普查，可发现一些无任何症状或仅有轻度消化道症状的肝癌患者，即时对其进行内科治疗或外科治疗可使疗效有明显提高）。可见中医学中关于积聚、癥瘕、鼓胀、暴癥中的记载，从病因、症状、病程、预后等方面看，皆酷似原发性肝癌。而积聚、癥瘕中，还有一部分类似胰腺癌、胃癌、卵巢癌等，且有不少为肝硬化患者。

**（四）失荣、石疽、控脑痧**

《外科正宗》中云："失荣者……其患多生肩之以上，初起微肿，皮色

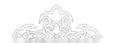

不变，日久渐大，坚硬如石，推之不移，按之不动；半载一年，方生阴痛，气血渐衰，形容瘦削，破烂紫斑，渗流血水；或肿泛如莲，秽气蒸蒸，昼夜不歇，平生疙瘩，愈久愈大，越溃越坚，犯此俱为不治。"清代高秉钧在《疡科心得集·卷中》中谓："失营者……营亏络枯，经道阻滞，如树木之失于荣华，枝枯皮焦，故名也。生于耳前后及项间，初起形如栗子，顶突根收，如虚疾疬瘤之状，按之石硬无情，推之不肯移动，如钉着肌肉者是也；不寒热，不觉痛，渐渐加大，后遂隐隐疼痛，痛着肌骨，渐渐溃破，但流血水无脓，渐渐口大内腐，形如湖石，凹进凸出，斯时痛甚彻心。"《医宗金鉴》中谓"上石疽"为"生于颈项两旁，形如桃李，皮色如常，坚硬如石，初小渐大，难消难溃，既溃难敛，疲顽之症也"。又谓"鼻窍中时流黄色浊涕，……若久而不愈，鼻淋沥腥秽血水，头眩虚晕而痛者，必系虫蚀脑也。即名控脑痧"。以上的描述与鼻咽癌有类似之处。

在鼻咽癌中，常见鼻塞、嗅觉减退，"流黄色浊涕"及"血水"，当肿瘤坏死时往往有特殊的臭味，故可出现"淋沥腥秽血水"；当肿瘤侵犯颅底骨质或压迫颅神经时则出现头痛或"头眩虚晕而痛"，此因"蚀脑"而致，此外，尚可出现耳鸣耳聋等症状。鼻咽中癌肿病灶虽是诊断中十分重要的依据，但在中医学中因限于历史条件而难以诊查到，故缺此方面的记载。颈部肿块在鼻咽癌早期就可出现，许多患者以此为第一症状而就诊，这是癌瘤颈淋巴结转移之表现，好发部位在乳突下胸锁乳突肌的深部，故外表"皮色如常"，且"不觉痛，渐渐肿大""形如桃李""坚硬如石"，开始尚可活动，继则由于癌肿浸润淋巴结及周围组织后发生粘连，则"推之不移，按之不动"，转移灶"难消难溃，既溃难敛"，溃后"但流血水"，尚可见到颅神经受损的多种症状及体征。由此可见，在失荣、石疽及控脑痧中有一部分是很类似鼻咽癌的。由于失荣、石疽主要是颈项部、颌下及耳后肿块，而淋巴肉瘤、口腔癌、扁桃腺癌、腮腺癌等亦可在这些部位出现肿块，故也有相似之处；此外，还可能包括某些非肿瘤疾患，如颈部淋巴结核、淋巴结炎等。控脑痧可能还包括了部分鼻窦炎或慢性鼻炎合并感染。

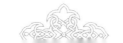

### （五）翻花疮（反花疮）

《诸病源候论·三十五卷》中记载了此病，谓"肉反散如花状，因名反花疮"。明《薛氏医案》中说得更具体，谓"反花，疮有努（胬）肉凸出者是"，其病因及证候是"由风毒相搏所为"。初生如饭粒，其头破则血出，便生恶肉，渐大有根，脓汁出，肉反散如花状，"……凡诸恶疮，久不瘥者，亦恶肉反出，如反花形"（《诸病源候论·三十五卷》）。或由"疮疡溃后，肝火血燥生风所致。或疮口努（胬）肉突出如菌，大小不同；或出如蛇头，长短不一"（《薛氏医案》）。"小者如豆，大者如菌，无苦无痛，揩之每流鲜血，久亦虚人"（《外科正宗》）。

以上关于翻花疮的一些描述在皮肤癌中常可见到。皮肤癌主要发生在身体暴露的部位，如面、头、项及手背等处。可在皮肤溃疡尤其是经久不愈的溃疡及瘘管的基础上发生，即"疮疡溃后"经久不愈时可发生，又常在瘢痕、疣、黑痣、角化病、着色性干皮病、X线及镭射线性皮炎的基础上发生。皮肤癌可分为多种，主要有基底细胞癌及鳞状细胞癌两种。基底细胞癌最初在表皮出现一个淡灰白色或淡黄色珍珠样透明的小结，形"如饭粒"，逐渐隆起似"疮"，并向周围浸润；发展较大时则中心出现一个表浅溃疡、经久不愈，是为"恶疮"，逐渐漫延扩大，成为底部及边缘呈珠状不整齐并隆起的溃疡，状如"翻花"。有的病变有鳞状脱屑，有的含有黑色素。鳞状细胞癌早期与基底细胞癌相似，多为外生性"如饭粒"小结节，表面角化层脱落后则露出渗液或渗血的糜烂面。鳞状细胞癌发展较快，可在较短时间内形成一个边缘隆起，有坏死及小片肉芽组织交替形成的底部不平整的溃疡，外表呈乳头状或菜花样，亦即"恶疮，久不瘥者，亦恶肉反出，如反花形"，或"疮口努（胬）肉突出如菌""如蛇头""小者如豆，大者如菌，无苦无痛"，又常易合并感染而"脓汁出"。故此，翻花疮中有部分相当于皮肤癌，也有部分类似慢性溃疡而有过度肉芽组织增生，以及皮肤肉芽肿、蕈样肉芽肿（皮肤网状组织系统肿瘤）等疾病。

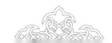

### （六）瘿瘤

瘿瘤一般指颈前中下部的肿块。若分之，则瘿指颈前中下部之肿块，瘤指机体皮肉中之肿块。《诸病源候论·三十一卷》谓"瘿者，由忧恚气结所生"，或"饮沙水""搏颈下而成之。初作与瘿核相似，而当颈下也，皮宽不急……""饮沙水成瘿者，有核瘰瘰，无根，浮动在皮中""瘤者，皮肉中肿起，初梅李大，不痛不痒，又不结强，言留结不散，谓之为瘤"。后又将瘿分为多种，其中石瘿为颈部肿块，凹凸不平，坚硬不一，肉瘿为颈部单个或多个肿块，状如覆碗，皮色不变，硬如馒，软如绵，始终不溃。石瘿、肉瘿均可伴有全身症状如烦躁易怒、多汗、心悸、胸闷气急等。近代中医所指的瘿（或瘿瘤）是专指甲状腺部位（亦即"颈下"）肿块而言，如甲状腺腺瘤、甲状腺癌等。此类肿瘤的发生与结节性甲状腺肿有密切关系，在缺碘地区"饮沙水"者甲状腺肿发生较多，故甲状腺腺瘤及甲状腺癌的发病率亦高。甲状腺腺瘤的肿块大小不一，可以是单发结节，形"与瘿核相似"，也可以是多发结节，如"有核瘰瘰"，单发或多发者一般不与皮肤及周围组织粘连，故"皮宽不急""无根，浮动在皮中"。甲状腺癌早期与甲状腺腺瘤很相似，癌肿进一步发展，结节增大迅速、质硬、表面凹凸不平，亦呈"有核瘰瘰"之状，随吞咽上下移动的活动度减少。癌瘤继续发展则可与周围组织发生粘连而固定。甲状腺癌出现颈淋巴结转移较早、范围较广泛。甲状腺腺瘤与甲状腺癌均可产生局部压迫症状，如呼吸困难、吞咽不适、声嘶等，也可出现一些甲状腺功能亢进的症状如易怒、心悸、多汗、胸闷等。故此瘿瘤中有一部分类似甲状腺腺瘤，亦包括甲状腺功能亢进及单纯性甲状腺肿、甲状腺炎等。

### （七）茧唇和舌菌

《医宗金鉴·外科心法要诀》中说茧唇"初起如豆粒，渐长若蚕茧，坚硬疼痛，妨碍饮食，……若溃后如翻花，时津血水者属逆"。对于"舌菌"的描述，认为其"初如豆，次如菌，头大蒂细，……若失于调治，以致掀肿，突如泛莲，或有状如鸡冠，舌本短缩，不能伸舒，妨碍饮食言语。时津臭涎，……忽然崩裂，血出不止，久延及项颈，肿如结核"。

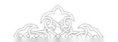

此类证候皆与唇癌及舌癌的症状颇为相似，与唇血管瘤、舌淋巴管瘤、舌血管瘤、舌肉芽肿、舌单纯性溃疡、唇角化症并发溃疡等亦有部分类似之处。

此外，《金匮要略·妇人杂病脉证并治》中的"带下""阴中蚀疮"，《灵枢·水胀》中的"石瘕"，《千金要方》中的"崩漏"等疾病，可能有部分病例为子宫颈癌、绒毛膜上皮癌、恶性葡萄胎或妇科肿瘤腹腔转移之患者。《济阴纲目》中的"交肠"则可能指产道创伤或妇科癌的浸润破坏而形成之阴道直肠瘘或膀胱阴道瘘。《难经》中的"息贲"、《济生方》中的"肺积"，其中部分类似于肺癌。《脉经》中的"肠澼"主要指肠结核、结肠炎、痢疾，《外科大成》中的"锁肛痔"主要指痔疮，但它们中亦有部分可能是大肠癌及肛管癌。其他如肾岩（部分类似阴茎癌）、血瘤（类似血管瘤及血管肉瘤）、骨瘤（部分类似骨肿瘤）、黑疗（部分类似黑色素瘤）等，皆有详细的论述。前人的宝贵经验，值得认真发掘，加以提高。

## 二、中医对肿瘤病因病机的认识

中医学认为肿瘤的病因是多种多样的，概括起来主要为外因和内因两方面。外因为六淫、伤食等邪毒郁积；内因为脏腑经络失调，阴阳气血亏损，使正气先虚。在外因作用下，机体形成痰滞、气郁、血瘀、蓄毒等病理状态，而正气虚可促使邪毒久聚成块从而产生肿瘤，兹分述如下。

### （一）邪毒结聚

风、寒、暑、湿、燥、火称六淫之邪，为四时不正之气。六淫外侵，循经入脏，渐成气滞血瘀，或蕴湿化热成痰，或化热积毒，皆与肿瘤的发生发展有明显关系。故《灵枢·九针论》曰："四时八风之客于经络之中，为瘤病者也。"《灵枢·刺节真邪》谓："虚邪之入于身也深，寒与热相搏，久留而内著，……邪气居其间而不反，发为筋瘤……肠瘤……"《灵枢·百病始生》谓："积之始生，得寒乃生，厥乃成积也。"《诸病源候论》认为乳岩的病因为："有下于乳者，其经虚，为风寒气客之，则血涩结成痈肿，而寒多热少

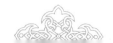

者：则无大热，但结核如石。"李梃在《医学入门》中指出肉瘤是由于"郁结伤脾，肌肉消薄，与外邪相搏而成"。《医宗金鉴》则谓茧唇由"积火结聚而成"。邪毒结聚泛指来自外界环境的各种致癌因素，如物理、化学性因素引起的慢性刺激，生物性因素如病毒等。2017年，世界卫生组织（WHO）国际癌症研究机构公布了最新的致癌物清单，它包括了116种1类致癌物（如黄曲霉毒素、亚硝胺、二噁英、尼古丁、苯并芘、亚硝酸钠）、357种2类致癌物（71种2A类致癌物、286种2B类致癌物）、499种3类致癌物、1种4类致癌物。除了以上化学、生物类致癌物外，一些物理性因素如电离辐射、长期机械和热的刺激等也与肿瘤的发生有密切关系，接受大量X线照射与长时间紫外线照射可产生皮肤癌，已知皮肤癌多发生于头、面、颈及四肢暴露部位；有调查表明热带地区的巴布亚新几内亚、澳大利亚的白色人种皮肤癌的发病率及死亡率较高，而随着纬度的增高，发病率相应降低，我国农业人口皮肤癌较高发，皆与日光照射及紫外线摄入量有关。另外，长期的热刺激（慢性灼伤）及机械刺激等可引致癌变，如烟斗嘴对口唇的刺激（摩擦和热灼）可诱发唇癌。我国西北地区居民有睡高热炕的习惯，故较常见大腿部的所谓"炕癌"，说明暑邪及火邪在特定条件下可以诱发肿瘤。

**（二）饮食所伤**

饮食不节，恣食生冷或燥热炙煿，或不洁霉腐之品，渐成积滞内停，蕴久化毒，可以诱发肿瘤。故《素问·痹论》谓："饮食自倍，肠胃乃伤。"元代罗天益在《卫生宝鉴》中曰："凡入脾胃虚弱或饮食过度，或生冷过度，不能克化，致成积聚结块。"明代张介宾在《景岳全书》中谓："饮食无节以渐留滞者，多成痞积。"《医门法律》认为："滚酒从喉而入，日将上脘炮灼，渐有热腐之象，而生气不存，窄隘有加，只能纳水，不能纳谷者有之，此所以多成膈症也。"清代张璐的《张氏医通》中载："好热饮人，多患膈症。"清代何梦瑶的《医碥》中载："酒客多噎膈，饮热酒者尤多，以热伤津液，咽管干涩，饮不得入也。"明代叶文龄的《医学统旨》指出："酒面炙煿，粘滑难化之物，滞于中宫，损伤肠胃，渐成痞满吞酸，甚则为噎膈、反胃。"

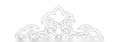

《外科正宗》则谓："茧唇……因食煎炒，过餐炙博，又兼思虑暴急，痰随火行，留注于唇。"

我国通过大量调查研究，对肝癌、食管癌的霉菌病因有了一些新的发现：用肿瘤高发区的霉菌提取物、亚硝胺、发酵霉变食物、饮用水等均能诱发出动物肿瘤。1960年英国发生10万只火鸡死亡事件，经查与喂食霉变花生有关，很快研究人员分离出一种耐热的黄曲霉毒素，其中黄曲霉毒素B1被认为是最强的动物致肝癌剂之一，用其诱发小鼠肿瘤的最小剂量仅为10微克。世界上一些地区的肝癌死亡率与摄入黄曲霉毒素量呈等级相关关系，我国肝癌高发区的粮食、饮用水、食品中黄曲霉毒素B1含量明显高于其他地区，这都说明饮食不洁，积滞内停，可以"致成积聚结块"。食管癌的研究发现，患者中好热饮、硬食者占50%～70%。酒类和热食对食管和胃的黏膜有一定的灼蚀作用，惯用烧酒及灼热食物，可使黏膜组织出现增生性病变，进一步发生癌变，确有"酒客多噎膈""好热饮人，多患膈症"的情况。

**（三）情志郁结**

喜、怒、忧、思、悲、恐、惊谓之七情。七情所伤，气化受阻，气机不畅，可致气滞血瘀，影响脏腑的正常生理功能，使人体的抗病能力——正气虚弱，这是形成肿瘤的重要因素，故《素问·举痛论》说："余知百病生于气也。怒则气上，喜则气缓，悲则气消，恐则气下……惊则气乱……思则气结。"《丹溪心法·卷五》谓："若不得于夫，不得于舅姑，忧怒郁闷，昕夕积累，脾气消阻，肝气横逆，遂成隐核。"《景岳全书》认为："噎膈一证，必以忧怒思虑，积劳积愁，或酒色过度，损伤而成。"明代王肯堂在《医学津梁》中指出："由忧郁不开，思虑太过，忿怒不伸，惊恐变故，以致内气并结于上焦而噎膈之症成矣。"《医学正传》谓："乳岩……此症多生于忧郁积忿中年妇女。"《医学入门》谓："郁结伤脾，肌肉消薄，与外邪相搏而成肉瘤。"《外科正宗》认为："忧郁伤肝，思虑伤脾，积想伤心，所愿不得志者，致经络痞涩，聚结成核。"《医宗金鉴》指出，失荣由"忧思恚怒，气郁血逆，与火凝结而成"。七情所伤是指精神和情绪方面的刺激，这种长期或过

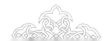

度的刺激可以影响中枢神经系统，导致大脑皮层的兴奋和抑制失调，使人体机能活动失去平衡，从而可能在某一局部器官发生异常的组织增生（肿瘤）。用条件反射的方法使小鼠中枢神经过度紧张紊乱，能刺激由甲基胆蒽诱发的肉瘤和皮下移植肉瘤的生长。不少文献提到性格、情绪和精神紧张等与肿瘤的关系：同种癌症，对于忧心忡忡、多愁善感者，尽管发现较早，但大都病情险恶，预后较差，相反，对于那些性格开朗、意志顽强的人，通过恰当的治疗常常可以获得意料不到的效果。因此，临床医师应告诫患者，癌的生成可能是既存的精神创伤在器质上的表现。患者必须抱有治愈的信念，自己努力解除精神负担和顾虑。有关患者的个性与患癌的关系古今中外皆为人所重视，国外有报道指出多愁善感的妇女比乐观者易患乳腺癌，该项研究分析的397例乳腺癌患者中多数具有未得解脱的忧愁。故《外科正宗》谓："乳岩由于忧思郁结，所愿不遂，肝脾逆气，以致经络闭塞，结积成核。"国外有关学者曾调查过1400对夫妻皆患癌者，发现一方因患癌或丧生引起的悲伤可导致另一方罹癌，即所谓"若内伤于忧愁，则气上逆，气上逆则六输不通，温气不行，凝血蕴里而不散，津液涩渗，著而不去，而积皆成矣"。

**（四）脏腑失调**

脏腑功能协调是维持人体正常生命活动的中心环节，正所谓"阴平阳秘，精神乃治"。如脏腑功能失调，或本脏受病，或受他脏所累，皆能形成正气虚亏。《素问》谓"邪之所凑，其气必虚"，即肿瘤的形成多与脏腑虚损、功能失调有关。如舌癌每见心脾郁热，肝癌常呈肝肾阴虚。《景岳全书》指出："脾肾不足及虚弱失调的人，多有积聚之病。""凡治噎膈大法，当以脾肾为主，治脾者宜从温养，治肾者宜从滋润。"《疮疡经验全书》认为："乳岩乃阴极阳衰，血无阳安能散，致渗于心经，即生此疾。"

脏腑功能失调可表现为机体神经-体液系统的调节障碍，出现内分泌功能的紊乱，而人体内分泌的平衡是保持健康的必不可少的条件。有人认为乳腺癌的产生系由人体内部复杂的激素平衡发生障碍所致，如在妊娠哺乳期由于内分泌的平衡发生改变，可使乳腺癌迅速恶化；在绝经期前后，卵巢的调节作用减

弱，垂体前叶激素分泌增加，可使肾上腺皮质产生新的女性激素，此时乳腺癌的发病率最高，故《医学正传》指出乳腺癌多生于"中年妇女"。内分泌功能失调与激素紊乱可能产生肿瘤，有人从分子水平进行研究，认为细胞分裂系由于基因按顺序活化而发生，基因特异地决定一连串的分子过程，包括DNA复制、染色体形成并平均分配至两个细胞。肿瘤是异常细胞无限制分裂繁殖的结果，这种无限制的分裂可能是由于基因被高度激活所致。激素是基因最可能的激活剂或抑制剂，如性激素、促性腺激素和生长激素能加强基因激活，糖类皮质激素则抑制基因激活。有资料论及激素确实参与了生物细胞的基因活性调节，并阐明了激素参与密码转录、翻译及对细胞膜产生作用的分子机制。

脏腑的阴阳失调据研究与细胞内的主要调节物质环磷酸腺苷和环磷酸鸟苷的含量改变及比例失调有密切关系。阴虚时血浆中环磷酸腺苷明显增加，环磷酸鸟苷不增加或增加不明显；阳虚时血浆中环磷酸腺苷与环磷酸鸟苷的比值明显下降。细胞内环磷酸腺苷和环磷酸鸟苷含量的多少能影响细胞的分裂增殖，当环磷酸腺苷含量增加时，细胞的分裂增殖受抑制；反之，环磷酸腺苷含量减少、环磷酸鸟苷含量增加时，细胞的分裂增殖加速。肿瘤细胞的分裂增殖亦多如此，所以脏腑阴阳的偏盛偏衰，可表现为环磷酸腺苷与环磷酸鸟苷含量的改变及其比例的失调，此时，可能有利于肿瘤的发生及发展，当阳虚环磷酸鸟苷增加、环磷酸腺苷下降，环磷酸腺苷/环磷酸鸟苷比值下降时这种可能性会更大些。同时，有研究表明，环磷酸腺苷在血浆中及肿瘤细胞中的含量不呈平行关系，这对肿瘤的影响有待深入研究。

肿瘤的病因可能是多方面的，在肿瘤病因学的探索中必须认识到，任何单纯的外因（外邪）一般都较难引发肿瘤，外因必须在机体内环境失常（正虚）或脏腑功能失调的情况下才能导致发病。

综上所述，七情郁结、脏腑失调为内因，饮食所伤、邪毒结聚属外因。肿瘤的发病在于正气先虚，外邪杂至而成积。故《诸病源候论》说："积聚者，由阴阳不和，腑脏虚弱。立于风邪，搏于腑脏之气所为也。"《圣济总录·瘿瘤门》谓："瘤之为义，留滞而不去也。气血流行不失其常，则形体和

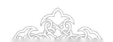

平，无或余赘，及郁结壅塞，则乘虚投隙，瘤所以生。"两者强调机体"腑脏虚弱"，则外邪"乘虚投隙"，最后才逐渐形成肿瘤。

### 三、恶性肿瘤的辨证方法

所谓辨证就是通过望、闻、问、切四诊的方法来了解疾病的起因及临床表现——症状、体征等，然后依据中医理论进行分析归纳，确定疾病的病因、病机、所在部位及其属性的过程。辨证可分为八纲辨证、脏腑辨证等多种，在中医书籍中已有详述。此处根据中医基本理论结合肿瘤的具体情况，对疾病的阴阳、标本、舌脉、邪正盛衰等四方面的辨证作一分析。

#### （一）辨明阴阳

恶性肿瘤多数初病属阳，久病属阴。阳证邪浅病轻正气尚旺，病较易治；阴证邪深病重正气已虚，病多难疗。阳证和阴证在四诊上的鉴别参阅表5。

表5　阳证和阴证的鉴别

| 四诊 | 阳证 | 阴证 |
|---|---|---|
| 望 | 形体未损，面色略红，身热或身无热而喜凉，躁烦焦虑，口唇干焦，舌苔白干或黄厚，舌质红 | 形体瘦削，颜面乏神，暗晦无华，倦怠无力，郁闷懒动，口唇暗淡，舌苔白腻，舌质暗晦胖嫩 |
| 闻 | 语音粗壮，躁动多言，呼吸气粗或闻痰鸣 | 语声低微，不愿多言，呼吸微弱，喘促 |
| 问 | 饮食无减或虽能食而纳食乏味，口干喜饮，大便干结或滞下臭秽，小便短赤 | 胃纳大减，食如嚼蜡，不烦渴或口干不喜饮，大便少，便下溏薄，小便清长 |
| 切 | 肿物较小而孤立，身热足暖，脉弦数或滑数有力 | 肿物较大而难推移，身凉，手足不温，脉沉、虚、细、无力 |

实证、热证为阳，虚证、寒证为阴。在肿瘤晚期，当疾病到了严重关头，阴证和阳证常常表现出错综复杂的变化，如阴、阳交叉出现，阴证和阳证又往往可以互相转化，最后导致真阴与真阳（肾阴与肾阳）的不足，在这种情

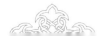

况下，特别要认真诊察，详细辨证。某些患者的体表肿瘤如破溃久不收口，常为阴毒恶疮。临床上，阴虚可见内热，阳虚可见外寒；阳证病久或病情发展，易呈阳中阴证；阴证夹杂感染或阴虚内热较甚，则为阴中阳证。

### （二）辨清标本

标本是中医辨证和治则中一个相对的概念。就人体与肿瘤来讲，人体是本，肿瘤是标；就肿瘤本身讲，引起肿瘤的病因是本，肿瘤表现的症状是标；就肿瘤的新与旧、原发与继发来讲，旧病与原发病是本，新病与继发病是标。《素问》谓"治病必求其本"。这个"本"有"根本"的意思，在一般情况下，标根于本，病本能除，标亦可随之而解。针对肿瘤的发病原因和病理机转确立相应的治疗原则为治本，根据患者当时的症状采取相应的治疗措施为治标。《素问》又谓"急则治其标，缓则治其本"。肿瘤发病是一个复杂的过程，有时标证急剧，处理不当，可危及生命，如：癌瘤破裂出血或癌的浸润破坏血管引起大出血；食管癌或贲门癌致食管或贲门狭窄及痉挛，使饮食不能下咽或食入即吐；胸部或纵隔肿瘤伴胸腔大量积液影响呼吸；腹部肿瘤或大量腹水伴大小便不通；癌瘤及其相应压迫引起剧烈疼痛，影响精神情绪及睡眠；癌症合并广泛感染而出现高热等。这些情况都必须按照"急则治其标"的原则先予处理，或标本同治。可以在治本时兼顾治标，或在治标时兼顾治本，但仍然要有侧重。

治病求本是常理，急则治标及标本兼顾为变法，在标急本缓、病情严重之际，如不先治其标，不但不能治本，反先危及生命，但治标终属权宜之计，治本始为根本之法，通过治标救本，而为治本创造条件，可以更好地治本。

### （三）详察舌脉

详察舌象和脉象的变化对于肿瘤的辨证有十分重要的意义。舌诊是中医望诊的重要组成部分，人体内部的变化可以反映到舌象上来，观舌色可以知正气的虚实，看舌苔可以别邪气的深浅，再审其润燥，可以验津液之盈亏。一般来说，舌苔黄厚、舌质红绛为热毒内蕴，舌苔白腻、舌质胖嫩为内有痰湿，舌面瘀斑、舌质暗晦或暗紫为瘀血内停，舌面无苔、舌质红绛为阴虚内热，舌光

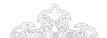

无苔如镜、摸之干焦、舌质紫绛为肝肾阴竭。舌苔的花剥或光剥与否、舌质红绛紫暗的程度，常常可以作为判断病情恶化的客观指标之一，如白血病患者若舌苔白润、舌胖大，则较易缓解，若舌苔光剥、舌质红绛或紫绛，则预后差，每有出血倾向。原发性肝癌见舌苔厚腻、花剥，舌质红绛而干，预示病情发展急速，舌光无苔，如镜发亮，摸之无津，舌质绛紫或紫暗，此为肝阴枯绝，危殆将至，故曹炳章在《辨舌指南》中说："舌全紫干老，如煮熟猪肝者，即死肝色也……多不救。"河北省某医院观察到食管癌各期患者舌象有一定规律性变化，早期舌质粉红，舌苔呈桃形，中期舌后段呈黄色并逐渐加重，舌苔增厚，舌根两侧现紫红色芒刺，晚期舌面粗糙无光，出现裂纹，舌后芒刺变平、呈紫红色。江苏省南通市某医院把舌质暗晦，色青、紫、绛，有瘀斑、瘀点者统称为"青紫舌"，在观察151例确诊为食管癌的患者中，青紫舌105例，占69.5%，有统计学差异。上海分析105例原发性肝癌舌象与临床的联系，发现舌质与肝硬化程度、癌变范围、肝癌病期等皆有一定关系，有舌质红瘀者多数为肝硬化较严重、癌变范围较广的晚期患者，舌质正常者手术切除的机会较多，而舌质瘀红者手术切除的可能性则较小。肝癌的病理变化在舌质上反应敏感，通过对舌质的观察，可以协助判断病情、推测预后及选择适当的治疗措施。

人体五脏六腑之气皆通于血脉，故《灵枢·脉度》说："阴脉荣其脏，阳脉荣其腑，……其流溢之气，内溉脏腑，外濡腠理。"脉象可以测知阴阳盛衰及邪正消长的情况，脉弦、滑、数为病邪炽盛，脉细、虚、弱为机体亏虚。自然界四时气候变迁有一定的规律，表现为春暖、夏热、秋凉、冬寒，脉象也与之相适应，故春脉弦、夏脉洪、秋脉浮、冬脉沉，此谓之平脉。人以胃气为本，辨脉亦以有无胃气为关键。有胃气的脉象，应该是脉来应指，虚实和调，至数分明，从容和缓。如脉象急乱、脉形难察，毫无从容和缓的现象，即为胃气衰竭，见于危重险症。

肿瘤的发展与脉象的变化亦有内在联系，如白血病脉弦数、浮洪为病情进展，脉濡缓、细微则属相对稳定；肝癌脉沉、细、缓常预示病情发展较缓，脉细数为邪盛正虚，脉弦、滑、数为疾重病进，若脉细数无根、脉形急乱、重

按中空者，常见于肝性脑损害。肿瘤患者脉诊的关键，亦在于辨别胃气的多少与有无。

综上所述，辨舌脉变化有重要的临床意义，但还必须四诊合参，症状与舌脉相符者易辨。若症状与舌脉不符，如阳证见阴脉，或阴证反见阳脉者，则必须审因详察，认真分析，仔细推敲，切勿草率从事。

**（四）权衡邪正**

在恶性肿瘤的发病中，始终贯穿着"正邪相争"的过程，亦即是机体（正气）与肿瘤（邪气）相互斗争的过程。因此，必须权衡机体与肿瘤（整体与局部）之间的关系以确立相应的治则，当机体情况较好时，可侧重局部肿瘤的攻伐；当全身情况甚差时，虽然癌瘤未除，但仍要先扶持正气，调理脾胃，改善机体的衰竭状态，然后才伺机攻邪。总之，必须时时顾及正气，协调整体与局部的关系，使之达到"治病留人"的目的。肿瘤患者的临床表现常常是错综复杂的，但依机体情况和癌瘤的变化，其邪正相搏过程大致可分为3个阶段，即早期、中期、晚期。《医宗必读·积聚》说："正气与邪气势不两立，若低昂然，一胜则一负，邪气日昌，正气日削，不攻去之，丧亡从及矣。然攻之太急，正气转伤，初中末之三法不可不讲也。初者病邪初起，正气尚强，邪气尚浅，则任受攻；中者受病渐久，邪气较深，正气较弱，任受且攻且补；末者病魔经久，邪气侵凌，正气消残，则任受补。盖积之为义，日积月累，非伊朝夕，所以去之，亦当有渐，大疸则伤正气，正气伤则不能运化，而邪反固矣。""初者"指早期，此时虽有积块但癌瘤尚未转移，多无明显自觉症状，舌脉大多正常，此时正盛邪实，可以多偏重局部肿块的治疗，宜攻毒祛邪为主；"中者"为中期，此时肿瘤已逐渐增大，病邪侵凌、伤气劫血耗精，邪正处于相持阶段，机体形神渐损，虚象已露，治宜攻补兼施，或攻多补少；"末者"为晚期，此时肿瘤多已出现远处转移，癌肿盘根错节，肢体日渐柴瘦，邪毒得势嚣张，正气虚衰不支，斯时一味攻伐，反先夺正，若能扶正培本，脾肾兼顾，寓攻于补，常能减轻症状，维持生机，或带瘤生存。

### 四、恶性肿瘤的治疗法则

中医药治疗恶性肿瘤可归纳为祛邪与扶正两大治则，祛邪方面又可分出清热解毒、活血化瘀、除痰散结、消瘤破积、扶正补虚、外治抗癌等治法，兹分述具体治疗大法于下。

#### （一）清热解毒法

恶性肿瘤病情险恶，肿块溃破则流血、渗液，气味腥臭，溃而难收，历代医家称为"恶疮""毒物"，认为是内有邪毒留着，郁久化热所致。如宫颈癌患者五色带下臭秽，肝癌患者烦热黄疸，邪热迫血妄行则吐血或便血，肺癌患者咯吐脓血痰，结肠癌患者下脓血便，白血病患者吐衄发斑等，伴见发热、五心烦热、口渴溺黄、便结或滞下、舌红苔黄、脉数者，皆为热毒蕴积，治宜清热解毒。此法在肿瘤临床中使用较广泛。这里所讲的热指里热，由于病情发展变化阶段的不同，以及患者体质情况的差异，里热证的临床症状可以有各种表现，因而处方用药亦有不同。在清热解毒药的基础上，以气分实热为主者宜兼用泻火药，以血分实热为主者宜兼用凉血药，属痰热者宜配清热化痰药。

清热解毒药在体内或体外均有一定程度的直接或间接抑杀肿瘤细胞的作用，如从长春花、三尖杉、喜树、青黛、汉防己中提取的长春花碱类、三尖杉酯碱类、喜树碱类、靛玉红、粉防己碱等，皆为疗效较肯定和药理研究较深入的抗癌药。有些药物能提高机体免疫功能，如白花蛇舌草、山豆根、汉防己、穿心莲等能提高单核巨噬细胞或白细胞的功能，或提高淋巴细胞的功能，用白花蛇舌草、半枝莲、山豆根等组成的复方可增强化学药物的治疗效果，汉防己、青黛等配合放射治疗（放疗）有协同作用。某些清热解毒药尚能影响机体内分泌系统，如白花蛇舌草可能增强肾上腺皮质功能，而肾上腺皮质激素能提高化学药物的治疗效果，其机制可能有助于解释清热解毒药对化疗和放疗的增效原理。清热解毒药多有较广的抗菌谱，有消炎、退热、散肿、排毒或中和毒素的作用，有的能抑制病毒。通过观察感染瘤株及未感染瘤株的生长情况和进行动物实验可知，炎症和感染是促使肿瘤扩散恶化的条件之一，由于清热解毒药能控制肿瘤周围炎症和其他感染，所以在一定程度上亦可能有助于控制肿瘤

的发展。

清热解毒药性多寒凉，易伤脾胃，影响运化，损人阳气，服用时间过长或分量过多，对身体会产生不良影响，故凡脾胃虚弱、胃纳不佳、肠滑易泻及阳气不足的患者宜慎用，或适当辅以健脾药。

**（二）活血化瘀法**

人身气血运行于脏腑经脉、四肢百骸，升降出入，流畅无阻，气血相依，气为血帅，血为气母，如气郁、气滞、气聚等皆能凝血成瘀，出现积聚肿块。明代董宿原在《奇效良方·积聚门》中谓："气上逆，则六输不通，温气不行；凝血蕴里不散，津液凝涩渗著不去，而成积矣。"清代王清任的《医林改错》指出："今请问在肚腹能结块者是何物？若在胃结者，必食也；在肠结者，燥粪也。……肠胃之外，无论何处，皆有气血。……结块者，必有形之血也。血受寒则凝结成块，血受热则煎熬成块。"上述文献说明肿瘤的形成与气滞血瘀有关。由于血行不畅，瘀血凝滞，"不通则痛"，患者每有固定性疼痛，疼痛顽固且时间较持续，因血行不畅或局部瘀血故可见颜面暗晦，指甲及皮肤粗糙无光泽，舌质瘀暗、舌面有瘀点或瘀斑、舌下静脉瘀血等，属血瘀者宜用活血化瘀法治疗。临床上气滞可以导致血瘀，血瘀也常兼气滞，故活血化瘀药常与行气药同用，以增强活血化瘀的功效，又血遇寒则凝滞，故对寒凝血瘀者宜配温里药以温通血脉。活血化瘀药依其作用强弱又可分为和血、行血、破血之类，前者药性较平和，后两者较为峻猛。活血化瘀药可以促进新陈代谢，改善血液循环，增加血管通透性，软化结缔组织，消炎止痛，可改善实体瘤局部的缺氧状态，提高其对放疗的敏感性。国外资料指出，由于癌瘤周围有大量纤维蛋白沉积，并形成纤维蛋白网络，使抗癌药物和免疫活性细胞不易深入瘤内，因而癌细胞得以在体内停留、生长、发展，最后形成肿块或转移灶。有些活血化瘀药具有增强纤维蛋白溶解性和降低纤维蛋白稳定性的作用，从而可能防止或破坏肿瘤周围及其癌灶内纤维蛋白的凝集。活血化瘀药通过改善肿瘤组织的微循环及增加血流量，可使抗癌药物、免疫淋巴细胞到达肿瘤部位，发挥抗癌作用，并能提高抗体水平，增强机体免疫力，从而有助于减轻

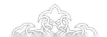

症状，消除肿块。有人认为恶性肿瘤患者血液中的血清蛋白（主要是纤维蛋白、免疫球蛋白）、脂质、血小板的异常等可使血循环处于"高凝状态"。有研究观察了71例恶性肿瘤患者，发现有血液流变性异常，血液黏滞度偏高者占59.15%，所以肿瘤患者常发生血栓栓塞性疾病，目前对于恶性肿瘤的转移，血凝异常已作为重要因素之一而引起充分的重视。活血化瘀药通过促进血液循环，能减弱血小板的凝聚性，降低恶性肿瘤患者的血液黏滞度，使癌细胞不易在血液中停留、着床、种植，减少了恶性肿瘤扩散和转移的机会，如活血化瘀药莪术就有比较肯定的抗癌作用，且能增强机体的免疫力，增强瘤细胞的免疫原性，改善微循环等，这也为活血化瘀法的抗癌机理研究提供了佐证。另外，有人提出包裹肿瘤的纤维组织的溶解破坏，也给肿瘤细胞的扩散创造了条件，若单独使用无抗癌作用的活血化瘀药有可能促进肿瘤扩散，故本类药物应与抗癌药配合使用为宜。在使用活血化瘀药的同时要注意机体的情况，凡正气不足者应酌情配伍补益药物以扶持正气。对出血患者、月经过多者及孕妇等，皆宜谨慎使用。

### （三）除痰散结法

脾为生痰之源，肺为储痰之器，脾肺津液不布，功能失调，水湿内停，兼之邪热熬灼，遂凝结成痰。中医学中痰的概念较为广泛，认为"顽痰生百病"。古人还有"痰之为物，随气升降，无处不到""凡人身上中下有块者，多是痰"的论述，故肿瘤每与"痰滞作祟"有关。临证常见痰热在肺则咳喘吐脓血（如肺癌），痰在食管、胃脘则呕秽痰涎、饮食难进（如食管癌、胃癌），痰流窜皮下肌肤则成痰核、瘰疬、瘿瘤、乳石痈（如颈部肿瘤淋巴结转移、淋巴肉瘤、甲状腺瘤、乳腺癌等），痰饮泛滥、痰热瘀结经络则足肿、腹水或黄疸（如肝癌）等，并可伴见脘腹满闷，痰涎难出，舌苔白厚或腻浊，脉滑，治宜化痰软坚，除痰散结。痰的成因很多，从其性质来讲，可分为湿痰、燥痰、热痰、寒痰、风痰、老痰等。《景岳全书》告诫"见痰休治痰""善治者，治其生痰之源"，此为正本清源之法。肺热嚣蒸生痰者宜清热除痰，燥邪伤肺、津液被烁、津灼成痰者宜润燥除痰，脾不健运、蕴湿成痰者宜健脾燥

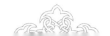

湿，肾虚水泛成痰者宜温肾行水。又气滞易于生痰，痰郁则气机亦阻滞，故用除痰散结药治疗与痰有关的肿瘤时常加入理气之品以调畅气机。除痰散结药均有不同程度的抑杀肿瘤细胞的作用，善于消散囊肿及其他良性肿瘤，亦可能有减少或控制恶性肿瘤周围炎症分泌物的作用。

### （四）消瘤破积法

不少肿瘤在体内表现为癥瘕积聚，盘根错节，留着不去，肿块与日俱增，此时邪气炽盛，治宜消瘤攻坚、通利破积，以荡涤积滞、推陈致新、溃散肿块。符合《素问·阴阳应象大论》所说"其实者，散而泻之"，《素问·至真要大论》所说"强者泻之""坚者削之""留者攻之"的治疗原则。本法适用于各种肿瘤初、中期肿块明显，且患者形体壮实、正气未虚者。伴有热毒证候者每用清热解毒药，以加强泄热、溃坚、解毒之功效；邪实正虚者宜用补益药；癥瘕积聚多伴有血瘀，故本法常用活血化瘀药，如大黄䗪虫丸等。消瘤破积药都有一定的抑杀肿瘤细胞的作用，一部分药物如蟾酥、蜈蚣、甜瓜蒂等在适量时尚能增强机体免疫功能，可起到促进肿瘤消退的作用。由于本类药物功效峻猛，且多有毒，部分取法以毒攻毒，而有毒药物对人体的正气有一定的损害，故给药时应严格掌握分量及疗程。当病邪已去大半、机体亏虚时应注意顾及正气，使祛邪与扶正有机地结合使用。凡孕妇及体弱者应慎用。

### （五）扶正补虚法

《素问·刺法论》指出："正气存内，邪不可干。"强调正气对疾病的发生和防御有重要意义。恶性肿瘤发病迅猛，邪毒嚣张，症情险恶，患者多具有进行性消瘦乃至恶病质的特点，并可出现阴、阳、气、血偏虚的症状。人体气血阴阳有着相互依存的关系，阳虚者多兼气虚，气虚者又易导致阳虚，气虚和阳虚常表示机体功能的衰退；阴虚者每兼血虚，而血虚又易导致阴虚，血虚和阴虚常表示体内精血津液的损耗。扶正培本就是指扶助人体的正气，调节阴阳、气血，以提高患者抵御肿瘤的能力，控制肿瘤的发展。明代李中梓在《医宗必读·积聚》中说："积之成者，正气不足，而后邪气踞之。"宋元期间成书的《卫生宝鉴·卷十四》云："养正积自除，……令真气实，胃气强，积自

消矣。"扶正补虚法的应用除了辨阴阳气血之亏外，还要辨虚在何脏而采取相应的治法，故《难经·十三难》说："治损之法奈何？然损其肺者，益其气；损其心者，调其营卫；损其脾者，调其饮食，适其寒温；损其肝者，缓其中；损其肾者，益其精。此治损之法也。"恶性肿瘤的论治，应注意祛邪中不忘扶正，扶正与祛邪结合。对于癌症患者来讲，健脾益气和调理脾胃是扶正补虚的重要内容。必须时时顾及胃气，因为"有胃气则生，无胃气则死"。李东垣在《脾胃论》中指出："脾是元气之本，元气是健康之本。"所以张仲景提出"脾旺不受邪"之说。食欲不振、脾不健运是癌症的通病，加之癌肿消耗体力，使机体更易衰竭，因此只有脾胃健运，使生化之源不竭，才能耐受祛邪药物之攻伐。扶正补虚法的运用，必须仔细分辨体内阴、阳、气、血孰盛孰衰，决不能不分阴、阳、气、血的盛衰而采用面面俱到的"十全大补"法，要把扶正与祛邪辩证地统一起来，扶正是为祛邪创造必要条件，要以中医辨证论治的原理与方法来权衡扶正与祛邪的轻重缓急。在恶性肿瘤的临证中，以气虚及阴虚较为常见，故益气养阴法比较常用。然而癌症的病情复杂，变化也较迅速，在疾病的不同时期，要辨别主次，故《黄帝内经》着重指出："谨察阴阳，以平为期。"强调了辨证的重要性，如肿瘤经放疗后，常可出现火毒内攻或阴虚火旺之证，见口鼻燥热、咽干喜饮、小便短黄、心烦纳少、舌红少苔、脉象细数等症状，治宜养阴清热，或养阴润燥；有时出现口渴而不喜饮、怠倦乏力、短气纳呆、白细胞减少、脉数而无力等脾气虚或脾气虚兼肾阴虚的证候，此时就应少用寒凉阴腻之品，宜予健脾益气，或益脾气、养肾阴两者兼顾，每每强调使用血肉有情之品以饮食调养，重用参芪之类以益气培本。总之，有是证而用是药，但由于"阳生阴长，阳杀阴藏""孤阴不生，独阳不长"，故在补阳时要避免耗阴，在养阴时要防止碍阳，不仅如此，《景岳全书》还说"善补阳者，必于阴中求阳，则阳得阴助而生化无穷；善补阴者，必于阳中求阴，则阴得阳升而泉源不竭"，也是这个道理。

扶正补虚药依其各自不同的功效可分为下列4类：①益气健脾药：能调中补气，与补血药同用有补益气血、扶助正气、增强体质的功效，常用药物有黄

芪、人参、白术、灵芝等。②温肾壮阳药：能温补肾阳，根据"阴阳互根"的理论，本类药常与补肾阴药配伍，常用药物有刺五加、鹿茸、附子、淫羊藿叶等。③滋润补血药：能滋补填精生血，常与益气健脾药配伍以增强补血功效，用于体弱血虚者，常用药物有当归、熟地黄、阿胶等。④养阴生津药：能滋养肝肾及肺胃，育阴增液，用于肿瘤呈现阴虚者，放疗及化疗中出现火热内灼、耗阴伤津时也可应用本类药物，如属气阴两伤者则配补气药以益气养阴，常用药物有天冬、人参、生地黄等。

临床资料及实验证明，中医扶正培本与增强或调整机体免疫功能有关。前已述及机体的免疫状态与肿瘤的发生、发展有密切的关系，特别是细胞免疫水平的降低和巨噬细胞吞噬能力的抑制，是肿瘤发病的重要内在因素，当机体免疫功能低下时，常导致肿瘤发病率增高，或使已存在的肿瘤迅速发展。扶正补虚药可提高肿瘤患者的免疫功能，对细胞免疫、体液免疫均有促进作用，又多有促进垂体-肾上腺系统功能的作用，有的还能增加细胞中环磷酸腺苷，并调节环磷酸腺苷与环磷酸鸟苷的比值，从而抑制肿瘤的生长。

**（六）外治抗癌法**

本法包括外用中草药及针灸治疗。部分肿瘤在中医学属痈疽疮疡肿毒的范畴，历代外科名家创立了许多有效的外治膏、丹、丸、散，常选用金石矿物类及芳香走窜类药物，辨明机体的寒、热、虚、实，药物亦配以温、凉之性，通过外治敷贴，可以化散其毒、不令壅滞、消瘤溃坚。如用信枣散、鸦胆子外用治疗宫颈癌，用皮癌净、猪屎豆外敷治疗皮肤癌、淋巴转移癌等，用药烟吸入法治疗肺癌、鼻咽癌，用清热解毒药或泻下逐水药外敷治疗肝癌或肝癌腹水等，每每取得效果。

近年来，针灸治疗肿瘤引起了国内外的重视。中医认为人体是一个有机统一的整体，在结构上不可分割，在功能上相互协调，在病理上相互影响。经络具有联络脏腑、沟通肢窍，运行气血、濡养周身，抗御外邪、保卫机体的功能，是人体整体观的重要基础。肿瘤通常是由于正气亏虚、邪气内干，致使五脏六腑蓄毒留滞而不去，经气阻滞、瘀而不通所引起全身疾病的局部表现。针

灸对患者创伤小，是通过经络调整人体的气血阴阳、提高免疫力的治疗手段，近年来在治疗肿瘤方面的应用逐渐增多。主要用于缓解癌痛、预防肿瘤术后并发症的发生、减少放化疗的毒副反应、改善患者生存质量等。目前已有用针灸治疗癌瘤使症状缓解和病变消失的个案报道。有不少报道认为针灸或电针辅助化疗，对骨髓抑制、免疫抑制、消化道反应能起到减毒作用，可提高化疗患者的生活质量。

现已观察到肿瘤患者经穴感应呈偏亢状态，对小鼠艾氏腹水癌和睾丸癌施灸可以抑制其移植成活率，施灸皮肤的提取物对肿瘤细胞的生长有明显抑制作用。大量研究证实，针灸不能直接杀伤肿瘤细胞，它是通过调动机体内因来清除肿瘤的，其抗肿瘤作用是多层次、多环节的一个复杂过程。

### 五、食物调养是中医肿瘤治疗学的重要组成部分

世界卫生组织曾指出，肿瘤是一种生活方式疾病，约有30%的肿瘤疾病可归因于不健康饮食，故改善饮食行为将成为防治肿瘤疾病的重要发展方向。中医食疗源远流长，理论丰富，在食物的功效及搭配上有着自己的研究和实践经验。在临床治疗肿瘤疾病时，应用中医食疗常常有助于肿瘤患者的治疗和康复，故其在中医肿瘤治疗中拥有不可替代的地位，是中医肿瘤治疗学的重要组成部分，在肿瘤治疗中它可以起到以下几方面的作用。

#### （一）中医食疗可以辅助抗肿瘤治疗

《黄帝内经》云："大毒治病，十去其六；常毒治病，十去其七；小毒治病，十去其八；无毒治病，十去其九；谷肉果菜，食养尽之，无使过之伤其正也。""是药三分毒""药补不如食补"，古人很早就清楚过度依赖药物治疗会损耗人体正气，反而不利于疾病的康复。近代医家张锡纯也在《医学衷中参西录》中指出："食物，病人服之，不但疗病，并可充饥；不但充饥，更可适口，用之对症，病自渐愈，即不对症，亦无他患。""民以食为天"，相比饮服中药汤，食物本来就是我们平素一顿三餐所需的，故膳食调养更容易被患者接受。抗肿瘤膳食和药疗一样，宜根据不同的证型、不同的体质、不同的病

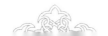

证辨证施食。

### （二）中医食疗可以调养肿瘤患者体质

中医认为，肿瘤的发生机制是机体阴阳气血失调，正气虚弱，外来及内生邪气搏结日久，致痰、瘀、毒等病理因素久而成积。对于中晚期肿瘤患者，经过治疗及肿瘤本身对机体的严重消耗，患者正气愈加虚弱。《黄帝内经》有云："五谷为养，五果为助，五畜为益，五菜为充，气味合而服之，以补精益气。"在药物治疗的过程中，采用适当的食物调养可以长养人体精气，恢复正气，减轻诸如肿瘤长期消耗带来的恶病质等不利影响，提升肿瘤治疗效果，如：气血亏虚的患者可以选择一些补益气血的食物，如大枣、山药、桂圆、鸡血藤、黄芪、党参、当归等；肝肾亏虚的患者可以食用枸杞子、熟地黄、桑椹、甲鱼、石斛、鲍鱼、鸡蛋、鹌鹑蛋等。

### （三）中医食疗可以改善肿瘤疾病的预后

中医认为，脾胃为后天之本，为气血生化之源，有胃气则生，无胃气则死。肿瘤患者往往体质虚弱，脏腑阴阳失调，加上情志抑郁，胃口纳食往往不佳，甚至影响预后。所以，在肿瘤治疗过程中要时时顾护患者胃气，胃气靠食物充养，顾护胃气最重要的是保证患者有较好的食欲。恰当调配食物的色、香、味、形，并兼顾患者的饮食喜好，可以使患者保持旺盛的食欲和良好的脾胃功能，改善其恶病质症状，使各种治疗得以正常进行，达到"治病留人"的目的。胃口不好的患者，可多吃一些健脾开胃的食物，如麦芽、山楂、金橘、白扁豆、萝卜、陈皮等；恶心呕吐明显者可加生姜、砂仁、柿蒂等，同时避免食用生冷油腻、煎炸难以消化的食物。

### （四）中医食疗可以提高肿瘤患者的生存质量

生存质量是人们对其整个生活条件和状况的满意度的评价，包括物质层面和精神层面。目前医学上对于肿瘤患者的治疗主要为手术切除、放化疗，以及近年来热门的靶向治疗、免疫治疗等，癌症患者看中医时多数已经经历了西医综合治疗，就诊的患者往往伴有肿瘤本身的伴随症状和各种治疗所带来的不良反应，如厌食、腹胀、腹水、口唇干燥、食欲减退、身疲乏力、贫血、自汗

盗汗、脱发、失眠、腹泻、便秘等，这些症状长期困扰着患者，常影响患者的正常生活和社会交际，严重损害了他们的生存质量。中医食疗基于中医学的辨证论治理论，结合食物的功效，为患者量身制定相应的食谱，能在很大程度上改善患者的不良症状。如患者出现血小板下降，可以煲花生衣猪脚食用；出现水肿，可以煲土茯苓龟汤、赤小豆猪小肚汤；体虚乏力，可以食用五指毛桃煲鸡；失眠多梦，则可以食用桂圆灵芝鹧鸪汤等。据报道，中国中医科学院西苑医院对接受常规中医或西医治疗后的117例恶性肿瘤住院患者进行研究，证明中医食疗可以改善肿瘤患者的生存质量。

**（五）中医食疗可以预防肿瘤复发**

中医认为，阴阳失调、正气虚弱是疾病产生的重要因素。有些肿瘤患者经过治疗后虽然肿瘤疾病得到了控制，但机体内在的脏腑气血阴阳失调并未得到有效彻底的解决，同时也可能存在一些肿瘤微小病灶，一段时间后肿瘤可能卷土重来，所以需调整患者的阴阳气血，帮助患者预防肿瘤的复发，中医食疗是其中不可或缺的一环。某些食材所含的有效成分对于预防肿瘤有一定的功效，如薏苡仁所含的薏苡仁酯可以直接抑制肿瘤，海带含有的昆布多糖可以抑制细胞生长，山楂所含的牡荆素化合物可以阻断致癌物合成，大蒜所含的大蒜素能杀菌消毒，姜含有的姜辣素能抑制癌细胞生长，苦杏仁含有的苦杏仁苷能增加抗癌效果，灵芝含有的灵芝多糖能激活巨噬细胞活性发挥抗癌效果，茯苓多糖能抑制癌细胞增殖。

中医食疗作为重要的辅助治疗手段，既能保证肿瘤患者足够的营养，又可以调整机体的阴阳平衡，改善患者体质，并缓解症状，提高生存质量，有利于肿瘤治疗的顺利进行，因而成为中医肿瘤治疗的重要组成部分。合理应用中医食疗，往往可以获得一举多得的效果，值得重视并推广。

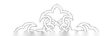

# 第四章

# 中医肿瘤食疗学的特色与运用

不良的饮食习惯可以诱发癌症。相关调查表明，喜吃烫食、进食快、三餐不定时和喜吃熏腌食物等均是导致食管癌、胃癌的原因之一。大肠癌的发生与长期饮酒、肥胖、动物脂肪摄入过多、少食新鲜蔬菜、缺乏维生素等有关。肝癌的发生与食用含黄曲霉毒素高的发霉玉米、花生等有关。关于鼻咽癌的发病，有人提出，与大量食用咸鱼和腌制品有关。高脂肪饮食与乳腺癌的发生密切相关，这也是发达地区的乳腺癌发病率比不发达地区的发病率明显高的原因之一。而口腔癌的发生则与咀嚼槟榔、嗜好烟酒、维生素A缺乏等有关。部分甲状腺癌的发生似与缺碘性甲状腺肿有关。从流行病学的调查资料可知，饮食与癌症的发生有着相当密切的关系。

其实，医学研究还未完全了解肿瘤的致病因素，目前流行的观点是肿瘤的发生既有自身的遗传因素，也受环境因素及饮食习惯的影响。研究表明，主要的因素在肿瘤发生中所占的权重如下：①吸烟占30%；②饮食因素平均占35%，其变化幅度为10%～70%；③生育和性行为占7%；④职业因素占4%；⑤酒精滥用占3%；⑥地理因素占3%；⑦环境和水污染占2%；⑧药物和医疗因素占1%。

大量的研究资料表明：约有35%的肿瘤主要与经常吸烟、饮用过量烈性酒有关，包括肺癌、口腔癌、食管癌及膀胱癌；约有45%的肿瘤与营养因素有关，这是指膳食中摄入的热量、脂肪过多，食物中某些营养成分如维生素、膳食纤维的不足所造成的，如胃癌、结肠癌、直肠癌、卵巢癌、乳腺癌。

由此可见，在人类肿瘤的发生中，饮食因素是非常重要的因素。良好的

膳食营养不仅具有潜在的预防肿瘤发生的作用，还可起到抗氧化、抑制肿瘤细胞增生、刺激人体产生干扰素等辅助抗肿瘤的作用。

营养不良是癌症患者常见的临床营养问题，肿瘤病情的进展及错误的饮食指导等都是导致营养不良的重要因素，营养不良可导致体重下降、肌肉萎缩、贫血、乏力、抵抗力下降等，严重影响肿瘤患者的生存质量。

癌症的发生，虽然多表现为局部的肿块，但它是一种全身性疾病在局部的表现。许多研究表明，通过改变不良的饮食习惯，调整饮食结构，合理科学地安排饮食，如适当控制高脂肪饮食，增加多纤维食物，少吃或不吃腌、熏、烤、炸等食物，多进食丰富、新鲜的蔬菜、水果及维生素丰富的食物，不仅可减少癌症的发生，而且还可使各种治疗方法取得更好的效果，保证各种治疗手段的实施。

举例来说，在肿瘤的放疗过程中，通过进食一些具有清热养阴、凉血生津、容易消化吸收的食物，如川贝鹧鸪雪梨汤、玉竹虫草炖水鸭、杏贝银耳燕窝汤等，既可补充营养，又可减轻放射线的热毒作用，使机体保持较为良好的状态，保证放疗可以如期完成。在化疗时，进食具有开胃理气、和胃降逆的食物，如党参鱼鳔羹、人参核桃汤、胡椒猪肚汤等，不仅可以补充机体营养，而且还可减轻化疗所致的消化系统反应，减轻化疗的骨髓抑制，使机体能承受化疗所带来的损害。癌症患者的膳食要在符合膳食基本要求的基础上，考虑食物的色、香、味、形，注意烹饪过程中不破坏食物原有的营养价值，不添加有害的附加物，同时还具有一定的治疗价值。

因此，癌症患者的饮食应与所采用的治疗措施相适应，使治疗手段与食物疗法能相辅相成。饮食调理得当的患者，其机体的恢复就快，而饮食失当的患者，如吃半生不熟的醉虾、烧烤狗肉等所谓的"发物"，则可能导致病情加重。

中医肿瘤食疗学的特色是重视与讲究各种疾病的饮食宜忌。癌症患者应该吃什么食物，与各种癌瘤的特性、癌瘤所犯的脏腑、患者的体质、地理气候、环境因素及所采用的治疗措施有关。因此，中医肿瘤食疗法强调的是"辨

证调养"，《素问·脏气法时论》谓："谷肉果菜，食养尽之，无使过之，伤其正也。"强调了饮食在防病治病中的重要性。

## 一、根据肿瘤治疗法则配膳

前面已提到，恶性肿瘤的治疗可分为扶正与祛邪两大法则，祛邪方面包括清热解毒、活血祛瘀、除痰散结、消瘤破积等。在用以上法则治疗恶性肿瘤时，必须采用药食同治的方法，下面举例说明之。

### （一）清热解毒法配膳

概述：所谓清热解毒，就是用食物或药食两用之品，将人体产生的热或毒清解或排出体外。肺属金，火能克金，如果热邪过度聚在肺，就会导致肺部生痰，咳嗽咳喘；肠胃有热邪，就会导致大便干结不通，当然老年人肾枯津亏也会导致大便不畅，这是需要医生来鉴别的，不可以一概以热论之。在有实热的情况下，可以适度使用清热解毒之法，但是不可过用，因为清热会耗散人体阳气，尤其是舌体淡、舌苔白厚者，更要慎用。

症状：症见高热烦扰、口燥咽干、便秘尿黄，或各种出血症状如吐血、鼻血、紫斑，或出现局部红肿热痛，舌红苔黄，脉数有力等。

饮食建议：使用清热祛湿解毒的食材，如牛蒡根、苦瓜、莴苣、夏枯草、绿豆、鱼腥草、荷叶、冬瓜、西瓜、萝卜等，可做成夏枯草瘦肉汤、苦瓜黄豆排骨汤、鱼腥草田鸡粥、绿豆雪梨饮等。此类食物药性寒凉，与清热解毒类药物合用有增效作用，但要注意勿寒凉太过，凡脾胃虚弱、胃纳不佳、肠滑易泄及阳气不足者，宜慎用或辅以健脾药。

### （二）活血化瘀法配膳

概述：适用于有瘀血的患者，所谓瘀血就是人体有了不在正常脉道中的血液，表现为面色发黑，舌头黯紫，舌下络脉怒张等，当然也要结合其他的信息才能综合诊断，尤其是疾病的后期，一般会出现"久病必瘀"的情况，使用活血化瘀的食物或药材可以改善这一症状，但是最好配合补气药物一起使用，这样才能避免耗伤正气。

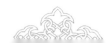

症状：疼痛如针刺、固定、拒按、夜间加重。体表肿块青紫，腹内肿块坚硬而推之不移。面色黧黑，唇甲青紫，眼下紫斑，肌肤甲错，腹部青筋显露，皮肤出现丝状红缕。妇女经闭，或为崩漏。舌质紫暗或有紫斑、紫点，舌下脉络曲张，或舌边有青紫色条状线，脉涩，或结代，或无脉。

饮食建议：使用具有活血通络作用的食材，如当归、赤小豆、桃仁、山楂、田七、益母草、月季花、凌霄花等，常可做成田七炖鸡汤、益母草煲猪骨、桃仁山楂露、当归黄花瘦肉汤等药膳，食用时要注意机体的反应，凡正气不足者应酌情配伍补益类食物以扶持正气，体壮邪盛者可配加理气类食物。

### （三）除痰散结法配膳

概述：适用于体内痰湿较重，甚至出现聚痰成结的情况，痰湿重的患者一般身体困重，头部经常有困蒙不清之感，如果患者舌体较胖，舌边有齿痕，舌苔较厚腻，说明其体内是有痰湿聚集了，但是痰也分寒热，寒痰需要用温化的方法，而热痰就要用清化的方法，故治则治法有差异，在选用药物的时候也应该有所区分，以更好地契合身体的情况。

症状：症见胸部痞闷，身困神倦，四肢乏力，口不渴或呕恶纳呆，腹胀便溏，眩晕心悸，肢重嗜卧，舌淡胖，苔滑腻，脉滑或缓弦滑。

饮食建议：使用具有除痰散结功能的食材，如海藻、昆布、紫菜、贝母、牡蛎肉等，常可做成夏枯草白蜜膏、紫菜牡蛎汤、猪胰干贝海带汤、海参丝瓜汤、夏枯草煲白鸽等药膳，此类食物有消除良性肿瘤的功效，运用时可选加行气类食物。若想凭借食物达到消瘤破积之效，则可选用如葵树子、田七、蝮蛇、半边莲等，常可做成葵树子煲猪肉、蝮蛇（或水蛇）田七羹等药膳，此类食物中有的具有一定的毒性，须注意其烹饪方法并掌握食量。

### （四）健脾祛湿法配膳

概述：中医的脾胃并非单纯指我们的脾脏与胃脏，而是指负责受纳、运化水谷的消化系统，故如果脾胃虚弱导致脾胃不能运化水湿，则水湿会聚集在身体的其他部位，导致我们常常说的"湿气重"的情况，这其实是脾胃不够健运所致的，所以健脾益气，再根据寒热辅以温阳或益阴，才能从根本上祛除

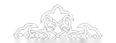

湿气。

症状：大便稀溏，腹满腹胀，不思饮食，嗳腐吞酸，舌淡胖，边有齿痕，脉濡缓。

饮食建议：使用具有健脾祛湿作用的食物，如鲫鱼、胡萝卜、苹果、山药、莲子、芡实、猪肚、鸭子等，祛湿的食物还有赤小豆、薏苡仁、莴笋、白扁豆、冬瓜等，或者平时坚持喝祛湿饮品。湿气往往与"寒"一起来，所以要注意保暖，不要受凉，也不要吃太寒凉的食物。

### （五）扶正补虚法配膳

概述：正气是人体赖以生存和抵抗外邪的能量，现代医学的"免疫力"及各种人体营养素都是正气的分化，因此这类食材在应用上也是最广的，补药可分为补气药、补阳药、补阴药、补血药等等，各有不同功效。

症状：气短、声低、懒言、神疲、乏力，活动后加重，头晕目眩，舌淡嫩，脉虚弱。

饮食建议：补气药有人参、黄芪、山药、白扁豆、大枣、饴糖、蜂蜜等，补阳药有鹿茸、冬虫夏草、蛤蚧、核桃肉等，补血药有当归、熟地黄、阿胶、龙眼肉等，补阴药有沙参、石斛、玉竹、百合、龟、鳖等。常可做成人参乌鸡汤、虫草水鸭汤、红枣木耳汤、花旗参银耳炖燕窝等药膳，可根据阴阳气血的偏盛偏衰选用。

## 二、根据病期与病证辨证配膳

根据病期配膳：肿瘤的发生发展常常需要经过一段漫长的时间，在临床上要根据病种的不同、证型的不同来选择合适的食物。如鼻咽癌患者，放疗期间容易造成热毒伤阴，以壮热口渴、烦躁不宁、面赤唇焦、少汗或无汗、便结尿黄、舌红绛而干、苔黄少津、脉细数等为常见症，必须多选用清热生津、凉血解毒的食物，如金银花露、生地麦冬脊骨汤等；若选用温补的食物，势必会造成病情的加重；若某些患者痰湿内蕴，表现为体形肥胖，腹部肥满，胸闷，痰多，容易困倦，身重不爽，喜食肥甘醇酒，舌体胖大，舌苔白腻，则必须相

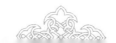

应选用健脾渗湿、和胃消食的食物，如石莲淮山粥等。又如大肠癌患者，若术后元气损伤，表现出神疲乏力、四肢无力、睡眠不安、胃口较差、头昏脑胀等虚损性症状，则必须选用某些具有补气养血的食物，如西洋参炖鸡汤、龙眼大枣煲鳝鱼等；化疗后的患者，以消化系统的毒副反应为主要临床表现，如食欲不振、恶心呕吐、胸闷脘痛、大便滞下等，可选用开胃醒脾的砂仁炖猪肚、生姜乌龙茶等；以骨髓抑制为主要表现者，如贫血或白细胞明显下降，出现神疲乏力等症状，则可食用补肾生髓的食物，如枸杞海参瘦肉羹等。同时，大肠的生理是以通为用，故患者在调养时食物不宜过于滋腻，必须兼食新鲜的蔬菜、水果，以保持大便的通畅。

### 三、放疗期间的饮食宜忌

放疗为现代医学治疗恶性肿瘤的三大治疗支柱手段之一。应用放射线照射肿瘤组织，可以抑制和破坏某些肿瘤细胞。

放疗虽然能够消减癌细胞，但由于放射线对肿瘤细胞和正常细胞均可产生生物效应和破坏作用，故正常组织亦会受到一定的损害，称为放射的副反应，如子宫颈癌放疗时可引起放射性直肠炎（腹泻或便血）和放射性膀胱炎（尿频、尿痛或尿血），肺癌、食管癌、乳腺癌、纵隔肿瘤等的放疗中可出现放射性肺炎，表现为咳嗽、气短、发热等。放射的副反应与照射野的大小、照射量的多寡、放射疗程的长短、患者以前是否接受过放疗等有密切关系。由放射线电离辐射产生的生物效应引起的反应症状如果不能完全恢复，则可遗留各种程度不同的后遗症。中医认为，放射线乃"热毒"之邪，其在有效地杀伤癌细胞的同时，不可避免地会对正常组织造成损伤。放疗所用的放射线为一种热性杀伤剂，在大量杀伤癌细胞的同时，也削弱了机体的气血津液，影响脏腑的功能，使全身和局部抵御外邪之能力下降而出现不良反应，导致机体热毒过盛、津液受损、脾胃失调，从而出现口干舌燥、胃纳减退等症，可明显影响患者的生活质量。此类患者饮食时应注意多吃滋润清淡、甘寒生津的食物，如藕汁、梨汁、荸荠、绿豆、西瓜等，忌食辛辣香燥之品，如茴香、辣椒等。

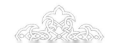

放疗期间患者主要出现皮肤与黏膜、神经、消化及造血系统的副反应。皮肤与黏膜的副反应表现为皮肤红斑、色素沉着或脱屑，瘙痒或毛发脱落，甚至出现水疱或渗液，黏膜有充血，出现白膜、溃烂或出血等，对于此类反应要避免抓搔、日光暴晒及外搽刺激性药物。全身反应表现为头晕眼花、疲乏或烦躁、嗜睡或失眠、口干口苦、食欲减退、恶心呕吐、白细胞与血小板减少或贫血等，中医辨证可因患者处于放疗中或放疗后而有所不同。处于放疗中的患者常见头晕、烦躁、失眠、口苦、恶心或呕吐，兼尿黄、大便结、舌苔黄干、脉滑数者，为热伤肺胃，此时饮食调理要求避免烟、酒及刺激性食物，多吃高蛋白质、含丰富维生素和清润滋补的食物，饮食要多样化而又易于消化，宜多饮汤水，中医饮食调理原则为清肺滋阴，养胃健脾。处于放疗末期或放疗后的患者，常出现眩晕疲乏、嗜睡口淡、食欲减退、大便溏薄、白细胞减少或有明显贫血症状，舌质晦暗、脉细或细数无力者，为脾肾亏虚，某些患者经放疗后可有迟发反应，在放疗结束后数周乃至数年出现放射副反应，其病机责之脾肾虚损，中医饮食调理原则为健脾益气，补肾填髓。对于放疗后骨髓抑制而出现贫血或白细胞明显下降者，在饮食调理时可适量加入人参、黄芪、女贞子、枸杞子、龙眼肉、大枣等，以补血和升提白细胞。

## 四、化疗期间的饮食宜忌

肿瘤的化疗在抗癌综合治疗中发挥着重要的作用。近年来有大量的新药投入临床，加上用药方法的研究和改进，特别是中西药物配合应用，使化学药物的疗效有了相当大的提高。可惜的是，尽管新药不断问世，化疗方法日益先进，监测系统不断完善，但对于实体瘤而言，其疗效仍不容乐观，尤其是远期效果。

化学药物对肿瘤细胞有一定的杀伤和抑制作用，同时亦可对机体正常组织产生不同程度的损害，某些抗癌药的治疗剂量和中毒剂量十分接近，可对体内各个系统产生毒性，特别对生长旺盛的细胞如骨髓细胞、胃肠道黏膜上皮细胞、生殖细胞、毛发等的损害较为明显。化学药物的毒性作用和不良反应常常

造成机体某系统的明显损害，如多数药物对造血系统有抑制作用，其中烷化剂如氮芥类（卡莫司汀和洛莫司汀等）、丝裂霉素等对白细胞系统的影响最大。化学药物亦常对消化系统产生毒副反应，如：氮芥、环磷酰胺可引起食欲减退几乎达90%，亦引起恶心呕吐；氟尿嘧啶类常引起腹泻、恶心及食欲不振；氨甲蝶呤常引起口腔溃疡或出血；丝裂霉素、氟尿嘧啶及氨甲蝶呤皆可损害肝脏而出现黄疸或转氨酶增高。其他系统毒性作用如环磷酰胺、异环磷酰胺可引起尿痛及血尿，阿霉素、三尖杉酯碱有心脏毒作用，长春新碱及长春花碱可引起外周神经炎，大剂量博莱霉素可致肺纤维化，甚至产生致命的严重过敏反应，环磷酰胺、阿霉素等多数化学药物可致脱发及皮肤色素沉着。某些化学治疗药如使用不当，还可能有致畸胎或致癌的远期毒性反应，如氨甲蝶呤、白消安、6-硫基嘌呤、羟基脲等可能有致畸胎作用，甲基苄肼、噻替派、长春新碱等可能有致癌作用。

化学药物对造血系统的不良反应表现为白细胞减少，也可见红细胞及血红蛋白减少、血小板下降，有出血倾向，甚至出现明显的贫血症状，如兼烦热口干、易怒失眠，舌光无苔、舌质红，脉细数者，中医辨证为邪入营血、阴虚内热，治宜凉血养阴。如兼见气短自汗、怠倦便溏，舌苔白薄、舌质胖嫩有齿印，脉细缓无力者，为肾阳亏虚、脾气不足，治宜温肾健脾。某些中药对造血系统抑制有较好的治疗作用，可提升白细胞的有黄芪、黄精、女贞子、枸杞子、菟丝子等，可提升红细胞的有党参、当归、大枣、龙眼肉、阿胶、枸杞子、人参等，可提升血小板的有女贞子、山萸肉、大枣、龟板胶、黑大豆等，皆可在食物调养中适当选用。

化疗易导致脾胃运化失常而出现恶心呕吐、食欲下降或白细胞下降等副反应，可适当补充含水量丰富的蛋白质，如瘦肉、鱼类等，适当增加健脾开胃之品，如山楂、薏苡仁、白扁豆等。

如纳呆呕恶，兼口干不欲饮，舌苔厚腻、舌质胖，脉濡滑者，中医辨证为脾虚蕴湿、痰浊内阻，治宜健脾祛湿；如兼见口干苦喜饮、口腔溃烂、咽痛或便血，舌中剥苔、舌质红，脉濡数者，为邪热伤津、胃阴受灼，治宜养阴清

胃；如兼胁肋不适、烦躁溺黄或黄疸，为肝胆湿热郁蒸，治宜泻热退黄。化学药物对其他系统的不良反应亦可按中医脏腑学说及辨证论治原则进行治疗。

恶性肿瘤患者在化疗期间，由于常有胃肠反应、食欲不振，癌瘤所致的癌热和化学药物对机体各系统产生的毒性作用，使身体相对虚弱，一般宜给予高蛋白、高热量、富含维生素而又易于消化的食物，并宜少量多餐。中医饮食调理原则为补益虚损，健脾生血。如化疗中出现造血系统抑制，有白细胞减少乃至明显贫血症状、眩晕心悸、短气乏力等，中医饮食调理原则为填精益髓，滋阴补血。某些化学药物可能引起较为严重的消化系统不良反应，使食欲明显减退，或有恶心呕吐，甚至出现腹痛或腹泻，中医饮食调理原则为补中健脾，消食开胃。

除了传统的汤药，膏方的使用也可以在一定程度上减轻患者放化疗后的不良反应。在中医理论中，膏方是一种具有高级营养滋补和治疗预防综合作用的成药。它是在大型复方汤剂的基础上，根据人的不同体质、不同临床表现确立不同处方，经浓煎后掺入某些辅料制成的一种稠厚状半流质或冻状剂型。膏方相比汤药，服用更加方便，每天冲服即可。

健脾生髓膏方：为广州中医药大学第一附属医院肿瘤研究所研发的院内制剂，由龟甲、鳖甲、鹿角霜、党参、枸杞子、黄精、女贞子、墨旱莲、蒸陈皮、鸡内金、炒麦芽、山楂、香附、阿胶、玉竹、麦冬、饴糖等组成，它补而不燥，滋而不腻，注重健脾益气，补骨生髓，以实现人体五脏六腑、气血阴阳的平衡，可填精补血，增强患者体质。在临床上，该方可有效改善肿瘤患者的骨髓抑制、贫血及癌因性疲乏等相关并发症，改善患者生活质量。

和胃止呕膏方：肿瘤患者放化疗后出现的胃肠道反应较为常见，患者表现为食欲减退、恶心呕吐、嗳气呃逆、大便不通等，中医辨证多属脾胃虚弱，运化失常，针对这一情况，广州中医药大学第一附属医院肿瘤研究所研制了"和胃止呕膏方"，由半夏、竹茹、鸡内金、神曲等调和脾胃之品组成，注重和胃降逆，健脾消导，用于放化疗后恶心呕吐、食欲不振，疗效显著。

## 五、对"发物"的认识

对于癌症患者，饮食应该有所宜忌，在民间就常常提到忌"发物"，那究竟何为"发物"？

传说，明朝的开国功臣徐达患上了"发背"（痈疽生于脊背部位），最忌吃鹅肉，但皇帝朱元璋却赏赐徐达肥鹅一只。鹅在当时被认为是"发物"，易动火发疮。徐达不敢违抗君主的命令，只好当场吃下。不久，徐达就"发背"扩散而亡。传说的真实性我们不做深究，但可以看出"发物"一说在民间广为流传，这也是许多患者关心的话题。临床上的确有一部分患者，食用过量燥热、辛辣之品，如狗肉等，容易出现局部肿块或淋巴结增大、疼痛加重的情况，所以适当忌口、科学饮食非常重要。

"发物"是老百姓在长期与疾病做斗争的过程中总结出来的经验，历史文献中记载的"发物"有100多种，其中很多都是人们常用的营养品，如果这些"发物"都不能食用，势必导致营养缺乏。仔细研究历史文献后不难发现，"发物"的发现是偶然的，100多种"发物"的发现经历了漫长的过程。随着历史的推进，很多当时被认为是"发物"的东西，在后来的实践中并没有诱发疾病或使病情加重，因此这些"发物"渐渐被人们淡忘而成了正常食物。

众所周知，食物对人体有营养作用，但有的疾病要忌吃某类食物，如肾炎在水肿期忌盐，糖尿病忌糖，胆囊炎、胰腺炎忌油腻，高血压、冠心病忌酒等，对于癌症也一样，从广义上讲，一切可能含有致癌物或有促癌作用的食物，均属"发物"范畴。如亚硝胺是一种公认的强致癌物，它的前身物质亚硝酸盐及硝酸盐，广泛存在于食品防腐剂中。放置过久的蔬菜、盐渍酸菜、熏肉、烤肉、咸鱼、熏鱼、罐装食品中亦含有大量亚硝酸类化合物。这些化学物质进入人体内后于适当条件下，可在胃肠道内合成致癌物亚硝胺。霉变的花生、玉米中含有大量的强致癌物黄曲霉毒素，熏制食品中含有苯并芘及其他致癌物，这些物质均有诱发肝癌、消化道肿瘤的可能。在一些热带及亚热带地区，食物常被黄曲霉菌污染，居民的肝癌发病率相应增高。在一些经常食用熏

制食品的地区，胃癌的发病率较高。有咀嚼槟榔习惯的地区，口腔黏膜癌的发病率较其他地区高（据研究，槟榔所含的槟榔碱和高浓度的酮是导致口腔黏膜癌的主要原因）。此类与癌症发病相关的物质，可视为"发物"。

从中医学的角度分析，"发物"是指辛辣燥热刺激、肥甘厚味及某些海产生物等一类食物。《灵枢·五味》记载："肝病禁辛，心病禁咸，脾病禁酸，肾病禁甘，肺病禁苦。"《素问·热病论》谓："热病少愈，食肉则复。"《本草纲目》也有记载："凡服药，不可杂食肥猪犬肉，油腻羹鲋，腥臊陈臭诸物。凡服药，不可多食生蒜、胡荽、生姜、诸果、诸滑滞之物。""羊肉大热，热病及天行病、疟疾病后，食之必发热致危。"以上论述逐渐引申为中医学里"发物"的概念。

当癌症患者吃高蛋白、高脂肪或刺激性食物时，机体对异体蛋白（特别是对某些海产生物）会发生反应，造成发热、皮疹、胃肠消化功能紊乱而出现腹痛、腹胀、腹泻或便秘，一些刺激性食物对消化管黏膜作用可出现发热及皮疹，黏膜及皮肤充血或溃破，这就是发物的致病机理和临床表现。癌症患者应该忌吃什么食物，与各种癌瘤的特性、癌瘤所侵犯的脏腑及患者的体质有关。中医学认为肿瘤的病因和发病可能是多方面的综合作用，总由正气先虚、六淫化火、邪毒结聚、痰湿瘀血及饮食内伤所引起，癌瘤形成后肆无忌惮地生长，对人体的五脏六腑产生显著的影响。癌症对机体脏腑损害的特点有二：一是耗损先天肾精，使患者正气亏损、体质虚衰；二是削弱后天脾气，故患者多有食欲不振和消化吸收障碍。所以，癌症患者应戒吃肥腻难消化和燥热刺激性食物，如油焖狗肉、烧烤羊肉、炖公鸡、炸牛排之类，这些食物禀性燥热肥腻，每每形成胃肠积滞，且狗肉及公鸡之温燥最易动风化火，灼烁胃阴，其他如烧烤食物、炸牡蛎、爆花生、烈酒、辣椒等，邪毒炽盛、有里热瘀血的癌症患者亦应戒口。

为了探讨癌症与膳食的关系，广州中医药大学肿瘤研究所曾开展癌症患者饮食因素调查研究，被调查的565例患者皆为确诊的癌症患者（其中消化系统癌219例，占37%），病程最短者2个月，最长者7年5个月，67.8%

（383/565）的患者仍在接受各种抗癌治疗，其余为经抗癌治疗后的临床缓解者，通过对患者饮食习惯、三餐嗜好、体重、体质情况、自觉症状变化等的调查和随访发现：患者中认为适当的戒口有利于身体调养者占61.4%；主张癌症不能吃狗肉、羊肉、辣椒、煎炸食物，且不宜抽烟饮酒者占37.5%。51例（占9%）患者治疗中无所顾忌地食用各类食物，后因吃焖狗肉、炸鸡和炸虾、酸辣鲤鱼及过量饮酒等，出现发热、腹痛、腹泻和厌食，引起癌症加重，其中3例（占0.5%）原来经治疗后已获临床缓解，后因过量食用发物（1例鼻咽癌吃焖狗肉、1例慢性粒细胞性白血病饮酒、1例肠癌吃毛蟹），皆出现癌症复发。

　　上述研究表明，癌症确实存在不适宜吃某些食物的情况，这就是部分临床专家和患者主张戒口和戒吃发物的依据。与癌症有关的发物包括狗肉、公鸡、羊肉、蚕蛹、虾、蟹、螺、蚌、酒等，这些食物容易动风化火，助湿生痰。一切辛温、煎炸、荤腥、炙煿、陈腐、发霉之物，患者吃后虽不至于每吃必"发"，但多数人容易出现食物变态反应，而且某些患者可能对某类食物较为过敏而易"发"，并可导致机体进一步虚衰。肿瘤是一种全身性疾病，患者常有神经-内分泌功能失调，使机体处于免疫应激状态、免疫功能低下，并伴有消化腺排泄障碍、胃肠充血而表现为消化吸收功能紊乱，此时如果暴饮烈酒、肆吃虾蟹及肥甘厚味，容易起变态反应，出现发热腹痛、食欲减退等，造成体质亏虚和免疫功能低下，继而导致癌症加重或复发，可见癌症患者戒吃发物具有一定的理论依据，也有临床实例。

　　提倡癌症患者适当戒口和戒吃发物，但发物的范围不应随意扩大，有些人把鱼类、猪头、猪蹄、鸡、鹅、鸭皆归为发物，使患者大有"开口便错""因噎废食"之虑。其实，鱼类可提供人体所需又易于吸收的优质蛋白质，鲍鱼、鱼鳔等具有养阴补血的功效，是癌症患者常用的滋补佳肴；而猪头肉、猪蹄与猪肉同出一体，性味皆甘温，唯猪头肉与猪蹄较肥腻难消化而已，偶尔吃之亦不需拘泥；至于戒吃鸡、鹅、鸭更为不必。噎膈及反胃有部分相当于食管癌及胃癌。《本草纲目》里曾记载鸡肉馄饨等治"反胃吐食与老人噎食不通"，《张氏医通》与《本经逢原》皆载鹅血治噎膈，冬虫夏草炖老鸭善

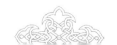

于滋阴补虚，对肺癌和肝癌邪热炽盛、纳呆消瘦者常能收到良好的治疗效果。

利用食物中所含营养成分及食物的烹调方法来防治各种疾病称为临床营养治疗。癌症患者是否有明显的营养障碍和消瘦，对预后有很大影响，估计晚期癌症有一半死于营养不良、体质虚衰及其并发症，所以癌症临床营养有助于延长患者生命、促进机体康复。《素问·脏气法时论》谓："毒药攻邪，五谷为养，五果为助，五畜为益，五菜为充，气味合而服之，以补益精气。"肿瘤患者不论采用手术切除、放疗、化疗还是中药抗癌治疗，都是在祛邪，可导致人体正气亏虚，故必须依赖食物调养，供给机体生命需要的营养素，才能耐受祛邪的攻伐，达到"治病救人"的目的。

对于癌症患者的膳食，应该强调食材要新鲜，食谱不宜太简单，营养成分要平衡，必须有多种适量的动物蛋白质或奶类以满足机体对主要氨基酸的需求。水产品中的海参、鱼膘、乌龟、团鱼等富含大分子胶原蛋白质，食用真菌如猴头菇、香菇、雪耳等富含植物多糖、多糖蛋白和多肽类，皆有延缓衰老和增强抵抗力的功效；新鲜蔬菜和水果中含有大量的维生素，以及多糖类和食用纤维，其防癌抑瘤效果已受到充分的重视。美国防癌协会（ACS）颁布了一套有助于减少人们患癌可能性的营养准则，将食物分为以下几类：有利的食物，如大豆、高纤维食物、十字花科蔬菜（卷心菜、硬花甘蓝、菜花等）；含抗氧化剂（类胡萝卜素、维生素C、维生素E及硒）的食物，如黄色、橙色及绿色蔬菜是类胡萝卜素的良好来源，柑橘类水果、番茄及草莓富含维生素C，谷类制品富含硒，绿茶含有数种抗氧化剂；可疑物质，如酒精饮料、亚硝胺类（煎炸、碳烤、极高温下烧制的肉类，以亚硝酸盐作为防腐剂的熟肉制品，如热狗、火腿、午餐肉）；可食物质，如咖啡、食物添加剂、氟化物、人工甜味剂等。其基本精神与中医学癌症戒口的内容多有相似之处。在科学昌明的现代，正确地理解中医戒口和发物的概念及范畴，对癌症患者饮食调养、促进机体康复仍有积极的意义。

那从现代营养学的角度来说，什么是诱发肿瘤的因素呢？

研究发现，以下四大类食物中的致癌物质是最危险的致癌因素：

（1）氢化或半氢化植物油：其中包括起酥油、植物奶油等。这类植物油富含一种名为"反式脂肪酸"的成分。科学研究表明，反式脂肪酸有很强的致癌可能性。

（2）丙烯酰胺：如淀粉类食品经120℃以上高温油炸后极易产生丙烯酰胺类有害物质。据有关媒体报道，芬兰人最爱吃油炸面包圈，所以芬兰国民患胃癌的比例远比其他北欧国家要高。科学家认为，淀粉类食品最不适合油炸加工。

（3）亚硝酸盐：亚硝酸盐是一种常用肉食品发色剂，如火腿、培根、熏肉、香肠、西式火腿、午餐肉等大众肉食品通常都有亚硝酸盐成分。其中，未腌透的蔬菜如雪里红的亚硝酸盐含量较高。亚硝酸盐在人体消化道中会转化成亚硝胺，后者是公认的强致癌物质之一。

（4）被黄曲霉毒素污染的食品：黄曲霉毒素也是公认的强致癌物质之一，可直接诱发肝癌等恶性肿瘤。经常摄入这类食品也会提高乳腺癌或肠癌等常见肿瘤的发病概率。

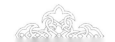

第五章
# 常见天然抗癌食物

利用食物防治癌瘤，是一个古老而又新兴的课题。我国早在2000多年前就用海藻和海蛤治疗肿瘤。近年来，肿瘤流行病学的研究受到充分的重视，其中的地理流行病学和营养流行病学是较为活跃的研究领域。这些研究表明肿瘤的发生与人的生活方式和营养有密切的关系，某些食物与癌瘤有明显相关性，但自然界中亦不缺乏防癌治癌的物质，它们广泛存在于天然食物中，尤其存在于海洋及水产生物、新鲜水果和蔬菜之中。

## 一、海洋及水产生物

海洋是一个有待开发的天然宝库。海洋生物向人类提供了丰富的营养资源。20世纪50年代以后发现，不少海洋生物（如食用蛤、牡蛎、乌贼、短鞘章鱼、海参等）的提取物有抗肿瘤作用。

（1）海参：为棘皮动物门海参纲楯手目动物，全世界有1100多种海参，我国海域有100多种，可供食用的约占一半以上。海参在我国一向被视为佐膳佳肴，不仅味美可口，而且营养丰富，所以被纳入山珍海味之列。中医学一向强调"医食同源"，海参既是美味食物，又是滋补良药，在明代以后被收载入补益药类。海参含丰富的蛋白质、矿物质、微量元素，以及海参毒素、海参酸性多糖等。本品性温味甘，有补肾益精、养血润燥的功效。《本草从新》谓："（海参）补肾益精，壮阳疗痿。"《随息居饮食谱》谓："（海参）滋阴、补血、健阳、润燥、调经、养胎、利产，凡产后、病后均可食用，宜同火腿或猪羊肉煨食之。"《食物宜忌》谓："（海参）补肾经，益精髓，消痰涎，

摄小便，壮阳疗痿，杀疮虫。"《五杂俎》谓："海参……其性温补，足敌人参，故曰海参。"《百草镜》谓："入滋补阴分药，必须用辽东产者；亦可熬膏作胶用。"近年来，国内外对海参进行了大量的研究，证明海参具有多方面的药理功能，如抗肿瘤、抗真菌、抗放射、增强白细胞吞噬能力等。现已应用海参治疗癌症，对皮肤癌有较好的疗效，亦可使其他肿瘤瘤体缩小，体质改善，还有报道海参可防止宫颈癌放疗的直肠反应。海参特别适用于肿瘤的辅助治疗。

（2）鱼鳔：为石首鱼、鲟鱼、鳇鱼的鱼鳔，商品统称为鱼肚。鲟鱼、鳇鱼的鳔称为黄唇肚、黄鲟胶。鱼鳔亦在山珍海味之列，为宴会中的高级菜肴。鱼鳔主要成分为胶原蛋白，浸于水中则膨胀，久煮则几乎全溶，冷后成冻胶，2%的水溶液放冷也冻结。鱼鳔性平味甘，有补肾益精、滋阴养血的功效。《拔萃良方》鱼鳔丸中重用鱼鳔，治肾水不足，阴虚血虚。近年有人用鱼鳔治疗癌症，如内蒙古《中草药新医疗法资料选编》中介绍：用香油炸酥鱼鳔，压碎，每服5克，每天3次，治食管癌及胃癌。鱼鳔胶稠，入肾补精，恐性腻滞，加入人参，以气行于其中，则养精补血，而无胶结之弊也。

（3）鳖：为鳖科动物中华鳖的全体，又称甲鱼、水鱼、团鱼、圆鱼。含丰富的胶原蛋白，肉较肥厚，味鲜美，其背甲即为常用中药鳖甲。鳖性平味甘，入肝经，有滋阴凉血、软坚散结的功效。对于鳖的食疗作用，《日用本草》谓："补劳伤，壮益气，大补阴之不足。"《随息居饮食谱》曰："滋肝肾之阴，清虚劳之热，主脱肛、崩带、瘰疬、癥瘕。"《本草图经》谓："补虚，去血热。"《食物本草》谓："主补阴，调中益气，去热气，血热，温痹，腹中激热，妇人带下，羸瘦。……甲，味咸，平，无毒。主心腹癥瘕，坚积，寒热，去痞，息肉，阴蚀，痔恶肉，消疮肿，疗温疟，劳瘦骨热，小儿胁坚，妇人漏下，五色弱瘦，堕胎。头，烧灰，主小儿诸疾。脱肛，血可涂之。"《本草备要》记载以"鳖肉加冰糖炖服，其脂尤佳"治疗阴虚诸损，临证可用于阴虚内热、瘀血内结者。《食物本草》称其"久食损人。妊娠不可食，忌苋菜"。民间以团鱼作为癌症患者的滋补食物，可配枸杞子、莲子、猪

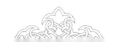

瘦肉同煮食。

（4）乌龟：为龟科动物乌龟的全体，异名金龟。乌龟是长寿动物，民间一向以龟肉作为体质虚衰者的滋补菜肴。本品性平味咸、甘，入肝、肾经，具有滋阴、补血、补肾、健骨、降火、止泻的功效。对于乌龟的食疗作用，《日用本草》谓："大补阴虚，作羹，截久疟不愈。"《医林纂要》曰："治骨蒸劳热，吐血，衄血，肠风血痔，阴虚血热之症。"《四川中药志》有"治女子干病，老人尿多及流血不止"的记载。《便民食疗》以"乌龟，煮取肉，和葱、椒、酱、油煮食"治疗虚劳失血、咯血、咳嗽寒热。《普济方》用"乌龟肉，以砂糖水拌，椒和，炙煮食之"治疗痢疾便血，以"龟肉同五味煮食之，微泄为效"治疗热气湿痹，腹内积热者。《名医别录》谓："肉作羹腥，大补。"《日用本草》谓："大补阴虚，作羹，截久疟不愈。"乌龟腹甲即为常用中药龟板，含胶原蛋白，为滋阴益肾、养血补心之要药。龟板煎熬成胶，作用更强。但胃有寒湿者忌服。用乌龟全只加沙参、冬虫夏草、猪瘦肉煎汤，调味服食，既是美味菜肴，又有滋阴养血、大补虚损的功效。现代研究结果证明，本品能抑制肿瘤细胞S180、上皮细胞等，并可增强机体免疫功能，对患有肺结核、便血、咳血、痔疮，经常手足心发热、腿酸脚软、慢性肾炎、肝炎者亦宜食养。

（5）牡蛎肉：为牡蛎科动物近江牡蛎等的肉。异名蛎黄、蚝子肉。性平味甘、咸，功能滋阴养血。对于牡蛎肉的食疗作用，《食经》谓："治夜不眠，志意不定。"《本草拾遗》谓："煮食，主虚损，妇人血气虚，调中，解丹毒。于姜醋中生食之，主丹毒，酒后烦热，止渴。"《医林纂要》谓："清肺补心，滋阴养血。"《食物本草》谓："主伤寒寒热，温疟洒洒，惊恚怒气，除拘缓，瘰疬，痈肿，喉痹，鼠瘘，女子带下赤白，心胁气结痛，除老血软积痞，咸能软坚也。涩大小肠，止大小便，疗鬼交泄精。久服强骨节，杀邪鬼，延年。""和杜仲服，止盗汗。和麻黄根、蛇床子、干姜为粉，去阴汗。引以柴胡，能去胁硬。引以茶清，能消结核。引以大黄，能除股肿。地黄为之使，能益精收涩，止小便，本肾经药也。"临床多用于体质虚弱儿童，或治疗肺

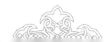

门淋巴结核、颈淋巴结核。有人认为脾虚者应少用。《本草求原》指出："脾虚精滑忌。"

（6）黄花鱼：又名黄鱼，为石首鱼科黄鱼属的统称。生于东海中，鱼头中有两颗坚硬的石头，叫鱼脑石，故又名石首鱼。其味甘、咸，性平，入肝、肾二经，有健脾开胃、安神止痢、益气填精的功效，鱼腹中的白色鱼鳔可作鱼胶，有止血之效，能防止出血性紫癜。大黄鱼肉肥厚但口感略老，小黄鱼肉嫩味鲜但刺较多。黄鱼富含蛋白质、不饱和脂肪酸、胆固醇、维生素$B_2$、尼克酸、维生素E及多种矿物元素。尤其值得一提的是，黄鱼富含微量元素硒，吃100克左右的黄鱼就可以满足人体对硒的需要。硒是人体必需的微量元素，具有抗氧化作用。哮喘病患者和过敏体质者应慎食。本品不能与中药荆芥等同食，不可用牛、羊油煎炸。

（7）带鱼：为带鱼科动物带鱼的肉，又名鞭鱼，性温味甘，入胃经，具有养肝补血、和中开胃、消瘤的功效。《食物宜忌》中有"和中开胃"的记载，《随息居饮食谱》谓其可"暖胃，补虚，泽肤"。带鱼营养丰富，肉质细嫩，味道鲜美，含有较高的蛋白质、不饱和脂肪酸、磷、碘、铁及多种维生素，其鱼身表面覆盖的一层银白色物质为油脂，主要为不饱和脂肪酸。《金峨山房药录》中记载，将带鱼蒸熟后，取其上层油食之，用治肝炎。《古鄞食谱》中记载，以铁砂90克，置清水中一宿，滤取其汁，煮带鱼食之，治疗瘿瘤。研究发现，从带鱼体表覆盖的银白色物质中提取的抗癌物质6-硫代鸟嘌呤可用于治疗急性白血病、胃癌、淋巴瘤。带鱼补而不腻，能养肝托毒，确有助益。但由于其含有较高的蛋白质，故少数过敏体质者应慎用。王士雄谓"作鲞较胜，冬腌者佳"。

（8）鲍鱼：为鲍科动物九孔鲍的肉，异名九孔鲍、鳆鱼、石决明鱼、镜面鱼、明目鱼、将军帽、耳贝等。性温味咸，入肝经，具有养血柔肝、滋阴清热、益精明目、行痹通络、下乳汁的功效。主产于广东、福建沿海潮向带，于春末夏初捕取，其肉肥满，鲜肉可制成鲍鱼干食用，为名贵珍肴。鲍鱼是营养佳品，可用于血枯月经闭止、乳汁不足及血虚肝硬化等症。对于鲍鱼的食疗作用，《蜀本草》谓："主咳嗽，啖之明目。"《随息居饮食谱》曰："补

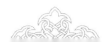

肝肾，益精明目，开胃养营，已带浊崩淋，愈骨蒸劳极。"《金峨山房药录》记载以"鲍鱼肉煮食，杂入黄芪尤佳"治疗瘰疬虚损。《春满集》以"鲍鱼二只，煮食"治血枯经闭，乳汁不足。鲍鱼含蛋白质及20余种氨基酸等营养成分，能抑制癌细胞、链球菌、葡萄球菌、流感病毒、单纯疱疹病毒、角膜炎病毒、腺病毒等。《随息居饮食谱》认为其"体坚难化，脾弱者饮汁为宜"。临床上本品可用于阴虚不足患者，如肝癌表现为肝热血瘀者，另外鲍鱼莲子瘦肉汤可治肺癌阴虚内热者。鲍鱼的外壳名石决明，具清肝明目、潜阳降逆功效，用于治疗高血压、动脉硬化、青光眼、白内障等疾病，阴虚火热体质者可常服用。

上面介绍的海参、鱼鳔、乌龟、鳖等，皆有滋阴养血、补肾益精的作用。这些食物含有大量的大分子胶原蛋白，还含有肌红蛋白、胱氨酸等营养物质，是人体补充、合成蛋白质的原料，并且易于吸收和利用，大分子胶原蛋白以水溶液的形式贮存于人体组织中，可改善组织的营养状况和新陈代谢。科学家在临床研究中发现，癌症患者的癌细胞结合水量较正常人明显减少，说明结合水与癌症的发生有一定的关系。常见一些癌症患者体重锐减，其体内细胞贮存水的机能出现障碍是重要原因之一。海参、鱼鳔、乌龟、鳖等所含的胶类物质，都是生物大分子胶原蛋白，它们在结构上有较大的空间，而维持生命的结合水就是稳定大分子结构的必要成分，现已证明，胶原蛋白的三股螺旋等蛋白质晶体结构的形成，跟结合水有关。富含胶原蛋白的食物通过含有胶原蛋白的水（体液）去影响某些特定组织的生理机能，从而促进人体生长发育，增强抗病能力，起到延缓衰老和抵御癌症的效能。

## 二、乳蛋类

乳类是乳白色稍黏的液体，在各种食物中其所含的营养素较齐全。乳类容易被消化与吸收，《寿亲养老新书》谓："牛奶最宜老人，平补血脉，益心，长肌肉，令人体强壮，润泽面目……志不衰，故为人子常供之。"各种不同的乳类如人奶、牛奶、马奶、羊奶或其他动物奶的成分虽有不同，但差别

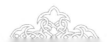

不大。

（1）牛奶：为牛科动物黄牛或水牛的乳汁。性平味甘，入心、肺经，有补虚损、益肺胃、生津润肠的功效。对于本品的食疗作用，《日华子本草》曰："润皮肤，养心肺，解热毒。"《本草纲目》谓："治反胃热哕，补益劳损，润大肠，治气痢，除疸黄，老人煮粥甚宜。"《千金要方》中记述："黄牛乳一升，以水四升，煎取一升，如人饥，稍稍饮之，不得过多，治疗大病后体虚，万病虚劳。"《千金要方》以牛奶、生姜汁各适量，煎取后，分为二服治疗小儿哕。《丹溪心法》中记载，以牛奶适量，韭菜汁60克，生姜汁15克，和匀温服治疗翻胃。中医的"翻胃""反胃""噎膈"这类疾病，包括部分食管癌和胃癌，丹溪最为推崇使用牛、羊奶治疗，强调"反胃噎膈，大便燥结，宜牛、羊奶时时咽之，并服四物汤为上策"，其创立的五汁安中饮治疗噎膈、反胃，至今仍有一定的临床意义。吴鞠通在《温病条辨》中也有以牛奶治疗"胃液干燥"的记载。日本学者调查发现，胃癌死亡率低的人群与习惯饮用牛奶呈明显相关性。美国科研人员在动物实验中发现，酸牛奶有抑制肿瘤的作用。瑞典科学家还发现，将一些培养的肺癌细胞放进入奶中，能使癌细胞"自杀"，此种现象可能与人奶中与钙相关的α-乳清蛋白有关。现代研究表明牛奶营养丰富，除含脂肪、蛋白质、碳水化合物及维生素外，尚含泛酸、肌醇、乳清酸，以及丰富的钙、维生素B、维生素A、维生素C和维生素D。牛奶中的蛋白质主要是含磷蛋白质——酪蛋白，也含有白蛋白、球蛋白，此三种蛋白质都含有全部必需氨基酸。牛奶中的脂肪主要是棕榈酸、硬脂酸中的甘油酯，也含少量胆固醇。牛奶中的酪蛋白可能有抑制体内形成亚硝酸盐的功效，故对防止消化道癌变有积极的作用。由于牛奶中含有脂肪等物质，故中医认为脾胃虚寒泄泻、有痰湿积饮者宜慎用。《本草拾遗》谓牛奶"与酸物相反，令人腹中癥结"。临床上属脾胃虚寒者以少量温服为宜。

（2）马奶：为马科动物马的乳汁，性凉味甘，有补血润燥、清热止渴的功效，可用于治疗血虚烦热、虚劳骨蒸、消渴、牙疳。对于马奶的食疗作用，《随息居饮食谱》谓："功同牛奶而性凉不腻。补血润燥之外，善清胆、胃之

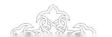

热，疗咽喉口齿诸病，利头目，止消渴，专治青腿牙疳。"《唐本草》曰："止渴疗热。"《泉州本草》曰："治骨蒸、痨热、消瘦。"每100克马奶含水分91克，蛋白质2.1克，脂肪1.1克，碳水化合物6克，矿物质0.4克，其所含的乳蛋白及乳脂等皆较牛奶低，质较清稀。

（3）羊奶：为牛科动物山羊或绵羊的乳汁。性温味甘，有温润补虚的功效，可用于治疗虚劳弱、消渴、反胃、哕逆、口疮、漆疮。对于羊奶的食疗作用，《食疗本草》谓："补肺、肾气，和小肠，亦主消渴，治虚劳，益精气。"《本草纲目》谓："羊乳，白者佳。丹溪言反胃人宜时时饮之，取其润胃脘、大肠之燥也。"《名医别录》谓："补虚冷虚乏。"《药性论》谓："润心肺，治消渴。"《日华子本草》曰："利大肠，（治）小儿惊痫疾。"《本草纲目》曰："治大人干呕及反胃，小儿哕及舌肿，并时时温服之。"与牛奶比较，山羊奶较富于脂肪及蛋白质，而绵羊奶的脂肪、蛋白质含量更高，为有黏性乳白液，可内服及外用涂敷。

（4）鸡蛋：为雉科动物家鸡的卵，异名鸡卵。蛋清性凉味甘，蛋黄性平味甘，入心、肾经。鸡蛋有滋阴润燥、养心安神的功效。蛋清可清肺利咽、清热解毒。蛋黄功效滋阴养血、润燥息风、健脾和胃。对于鸡蛋的食疗作用，《本草拾遗》谓："鸡子白，解热烦。"孟诜曰："热毒发，可取三颗鸡子白和蜜一合服之。"《本草纲目》曰："鸡蛋黄，补阴血，解热毒，治下痢。"《本草再新》谓："补中益气，养肾益阴，润肺止咳，治虚劳吐血。"鸡蛋含蛋白质、脂肪、维生素、尼克酸、硒、锌等，其中蛋黄含卵磷脂、胆固醇。鸡蛋所含的蛋白质为完全蛋白质，主要为婴幼儿成长需要的卵白蛋白和卵球蛋白，与人体蛋白质组成相近，吸收率高。鸡蛋中还含有多种矿物质，铁的含量较牛奶丰富，所以是老人、儿童、孕产妇及病弱患者的理想食物。日本的研究发现，鸡蛋中含有抗癌物质。该研究用导致喉癌的EB病毒进行实验，结果表明：从鸡蛋中提取的光黄素和光色素这两种物质有抗癌作用，在1毫升含有癌细胞的培养液中滴入50微克的光黄素和光色素后，85%的癌细胞的增殖受到抑制。鸡蛋是含维生素B最丰富的食物之一，维生素$B_2$能预防肝癌的发生，

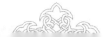

可帮助分解致癌的黄曲霉毒素，鸡蛋含的硒、锌等微量元素及维生素A也有良好的抗癌作用。以胡桃枝45克、鸡蛋3枚制成鸡蛋胡桃枝汤，适用于各种癌症患者，民间流传较广，是安全有效的食疗方之一。以鸡蛋1只打碎，蜈蚣1条研末，两味搅匀蒸熟，空腹服，早晚各一次，适用于肝癌患者。以猕猴桃根50克浓煎取汁，放火上煎沸，打入鸡蛋2枚，煮成溏心蛋，当点心吃，对胃肠道癌症有一定疗效，可长期服用。

（5）鹌鹑蛋：为雉科动物鹌鹑的卵。性平味甘，功能补五脏、益中续气、实筋骨。其营养价值高，所含赖氨酸、胱氨酸均比鸡蛋高，特别是含丰富的脑磷脂、卵磷脂等，有补益气血、强身健脑、降脂降压作用，对贫血、妇婴营养不良、神经衰弱、气管炎、结核病、高血压、血管硬化者都能起到滋补调治作用。也可用于癌症患者术后气虚懒言者。

### 三、食用真菌

食用真菌包括香菇、蘑菇、猴头菌、黑木耳、银耳等。这类食物营养丰富，味道鲜美，除含有水分、蛋白质、碳水化合物及微量的钙、磷、铁外，尚含有大量的多糖、多糖蛋白和多肽类物质，能不同程度地提高机体免疫功能，如促进白细胞、单核巨噬细胞数量的增加，增强其吞噬功能，促进淋巴母细胞转化、促进抗体生成等，这就调动了机体的抗癌能力，对预防和治疗肿瘤有积极作用。

（1）猴头菇：为齿菌科猴头菌属猴头菌，是美味食用菌，名贵的佐膳佳肴。猴头菇味甘性平，有扶正补虚、健脾养胃的功效。本品对小鼠肉瘤S180细胞有抑制作用，体外对艾氏腹水癌细胞亦有抑制作用。上海等地以猴头菇浸膏片治疗393例肿瘤，其中食管癌占15%，总有效率69.3%。用猴头菇配合肉类煮食，既是美味佳肴，亦对食管癌、贲门癌、胃癌等消化道肿瘤有一定的治疗作用。

（2）香菇：为口蘑科真菌香菇的子实体。香菇有独特的香味，是食用菜肴和烹调佳品。香菇含蛋白质、多种氨基酸、维生素和香菇多糖，味甘香，

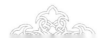

有养胃益气的功效。香菇多糖对小鼠肉瘤S180、子宫颈癌U14、肝癌腹水型动物实验瘤株均有抑制作用，其抗肿瘤作用与香菇多糖能增强机体的细胞和体液免疫功能有关。《本经逢原》谓香菇"大益胃气"。《本草求真》谓："香菇，食中佳品，凡菇禀土热毒，唯香菇味甘性平，大能益胃助食，及理小便不禁。"香菇亦宜配合鱼、肉类煮食，功能扶正补虚。

（3）蘑菇：为蘑菇科真菌蘑菇的子实体（菌盖及柄）。异名蘑菇蕈、蘑菰、肉蕈。性凉味甘，入脾、胃、肺经。功能补益肠胃、化痰散寒。对于蘑菇的食疗作用，《本草纲目》谓："益肠胃，化痰理气。"《日用本草》曰："天花蕈益气杀虫。"《家庭食疗手册》以鲜蘑菇水煎或做菜食用，治疗急性、慢性肝炎，以蘑菇煨汤治疗咳嗽气逆。现代研究表明，从蘑菇中提取的一种多糖物质，与抗癌药物合用，可减少药物剂量而达到治疗目的。蘑菇味鲜美，能增进食欲，益胃气，适合肿瘤、糖尿病、肝炎、慢性气管炎患者经常食用。体虚者食用，可增强机体的免疫功能。但有人认为蘑菇动气发病，不宜多食，如《本草品汇精要》谓："蘑菇乃蕈之属……今人诸汤中食之味甚鲜美，但不可多食，由其动气而发病故也。"另外蘑菇野生者要注意是否有毒，如中毒可用生绿豆和水研浓汁饮之遂解。

需要注意的是，菇类美味，但皆生于潮湿阴暗之处，多食或有寒湿阻碍之弊，应该辨证施食，扬长避短。

（4）银耳：为银耳科真菌银耳的子实体，又称雪耳、白木耳。是一种理想的清润滋补品，可调配多种食物服用，咸甜皆适宜。银耳含蛋白质和大量的多糖类，性平味甘、淡，有润肺养胃、滋阴生津的功效。从银耳中提取的多糖体对小鼠肉瘤S180细胞有抑制作用。《增订伪药条辨》谓银耳"治肺热肺燥，干咳痰嗽，衄血，咯血，痰中带血"。银耳味淡，宜配合富含蛋白质的食物煮食，尤适宜于癌症患者放疗或化疗期间的食物调理。

（5）木耳：为木耳科真菌木耳的子实体，寄生于桑、槐、柳、榆等树上，异名黑木耳、树鸡。性平味甘，入胃、大肠经。功能凉血止血、和血养荣、止泻痢。对于木耳的食疗作用，《神农本草经》谓："盛气不饥，轻身强

志。"《饮膳正要》曰："利五脏，宽肠胃，不可多食。"《随息居饮食谱》谓："补气耐饥，活血；治跌打仆伤，凡崩淋血痢，痔息肠风，常食可瘳。"《圣惠方》记载，取黑木耳30克，以水两大碗煮木耳令熟，先以盐醋调食木耳尽，后服其汁，每天三服，治疗血痢日夜不止，腹中隐痛，心神烦闷。《食物与治病》中以木耳3~6克，柿饼30克，同煮烂治疗内外痔。《御药院方》中以干木耳30克（炒），鹿角胶7.5克（炒），为末，每服9克，温酒调下，每天两次治疗新久泻痢。《家庭食疗手册》中以黑木耳30克，红枣30枚，煮熟服食，加红糖调味，治疗贫血。木耳营养丰富，是滋补强壮之品，被誉为"素中之荤"，含有大量碳水化合物，如甘露聚糖、水糖等，其所含胶质可起到清胃、涤肠的作用。木耳含钙与铁量较高，脂肪中还含有卵磷脂和脑磷脂，所以木耳既可食用滋补强身，又可药用治疗贫血、便血、便秘等，放、化疗期间体虚贫血者可以服用。

### 四、新鲜水果与蔬菜

自然界中的天然抗癌物质，广泛地存在于新鲜水果和蔬菜中，这些食物富含维生素，以及微量元素、多糖类和食用纤维。美国的食物与健康研究报告指出，多食用蔬菜与水果可以预防多种疾病，每天以此为主食的人，其癌症的发病率与死亡率都明显降低。蔬菜与水果预防上皮组织癌如肺癌、子宫癌、食管癌、胃癌、大肠癌与胰腺癌等最为有效。在希腊，通过对超过4400人所作的调查研究发现，每天吃4~5次蔬菜的妇女患乳腺癌的概率会降低46%，而那些每天至少吃6次水果的妇女患乳腺癌的机会比每天吃2次水果的要降低35%。因此，世界卫生组织（WHO）呼吁民众多吃蔬菜与水果来预防癌症，这比依靠保健品来预防癌症更有意义、更切合实际。

（1）芦笋：为百合科植物石刁柏的嫩茎。异名石刁柏、小百部、门冬薯。性寒味苦、甘，入肺经，能抗痨、抗癌。《玉楸药解》记载，芦笋清肺止渴，利水通淋，解鱼肉药箭诸毒。《南宁市药物志》记载，以芦笋煎汤食用可治疗肺结核。《食补与食疗》中以芦笋100克，水发海参250克，加入少许调料

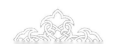

烩制，治疗肺结核，也可作为癌症患者的辅助食品。现代研究表明，芦笋含有多种营养要素（如氨基酸达17种），主要有天冬酰胺酶、天冬氨酸、精氨酸、谷胱甘肽等，其中天冬酰胺酶是抗癌的主要成分。芦笋所含的维生素有维生素A、维生素B、维生素C、叶酸等，其所含的矿物质有钾、磷、钠、镁及硒等。据中国台湾《食品工业》和美国《癌新闻月刊》等文献报道，芦笋有明显抗癌、抑制癌细胞生长之作用。其抗癌成分主要为芦笋中所含的组织蛋白、叶酸、核酸等。芦笋已作为保健防癌食品食用。有报道还提到芦笋可治疗心脏病、高血压、高脂血症、水肿、痛风、肾结石等。近年来，美国学者发现芦笋具有防止癌细胞扩散的作用，对淋巴肉芽肿瘤、膀胱癌、肺癌、皮肤癌及肾结石等均有疗效。直接食用芦笋鲜品和煮熟的罐头原料其抗癌效果一样，食量100～200克不限。

（2）苦瓜：为葫芦科植物苦瓜的果实。异名凉瓜、癞瓜、锦荔枝、癞葡萄、花姑娘、菩达。性寒味苦，入心、脾、胃经，能清暑涤热、明目、解毒。对于苦瓜的食疗作用，《随息居饮食谱》谓："苦瓜，青则苦寒，涤热、明目、清心。可酱可腌。鲜时挑肉先去苦味，虽盛夏而肉汁能凝。中寒者勿食。熟则色赤，味甘性平，养血滋肝，润脾补肾。"《泉州本草》曰："主治烦热消渴引饮，风热赤眼，中暑下痢。"《滇南本草》谓："苦，寒、平。治丹火毒气，疗恶疮结毒或遍身已成芝麻疔疮，疼痛难忍。泻心经实火，清暑，益气，止渴。"《中药辞典》中以鲜苦瓜一个，截断去瓤，纳入茶叶，再接合，悬挂通风处阴干，每次6～9克，水煎或泡开水代茶饮，治疗中暑发热。《食物疗法精萃》中以小苦瓜数条，捣烂取汁，和蜜适量，日服1～2次，治疗小儿痢疾。现代研究表明，苦瓜中含有苦瓜苷、β-谷甾醇葡萄糖苷，含铁和维生素C的量相当高，有报道认为苦瓜苷有降低血糖的作用。美国堪萨斯州立大学的科学家发现，苦瓜中含具有明显抗癌生理活性的物质，这类物质能够激活免疫细胞的功能，延长患淋巴癌、血癌的老鼠的生存期。我国医学家还从苦瓜种子中提取出一种胰蛋白酶抑制剂和一种苦瓜素：这两种物质也能激活免疫细胞的功能，抑制癌细胞的增长或杀死癌细胞，从而阻止恶性肿瘤的生长。苦瓜味虽

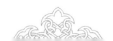

苦，但因其有清热作用，故可供食用，南方人尤喜食之。用鲜苦瓜捣汁饮或煎汤服，清热作用更强。素体蕴热者，宜作为辅助食疗之品。胃寒体虚者慎用。

（3）番茄：为茄科植物番茄的果实。异名西红柿。味甘、酸，性微寒，入肝、脾、胃经，能生津止渴。番茄外形美观，色泽鲜艳，肉厚汁多，甜酸可口，既是蔬菜，又可作果品，不但食用价值高，而且药用价值也很高，具有清补之功。《陆川本草》谓："（番茄可）生津止渴，健胃消食，治口渴，食欲不振。"《食物与治病》曰："番茄性微寒，因其味甘酸，故有健胃消食、平肝作用。"《实用中医营养学》中以番茄去皮后生食治疗热病口渴。《家庭食疗手册》记载每天清晨空腹生吃鲜番茄1～2个，半个月为一个疗程治疗高血压、眼底出血。现代研究认为，番茄中含有大量易于被人体直接吸收的葡萄糖、果糖、有机酸及多种酶，如苹果酸脱氢酶、抗坏血酸氧化酶等，还含有番茄素，番茄素有助消化和利尿作用，常食对肾病患者有益。番茄中含量最多的为水分，占94%，故有清热解毒、生津利尿的作用。美国哈佛大学公共卫生学院科学家通过对4.7万名男性进行的为期9年的饮食习惯调查结果显示，经常食用以番茄为主要辅料制作的食品的男性，发生前列腺癌的危险明显低于其他人。每星期至少食用10次这类食品，前列腺癌的发病率可降低45%。即使每星期只食用4～7次，发病率也可降低20%，并且发现烧煮过的番茄效果更为显著，这或许是番茄红素释放量更多的缘故。在调查涉及的46种蔬菜和水果中，番茄和草莓是仅有的能对前列腺癌的发病率产生影响的食品。早先一些研究成果也揭示番茄对前列腺癌可能存在预防作用。在美国、意大利、希腊及通常在主食中添加番茄的地中海南部国家，男性前列腺癌的发病率相对较低。他们食用番茄通常是以番茄酱的形式，加到意大利通心粉和馅饼等食品上，或者生吃和压榨成汁饮用。

不过，科学家告诫说，研究结果并不意味着人们应该大量食用番茄，同时，临床经验也证实不应减少其他蔬菜、水果的摄入量，强调合理的饮食结构应是多样化的。

（4）芦荟：芦荟又叫卢会、讷会、象胆、奴会、劳伟、油葱等，为百合

科芦荟属多年生常绿草本肉质植物。"芦"的意思是黑，"荟"的意思是聚集，因为芦荟的叶片划伤后滴落的汁液为黄褐色，在空气中易被氧化成黑色聚集在一起，所以被称为"芦荟"。早在两千多年前的《神农本草经》上，芦荟已被列为"上品之上"，谓久服可轻身益气延年。芦荟是一种药食两用的植物，品种有300余种，但不是所有的品种都可以食用，常用的食用和药用品种有库拉索芦荟、斑纹芦荟、木立芦荟等。芦荟含有芦荟素、氨基酸、维生素、大黄素、活性酶及其他微量元素等100多种成分。其中，芦荟多糖是芦荟叶肉中黏性物质的主要成分之一，它对提高人体免疫力有显著的作用，对于多种癌症及艾滋病都有较好的防治效果。国际食品法典将芦荟列为蔬菜，联合国粮农组织将芦荟誉为"21世纪人类最佳保健食品之一"。芦荟性寒味苦，无毒，入肝、心、脾经，具有清热、通便、杀虫的功效。《本草纲目》谓："芦荟可以食用，其味略微有些苦，并且可以药用，具有消炎镇痛解毒等疗效。"《本草再新》谓："（芦荟）治肝火，镇肝风，清心热，解心烦，止渴生津，聪耳明目，消牙肿，解火毒。"《开宝本草》谓："（芦荟）主热风烦闷，胸膈间热气，明目镇心，小儿癫痫惊风，疗五疳，杀三虫及痔病疮瘘。解巴豆毒。"研究表明芦荟具有抗感染、抗癌、抗衰老、提高机体免疫力、促进消化、强心活血、促进伤口愈合、润湿美容等作用。芦荟既可生食又可熟食，除其表皮含有苦味物质外，无其他异味。芦荟的食用方法很多，主要有生吃或制成芦荟饮料、糕点、甜品等。虽然芦荟富含各种活性成分，但也有食用禁忌。每天的食用量最好不要超过30克，此外，脾胃虚寒、眼部有疾患者、婴幼儿和孕妇不宜食用。

（5）包心菜：为十字花科植物甘蓝的叶。异名甘蓝、洋白菜、卷心菜。性平味甘，入肝、胃经，功能清热散结、健胃通络。《千金食治》谓其"甘平，无毒，久食大益肾，填髓脑，利五脏，调六腑"，《本草拾遗》谓其"利五脏六腑，利关节，通经络中结气，明耳目，健人，少睡，益心力壮筋骨，……去心下结伏气"。

包心菜含有丰富的维生素C、维生素$B_1$、维生素$B_2$及大量的维生素C和胡

萝卜素。维生素C是一种强还原剂，它可在人体内阻止亚硝胺的合成，阻止亚硝胺所致的食管上皮增生，并防止正常细胞发生恶变。胡萝卜素被吸收到人体内后，可以转化成为维生素A。美国和瑞士医学家通过动物实验证明，维生素A可以使皮肤癌、膀胱癌和乳腺癌的发病率下降，具有抑制肿瘤生长的作用。包心菜中还含有一种叫二硫氢硫酮的物质，它能抑制肿瘤的生长，起到良好的抗癌作用。再者，包心菜中又含有较多的纤维素，其能在肠胃中起吸水、扩张作用，促进肠胃蠕动，缩短肠胃内容物在胃肠道内停留的时间，这样就可以减少肠胃和某些致癌物质的接触机会，从而降低胃肠道肿瘤的发病率。包心菜四季皆有，冬季可煮食，夏季生拌做成酸辣菜，为佐餐佳肴。常食对慢性胆囊炎和慢性溃疡病患者有益，甲亢患者以拌吃为好。

（6）薏苡仁：为禾本科植物薏苡的种仁。异名薏米、米仁、苡米、六谷子、解霞、起实。性凉味甘、淡，入脾、肺、肾经。功能利水渗湿、健脾止泻。《本草纲目》曰："（薏苡仁）健脾益胃，补肺清热，去风胜湿。"《中国药用植物图鉴》谓："（薏苡仁）治肺水肿，湿性筋膜炎，排尿障碍，慢性胃肠病，慢性溃疡。"《本草纲目》中以薏苡仁粉，同曲米酿酒或袋盛煮酒饮之，治疗风湿痹痛；或以薏苡仁为末，同粳米煮粥，日日食之，或薏苡仁、白扁豆各30克同煎服，治疗脾虚泄泻。《独行方》以郁李仁50克研，以水滤汁，煮薏苡仁饭，治疗水肿喘急。《金匮要略》以薏苡仁100克，附子20克，败酱草50克，杵为末，以水500毫升煎减半，顿服，可下小便，治疗肠痈。《医学衷中参西录》以山药60克，薏苡仁60克，柿饼30克，加水煮粥，治疗脾肺虚弱。

药理研究表明，薏苡仁的醇提取物有抑制艾氏腹水癌细胞的作用，对艾氏腹水癌小鼠每天空腹给药10.3毫克，连续7天，可明显延长小鼠生长期，若在皮下注射，24小时内，小鼠腹水变透明，肿瘤细胞几乎全部消失。对癌性腹水患者使用薏苡仁浸膏制剂，24小时后，抽取腹水检查发现，癌细胞的原生质显著变性，患者症状逐渐改善。同时，薏苡仁能抑制癌细胞的增殖，增强肾上腺皮质功能，增加白细胞和血小板数量。日本《现代东洋医学》曾报道：薏苡

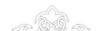

仁对小鼠宫颈癌U14及肝癌实体瘤细胞有明显抑制作用。治胃癌、食管癌时，可取薏苡仁50克煮成粥状食用，每天1次。治喉癌、恶性网状细胞增多症时，可每天炖食薏苡仁50~60克，与粳米、糯米同煮粥，作早餐或晚餐，常服可减轻症状。治多种肿瘤患者，可用薏苡仁15~20克，菱角60~90克，共煎浓汁，每天2次分服，连服一个月，或用薏苡仁50克，粳米100克，红枣50克，莲子肉20克，加水适量，每天煮粥食之。

薏苡仁作用缓和，微寒而不伤胃，益脾而不滋腻。除治腹泻用炒薏苡仁外，其他均生用入药。因为薏苡仁营养丰富，所以常用于久病体虚、病后恢复期，对老人、儿童均是好的药用食物。大便燥结、滑精、精液不足、小便多者及孕妇不宜服用。

（7）大豆：为豆科植物大豆的黄色种子。异名黄豆。性平味甘，入脾、大肠经。功能健脾宽中、益气补虚。《名医别录》谓："（大豆）逐水胀，除胃中热痹，伤中淋露，下瘀血，散五脏结积内寒。"《本草纲目》曰："（大豆）治肾病，利水下气，制诸风热，活血，解诸毒。"《广西中草药新医疗法处方集》中取大豆500克，血藤5000克，血藤煮取汁，与大豆汁混合煮沸20分钟后浓缩去渣，烘干研粉备用，小儿日服4次，每次0.5克，治疗单纯消化不良。《食疗粥谱》中取大豆30克，粳米60克，先将大豆用清水浸泡过夜，淘洗干净，再与洗净的粳米一同下锅，加水煮粥，治疗脾气虚弱。

已发现大豆中至少有5种抗癌成分，可以对抗由雌激素介导的癌变过程，如乳腺癌和前列腺癌。在动物实验中，大豆中的蛋白酶抑制剂，可以完全阻断结肠、口腔、肺、肝脏、胰腺、食管的癌变过程，还可刺激正常免疫功能，阻断宫颈癌和皮肤癌细胞的生长。有人做过统计，喜欢吃大豆的日本人的癌症发病率偏低。

大豆具有高效抗氧化的作用，这可能是缘于它所含有的一种叫作染料木黄酮的物质。染料木黄酮是极为少见的重要抗氧化剂，它拥有巨大的抗衰老生物活性。染料木黄酮的这种抗衰老效果包括：①干扰不同时期癌症患者体内癌细胞的生物活性。这些癌症包括乳腺癌、结肠癌、肺癌、前列腺癌、皮肤癌、

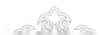

白血病等。②降低动脉壁上脂肪斑的沉积，减少人患心脏病、脑卒中和动脉硬化的危险。

美国的一项研究结果也显示，染料木黄酮能使动物乳腺癌的发病率下降40%~65%。同大豆摄入量极少的美国妇女相比，经常食用大豆的日本妇女其乳腺癌的发病率仅为美国妇女的1/4。大豆抵抗乳腺癌的作用机制有两个方面：①直接作用于机体的组织细胞来发挥其抗癌作用。②防止雌激素在乳腺组织内发生恶性变化。这种变化可出现在绝经前和绝经后的妇女中。

日本人每天消耗的大豆量占世界首位，他们的预期寿命也长于世界上任何国家的人。在日本每人每天大约要消耗28克的大豆，这大约是美国人的30倍，所以日本人患心脏病、癌症、糖尿病和骨质疏松的概率也比其他各国的人低。

（8）胡萝卜：为伞形科植物胡萝卜的根。异名红萝卜。性平味甘，入肺、脾经。功能健脾化滞、润燥明目。《本草求真》谓："胡萝卜，因味辛则散，味甘则和，质重则降，故能宽中下气，而使肠胃之邪，与之俱去也。"《医林纂要》曰："胡萝卜，甘补辛润，故壮阳暖下，功用似蛇床子。"《饮食辨》谓："（胡萝卜）熟能下气补中，利胸膈。今惟用盐腌，生食质硬难化，病人不宜。"《家庭食疗手册》中以胡萝卜250克，加盐3克煮烂，去渣取汁，每天3次服完，连服2天，治疗小儿消化不良；以胡萝卜6根，水煎服，或以胡萝卜与猪肝同炒食，治疗夜盲症、角膜干燥症。现代研究表明，本品富含胡萝卜素，此外它还含较多的核黄素和叶酸，叶酸有抗癌作用。胡萝卜中的木质素，有提高机体抗癌免疫力和消灭癌细胞的作用。本品所含的果胶物质可与汞结合，使人体内有害的汞成分得以排除。胡萝卜中含有9种氨基酸，其中人体必需氨基酸占5种。临床实践证明，胡萝卜可减轻癌症患者的化疗反应，其主要原因是癌症患者在接受化疗时，身体的维生素A被大量消耗，导致机体内的维生素A严重缺乏，而胡萝卜进入人体后，被分解形成两分子视黄醛，并为胆汁乳化，经小肠黏膜细胞的吸收转化为维生素A，可及时地补充由于化疗而消耗的维生素A，减轻化疗引起的毒性反应。取胡萝卜120克，大枣10枚，以

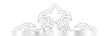

水之3碗，煎汤1碗，分2~3次服，对化疗后体虚贫血者有一定疗效。取鸡蛋1个，胡萝卜半根，威士忌酒50毫升，热开水200毫升煎服，用于癌症体质属虚寒者。

胡萝卜是一种难得的果、蔬、药兼用之品，所以有"小人参"之称。胡萝卜中所含的胡萝卜素，在人体内可迅速转化为维生素A，能维护眼睛和皮肤的健康，防治呼吸道感染，调节新陈代谢。维生素A为脂溶性物质，因此凉拌生食不利于吸收，例如生榨胡萝卜汁，当以油炒或与肉同煮为宜。过食胡萝卜会引起黄皮病，表现为全身皮肤黄染，这与胡萝卜素有关，停食2~3个月黄染会自行消退。

（9）生姜：为多年生草本植物姜的新鲜根茎。嫩者名紫姜、子姜，宿根名母姜，干燥根茎名干姜。性温味辛，入脾、胃、肺经。能发表散寒、健脾止呕、解毒。关于生姜的作用，《神农本草经》谓："去臭气，通神明。"《名医别录》曰："主伤寒头痛鼻塞，咳逆上气。"陶弘景曰："归五脏，去痰下气，止呕吐，除风湿寒热。"《药性论》谓："主痰水气满，下气；生与干并治咳，疗时疾，止呕吐不下食。生姜和半夏主心下急痛；若中热不能食，捣汁和蜜服之。又汁和杏仁作煎，下一切结气实，心胸壅膈，冷热气。"《千金食治》谓："通汗，去膈上臭气。"《食疗本草》曰："除壮热，治转筋、心满……止逆，散烦闷，开胃气。"《本草拾遗》谓："汁解毒药，破血调中，去冷除痰，开胃。"《珍珠囊》曰："益脾胃，散风寒。"《医学启源》谓："温中去湿，制厚朴、半夏毒。"《日用本草》曰："治伤寒、伤风、头痛、九窍不利。入肺开胃，去腹中寒气，解臭秽……解菌蕈诸物毒。"《本草从新》曰："姜汁，开痰，治噎膈反胃，救暴卒，疗狐臭，搽冻耳。煨姜，和中止呕。"《会约医镜》谓："煨姜，治胃寒，泄泻，吞酸。"《现代实用中药》曰："治肠疝痛有效。"《本草汇言》中以生姜6克，紫苏叶30克，水煎顿服，治疗风寒感冒。《食医心境》中以生姜汁一汤匙，和醋少许，空腹呷之，治疗呕吐不止。《食物与治病》中以生姜汤一盅，白矾少许，调匀内服，治疗半夏中毒。《千金要方》以干姜（炮）研末，饮服6克，治疗中寒水泻。

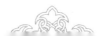

生姜含挥发油，主要成分为姜醇、姜烯等。挥发油能刺激胃液分泌，促进消化，有健胃作用。生姜对血管运动中枢和呼吸中枢有兴奋作用，亦可起抗菌作用。生姜汁液对癌细胞具有一定程度的抑制作用，鲜姜中含有多元酸人参萜三醇，可以抑制癌细胞的扩散。

生姜既是一味常用药，也是一味常用的食疗佳品。嫩姜多作为日常调料或做酱菜用，入药治病多用老姜，为呕家圣药。胃寒疼痛，可煎饮生姜，加红糖调匀，有暖胃祛寒的作用。内服煎汤或捣汁，外用捣敷擦患处或炒热烫。《本草纲目》谓："食姜久，积热患目。凡病痔人多食兼酒，立发甚速。痈疮人多食则生恶肉。"《本草经疏》曰："（生姜）久服损阴伤目，阴虚内热，咳嗽吐血，表虚有热汗出，自汗盗汗，脏毒下血，因热呕恶，火热腹痛，法并忌之。"《随息居饮食谱》曰："内热阴虚，目赤喉患，血证疮痈，呕泻有火，暑热时症，热哮大喘，胎产痧胀及时病后、痧痘后均忌之。"故阴虚内热、血热妄行者忌服。

（10）甘蔗：为禾本科植物甘蔗的茎。异名薯蔗、干蔗、竿蔗、糖梗。性寒味甘，入肺、胃经，功能清热、生津、下气、润燥。治疗热病津伤，心烦口渴，反胃呕吐，肺燥咳嗽，大便燥结，并可解酒毒。对于甘蔗的食疗作用，《名医别录》谓："主下气和中，助脾胃，利大肠。"《食疗本草》曰："主补气，兼下气。"《本草纲目》谓："蔗，脾之果也，其浆甘寒，能泻火热。"《日华子本草》曰："利大小肠，下气痢，补脾，消痰止咳，除心烦热。"《日用本草》曰："止虚热烦渴，解酒毒。"《滇南本草》曰："治百毒诸疮，痈疽发背，捣烂敷之；汁治心神恍惚，神魂不定，中风失音，冲开水下。又熬汤食，和胃更佳。"《滇南本草图说》谓："同姜汁服，可解河豚毒。"《本草再新》谓："和中清火，平肝健脾，生津止渴，治吐泻、疟、痢，解疮火诸毒。"

甘蔗常用于抗癌食疗方中，如：甘蔗莱菔汤，取甘蔗120克，鲜萝卜切碎，加水煮至萝卜烂熟，去渣取汁，随量服用，可治肿瘤患者饮食不化；取甘蔗汁150毫升，青粱米50克，加水煮粥食用，每天2次，可治肺癌虚热咳嗽；

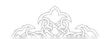

取甘蔗汁300毫升，生姜汁80毫升，和匀后每天饮之，可治疗食管癌及胃癌。《台湾民间食品》介绍，梨汁蔗浆葡萄露可滋阴清肺，增液养胃，适合各种癌肿放疗期间出现烦躁不安、恶心纳呆、便结尿黄者服用。甘蔗之渣滓，晒干煅成炭，研细末，可外敷伤口，加香油调后用。甘蔗甘凉汁多，和胃润肠，止渴解酒，生津充液，时有内热烦渴者食之宜。脾胃虚寒者慎服。《本草经疏》谓："胃寒呕吐中满滑泄者忌之。"

（11）杏：为蔷薇科植物杏或山杏的果实。异名杏实。性温味酸、甘，入肝、肾经。能生津止渴、止泻。属暑热伤津者，食鲜杏。慢性泄泻患者，食杏干或鲜杏。《滇南本草》曰："（杏）治心中冷热，止渴定喘，解瘟疫。"《随息居饮食谱》谓："（杏）润肺生津。"现代研究认为，杏中含有的维生素$B_{17}$具有抗癌之功。研究表明，维生素$B_{17}$是以食物形式与维生素B群同时存在的。维生素$B_{17}$由三种成分——葡萄糖、苯甲醛、氰酸化合物所组成，它的活性成分是一种天然产生的氰化物，其化学性质不活泼，故只对癌细胞发挥毒性作用，而对正常细胞和健康组织是无毒性的。有学者认为，维生素$B_{17}$不是直接作用于癌细胞的，而是间接地通过改变复杂的代谢过程，或通过增强白细胞吞噬机能，从而达到破坏癌细胞的目的。也有学者认为，维生素$B_{17}$的灭癌机制与维生素$B_{17}$所含的氰酸化合物在体内遇到分解酶时就被分解为氰酸和苯甲醛有关。杏仁有一定的治癌作用。治食管癌用去油后的杏仁，研成末，和蜂蜜调成糊状，食用。治肠癌泻血用杏仁30克，去皮尖，炒研后，和米煮粥至极熟，空腹吃。苦杏仁直接内服过量容易引起中毒，食时一定要浸泡、煎熬去毒后才可食用，应当注意。

（12）山楂：为蔷薇科植物山楂或野山楂的果实。异名山里红果、赤枣子。味酸、甘，性微温，入脾、胃、肝经。功能消食积、散瘀血、利尿、止泻。《本草求真》谓："山楂，所谓健脾者，因其脾有食积，用此酸咸之味，以为消磨，俾食行而痰消，气破而泄化，谓之为健，止属消导之健矣。"《医学衷中参西录》曰："山楂，若以甘药佐之，化瘀血而不伤新血，开郁气而不伤正气，其性尤和平也。"《简便单方》记载以山楂肉120克，水煮食之，并

饮其汁，治疗食肉不消。朱震亨以山楂百十个，打碎煎汤，入砂糖少许，空腹温服，治产妇恶露不尽，腹中疼痛，或儿枕作痛。

现代研究发现山楂有抗癌作用，可能是其所含的牡荆素、杏仁苷和维生素C等化合物的综合作用。山楂干水煎液可以延长患癌动物的寿命。山楂煎剂提取液有抑制小鼠艾氏腹水癌细胞的作用，对人体子宫颈癌JTC-26细胞的抑制率高达70%。山楂核中含有的苦杏仁苷为抗癌物质，故用于抗癌时必须连核一起煮食。在子宫内膜癌早期，可用山楂肉、红糖各30克，加水600毫升，煎至300毫升，去渣，每天3次分服，子宫颈癌恶露不尽者，连续服用，有收敛化瘀作用。患胃、肠癌时，可用山楂（带核）15克，煮粥后加蜂蜜1匙，作为早餐食用。

山楂多用于消化不良的泄泻，长于消肉积。对于体虚而兼有食滞者，山楂应与党参、白术等同用方妥。凡脾虚胃弱无积滞、气虚便溏者慎用。生食山楂太多令人嘈杂易饥。

（13）菱角：为菱科植物菱的果肉。异名水栗、菱肉、菱实、水菱、菱沙角。性凉味甘。入肠、胃经。生食能清暑解热、除烦止渴，熟食能益气健脾。对于菱角的食疗作用，《名医别录》谓："安中补脏。"《滇南本草图说》曰："醒脾，解酒，缓中。"《滇南本草》谓："治一切腰腿筋骨疼痛，周身四肢不仁，风湿入窍之症。"据记载，以生菱角，每天20～30个，加足水量，文火煮成浓褐色汤，分2～3次饮服，治疗子宫内膜癌、胃癌，长期多服有效。鲜菱角90克，去核蜜枣2个，加水少许磨成糊状，煮熟当饭吃，每天2次，治疗脾虚泄泻。现代从菱角中能分离出略有抗腹水、肝癌AH-13细胞作用的成分，菱角种子的醇浸水液有抗癌作用。我国民间有以菱角为主治疗各种癌症的食疗方：取生菱角，每次20个，加水适量，文火煎成浓褐色汤服用，每天3次；取菱角100克，薏苡仁30克，同煮粥食之。菱角有青菱、红菱、紫菱之分。菱角嫩时皮脆肉美，大多剥去壳取肉生食，老熟时则黑而硬，谓之乌菱，可与栗子比美，故有"水栗"之称。胃虚脾弱、胸腹痞胀者不宜多食。

（14）无花果：异名阿驿、底珍、天生子、映日果、优昙钵、蜜果、文仙

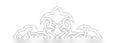

果、奶浆果、品仙果等。为桑科植物无花果的干燥花托。性平味甘。能健胃清肠、消肿解毒。治肠炎、痢疾、便秘、痔疮、喉痛、痈疮疥癣。对于无花果的食疗作用，《本草纲目》曰："甘，平，无毒……治五痔，咽喉痛。"《滇南本草》曰："敷一切无名肿毒，痈疽疥癞癣疮，黄水疮，鱼口便毒，乳结，痘疮破烂，调芝麻油搽之。"汪颖的《食物本草》曰："开胃，止泄痢。"《生草药性备要》曰："洗痔疮。子，煲肉食，解百毒。蕊，下乳汁。"《随息居饮食谱》谓："清热，润肠。"

无花果营养丰富，含有丰富的糖、柠檬酸、苹果酸、琥珀酸、蛋白质、维生素、核黄酸、胡萝卜素、钙、磷、铁等人体必需的营养素。药理研究证明，无花果树的乳胶和无花果（干制品）的提取物及鲜果的白色乳汁中含有抑制癌细胞的有效成分，可抑制大鼠移植性肉瘤、小鼠自发性乳腺癌，还可延缓移植性腺癌、骨髓性白血病、淋巴癌的发病。日本专家从无花果中提取出能抗癌细胞生长的物质，治疗淋巴肉瘤、乳腺癌、骨髓性白血病等。我国从无花果中发现了丰富的维生素A、维生素D，可阻止强致癌物亚硝胺的形成，并且能分解人体中已形成的亚硝胺。

（15）苹果：异名柰、频婆、柰子、平波、超凡子、天然子。性凉味甘，能生津、润肺、除烦、解暑、开胃、醒酒，为日常水果，可用于保健或治疗腹泻。对于苹果的食疗作用，《千金食治》曰："益心气。"孟诜曰："主补中焦诸不足气，和脾；卒患食后气不通，生捣汁服之。"《饮膳正要》谓："止渴生津。"《滇南本草》曰："苹果炖膏名玉容丹，通五脏六腑，走十二经络，调营卫而通神明，解瘟疫而止寒热。"《滇南本草图说》谓："治脾虚火盛，补中益气。同酒食治筋骨疼痛。搽疮红晕可散。"《医林纂要》谓："止渴，除烦，解暑，去瘀。"《随息居饮食谱》谓："润肺悦心，生津开胃，醒酒。"内服可生食、捣汁或熬膏，外用宜捣汁涂。

苹果含维生素$B_1$、维生素$B_2$、维生素C、胡萝卜素、烟酸，以及糖类、脂肪、蛋白质、果胶、磷、钙、铁、钾、锌、纤维素、苹果酸、枸橼酸、酒石酸、鞣酸等。苹果中含有较多的钾，能与人体过剩的钠盐结合，使之排出体

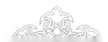

外，当人体摄入钠盐过多时，吃苹果有利于平衡体内电解质。苹果含丰富的多糖果胶，能促进人体内有害物质的排出。实验研究证明，苹果酸能抑制癌细胞的扩散。芬兰学者的一项研究报告表明，常吃苹果可以减少患肺癌的危险性。报告认为苹果中含的黄酮类化合物可通过新陈代谢产生抗氧化物质，这是减少肺癌发病率的主要原因。但便秘患者宜少吃苹果，《名医别录》谓："多食令人胪胀，病人尤甚。"

（16）绿豆：属于豆科，别名青小豆、菉豆、植豆等，它性凉味甘，入心、胃经，能清热解暑、利尿通淋、解毒消肿。适用于热病烦渴、疮痈肿毒及各种肿毒等，为夏日解暑除烦、清热生津佳品。绿豆有很好的清热解毒消肿的作用，所适用的疾病非常广泛，中暑、痈疽、痘毒、热痢、口腔溃疡、药物中毒、食物中毒、烧烫伤等均可应用。绿豆还有良好的利尿祛湿的作用，可用于肾炎水肿、脂溢性皮炎、水痘、湿疹、痱子等疾病。同时，绿豆还能开胃健脾，帮助消化，与米面混吃有互补作用。

绿豆解毒是怎么回事？原来绿豆中含有丰富的蛋白质，生绿豆水浸磨成的生绿豆浆蛋白含量颇高，内服可保护胃肠黏膜。它可与有机磷农药、汞、砷、铅化合物结合形成沉淀物，使之减少或失去毒性，且不易被胃肠道吸收。但是绿豆性凉，脾胃虚寒者忌食。绿豆宜煮熟后食用，未煮烂的绿豆腥味强烈，食后易恶心、呕吐。此外，小儿脏腑较嫩，不宜大量久服绿豆，以免寒凉伤胃。

（17）橙：橙子味酸性凉，可理气化痰、降逆止呕、宽胸利气、解鱼蟹毒，《玉楸药解》谓其入手太阴肺经。橙皮里的那可汀和橙皮油都有止咳化痰的作用，那可汀是西医处方药中常用的镇咳成分，橙皮油有止咳化痰的作用。实验证明，橙皮含0.93%～1.95%的橙皮油，对慢性气管炎有效。《纲目拾遗》记载，橙饼可消顽痰、降气、和中、开胃、宽膈、健脾、解鱼蟹毒、醒酒，可用于饮食停滞而引起的呕吐。《玉楸药解》谓其可宽胸利气、解酒。橙味酸芳香，有醒脾、和胃降逆的作用，可用于饮酒过量或者过食鱼蟹。在所有的水果中，柑橘类所含的抗氧化物质最多，包括60多种黄酮类和17种类胡萝卜

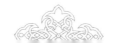

素。黄酮类物质具有抗炎症、强化血管和抑制凝血的作用。类胡萝卜素具有很强的抗氧化功效，可以抑制致癌物质的形成，能有效预防酒精肝、肝硬化的发生，还能软化和保护血管，促进血液循环，降低胆固醇和血脂。橙皮中所含的果胶具有促进肠道蠕动、加速食物通过消化道的作用，可使粪脂质及胆固醇能更快地随粪便排泄出去，并减少外源性胆固醇的吸收，防止胃肠胀满充气，促进消化。

（18）葡萄：性平味甘、酸，入脾、肺、肾三经，功能生津止渴、补益气血、强筋骨、利小便。《滇南本草》谓葡萄色有绛、绿二种，绿者佳。其味甘，性平，服之轻身延年。老人服之大补气血，舒经活络。泡酒服之治阴阳脱症，又治盗汗虚症。《神农本草经》谓葡萄"益气培力，强志，令人肥健耐饥，久食轻身不老延年"。《名医别录》记载，葡萄无毒，逐水，利小便。葡萄可用于脾虚气弱、气短乏力、水肿、小便不利等病症的辅助治疗。

现代研究发现，葡萄皮和葡萄籽含有一种抗氧化物质白藜芦醇，其对皮肤癌、心脑血管病有预防作用。葡萄味酸，蕴含果酸成分，这是一种酸性物质，进入肠道后能对积存的食物进行分解，促进消化的速度。葡萄益气补血、生津止渴、健脾利尿，夏季适当多吃一些，可以帮助人体排出毒素，消除内热。此外，长期吸烟者可多吃葡萄，因为葡萄既可帮助肺部细胞排毒，又具有祛痰作用，可缓解吸烟引起的呼吸道发炎、痒痛等症状。一般人都适合食用葡萄，而贫血、高血压、水肿、神经衰弱、疲劳的人应适当多吃。葡萄有润肠通便的作用，食用过多容易造成腹泻，因而脾胃虚寒者不宜多食。另外，吃完葡萄后不能马上大量喝水，否则也会加速肠道蠕动，造成腹泻。糖尿病患者忌食。

果蔬为日常生活必备食物。新鲜水果开胃可口，并有一定的药用功能。猕猴桃被誉为水果之王，味道酸甜可口，清香宜人，含有多种营养素和维生素C、维生素A等，其维生素含量为柑橘的数十倍，对于心血管疾病和癌症有一定的防治作用。梨子甘甜，养阴生津，被誉为"天生甘露饮"，《本草求原》中以梨汁同人乳、童便、竹沥、蔗汁与芦根汁同服，用以治疗噎膈。大枣香甜

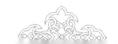

可口，是含营养素较为齐全的水果，能补脾和胃、调营卫、解药毒，《本草纲目》中以大枣纳斑蝥煨熟，去斑蝥吃大枣，用治食管贲门癌造成的"反胃吐食"。其他水果如柑、橘、橙、山楂、葡萄、龙眼、甘蔗、西瓜等，皆有一定的营养和治疗作用。

新鲜蔬菜为人类日食三餐所需要。各种蔬菜供给机体一定量的粗纤维，以保持大便的通畅，对防止肠癌有积极的意义。蔬菜还提供丰富的维生素C、维生素E和胡萝卜素，菜花、芥菜等含维生素C较多，莴苣、豆芽菜等含维生素E较多，油菜、菠菜、荠菜等含胡萝卜素较多。某些蔬菜的防癌效果已受到充分的重视，如萝卜可解除烧焦肉类中的苯并芘等致癌物质的毒性，又能抑制致癌物亚硝胺在体内的形成。流行病学研究表明，以橄榄油、葵花籽油和蔬菜油替代动物脂肪和其他植物油，能降低乳腺癌的发病率。其他果蔬，如豆芽菜、洋葱、莴苣、荸荠、葡萄、猕猴桃、罗汉果、甜瓜、桃等，也有防癌抗癌的作用。日本国立癌症预防研究所曾对26万人的饮食生活与癌的关系进行了统计调查，结果证明了蔬菜的防癌作用，通过对40多种抗癌成分的分析及抑癌实验，得出从高到低排列的20种对肿瘤有显著抑制效应的蔬菜名单：熟红薯、生红薯、芦笋、花椰菜、卷心菜、菜花、欧芹、茄子、甜椒、胡萝卜、金花菜、荠菜、芥菜、雪里蕻、番茄、大葱、大蒜、黄瓜、大白菜。海带和紫菜含有大量的钙，钙能使体内某些有毒物质转化为无毒物质，起"净化血液"的作用，海带、紫菜还含有碘，因此对防治乳腺癌和甲状腺肿瘤有一定的作用。

目前，科学家初步揭开了蔬菜、水果防癌的奥秘，其防癌抗癌作用的发挥主要有三种途径：一是有些植物化学成分能阻止人体内致癌物质的形成，如番茄、草莓、菠萝中存在的酸性植物化学成分能阻止人体内亚硝胺的产生，大蒜中的二烯丙基硫能预防结肠癌和肺癌。二是橘类水果中存在的一类叫萜烯的物质和浆果中存在的鞣化酸，能激活细胞中的蛋白分子，把侵入人体细胞中的致癌物包裹起来，并利用细胞膜的逆吞噬功能，将致癌物排出细胞外，阻止致癌物对细胞核的损伤，保证基因的完好。三是异鹰爪豆碱等植物化学成分能消灭癌症的初始病灶，抑制癌变组织生长毛细血管，使其因缺少营养而萎缩。美

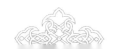

国约翰·霍普金斯大学的研究发现，广泛存在于蔬菜、水果中的萝卜硫素能阻止或延缓乳腺癌的形成。

## 五、粮食类

据国内外大量研究证实，粮食中富含一些抗癌生理活性物质，是天然抗癌食品。

英国剑桥大学营养学家调查研究发现，淀粉类食物比膳食纤维具有更优的防肠癌效果。澳大利亚人与中国人日摄淀粉量分别为100克、370克，而结肠癌的发病率则分别为25例/10万人与6.3例/10万人，前者为后者的4倍。研究认为，淀粉具抗肠癌作用，其机制是当淀粉进入结肠后，经过肠内细菌发酵分解产生短链脂肪酸和丁酸盐，它们能直接抑制大肠细菌壁层中潜在致癌细菌繁殖，是强效抑制癌细胞生长的物质。

另据美国亚利桑那州癌症中心研究，富含麦麸的饮食有助于减少患结肠癌的可能性。对动物的研究显示，高浓度胆汁酸会导致结肠癌，麦麸纤维作用如同海绵，能吸收肠内有害物质。研究人员曾让95名志愿者连续9个月每天食用含麦麸纤维食物和钙片，9个月后发现，肠内排泄的胆汁酸浓度下降，而降低毒害细胞的胆汁酸浓度可减少其将正常细胞转变为癌细胞的可能性。另外一项研究是让17位肠癌患者在2周内每天食用半杯麦麸食物，然后进行直肠黏膜活组织检查，观察结肠和直肠癌细胞的繁殖速度，结果发现癌细胞的生长速度下降了22%。

（1）玉米：以玉米为主食的国家如墨西哥、巴西等国及我国"长寿之乡"广西巴马的癌症发病率很低，研究认为：玉米中含抗衰老和抗癌物质谷胱甘肽，它能以自身化学手段捕捉致癌物质，使其失去毒性，然后通过消化道排出体外；玉米还富含硒，硒能参与生成谷胱甘肽，其抗氧化性强，能加速体内过氧化物的分解。玉米中含有的镁能抑制癌细胞发展，促进体内废物排出体外。玉米中富含的胡萝卜素有抑制化学致癌物形成的作用，玉米中含有的食物纤维能刺激肠蠕动，加速粪便排泄，降低肠内致癌物浓度，所以玉米抗癌作用

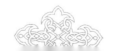

是综合性的。

（2）甘薯：甘薯中含有人一天所需要的维生素$B_1$的14％、维生素$B_2$的5％、维生素C的50％、钙的5％、铁的6％，这是通常谷类食物所没有的。甘薯中还含有优于薯类（木薯、马铃薯）的维生素$E_1$、胡萝卜素、多糖，它们既能防止脂肪在血管系统中沉积、减少动脉硬化、防止肝肾结缔组织萎缩、滋润关节，又有防癌功效。

（3）山药：山药是人类食用最早的植物之一。早在唐代诗圣杜甫的诗中就有"充肠多薯蓣"的名句。山药块茎肥厚多汁，又甜又绵，且带黏性，生食或熟食都是美味。山东省农科院对山药的化验结果显示，其块茎中平均含粗蛋白质14.48％、粗纤维3.48％、淀粉43.7％、糖1.14％，人类所需的18种氨基酸中，山药含有16种。山药肉质细嫩，含有极丰富的营养保健物质。《神农本草经》谓之"主健中补虚、除寒热邪气、补中益气力、长肌肉、久服耳目聪明"，《本草纲目》认为山药能"益肾气、健脾胃、止泻痢、化痰涎、润毛皮"。

山药是山中之药、食中之药，不仅可做成保健食品，而且具有调理疾病的药用价值。《医学衷中参西录》中的玉液汤和滋培汤，以山药配黄芪，可治消渴、虚劳喘逆，经常与枸杞子、桑椹等这些药食同源之品一起泡茶饮，可补肾强身，增强机体抵抗力，起到较好的保健养生功效。

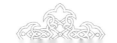

第六章

# 食物烹调的防癌知识

## 一、食物的加工与合理烹调

食物合理烹调的目的有三：一是促进营养成分分解，便于消化吸收；二是增进食物的色、香、味、形，提高食欲；三是消毒灭菌，保证食用安全。食物在烹调过程中不可避免地要损失和破坏部分营养素，但合理的烹调则可减少营养素的损失和破坏。我国将食物分成五大类：第一类为谷类、薯类、干豆类，主要提供碳水化合物、蛋白质、B族维生素，也是我国饮食的主要热能来源；第二类为动物性食物，包括肉、禽、蛋、鱼、奶等，主要提供蛋白质、脂肪、矿物质、维生素A和B族维生素；第三类为大豆及其制品，主要提供蛋白质、脂肪、食物纤维、矿物质和B族维生素；第四类为蔬菜、水果，主要提供食物纤维、矿物质、维生素C和胡萝卜素；第五类为纯热能食物，包括动植物油脂、各种食用糖和酒类，主要提供热能。食物的烹调实际上包括了食物的烹调与加工过程。不同类型的食物要求不同的烹调加工方法，通过合理的烹调，可使食物所含的营养素得到充分利用和吸收。

另外，在食品的烹饪过程中，最容易出现的就是N-亚硝酸化合物和多环芳烃对食物的污染。N-亚硝酸化合物一般存在于腌制的食品中，比如腌菜或者腌制的鱼肉中。这样的食物如果烹调不当很容易形成亚硝胺或亚硝酰胺，对人体的健康构成威胁。多环芳烃是有害的化学物质，是由两个以上的苯环合起来的化合物及其衍生物，有致癌的作用。它主要是油脂过高而产生的，在烟熏烤制食品中也有大量的多环芳烃，过量食用会有致癌的风险，许多事实也证实过量食用烧烤食物，会导致胃癌的产生。食物的安全关系到人体健康，因此我

们在制作食物的过程中要按照科学的方式制作。

### （一）谷类

谷类是人体热能的主要来源，在我国居民的饮食中，约65%的热能和50%的蛋白质来自谷类。此外，谷类还供给较多的B族维生素和矿物质，故谷类在我国人民的饮食中占有重要地位。南方多以大米为主，北方则多用小麦；其他如高粱、小米、玉米、荞麦和燕麦等，在北方有的地区也用作主食。

谷类加工有利于食用和消化吸收。但由于蛋白质、脂肪、维生素和矿物质主要存在于谷皮表层和谷胚中，故加工精度提高，将损失掉这些营养成分中的大部分，影响最大的是维生素和矿物质。故应合理加工，既要保持良好的感官性状、利于消化吸收，又要最大限度地保留各种营养素。从米面加工精度对营养素造成的损失考虑，我国加工的标准米和标准面保留了一部分谷皮表层和谷胚，无机盐和B族维生素含量亦较高，比较合理。这对预防某些营养缺乏病、节约粮食等有较好的社会及经济效益。

谷类食物经烹调后可以促进消化吸收。烹调使纤维素变软，同时增加了淀粉的适口性，但是在烹调过程中可损失一些营养素，如淘米时可损失维生素$B_1$30%～60%、维生素$B_2$和尼克酸20%～25%、无机盐70%、蛋白质15.7%、脂肪42.6%及碳水化合物2%。

各种营养素的损失，将随谷类搓洗次数的增多、浸泡时间的延长、水温的增高而加重。米和面采用不同的烹饪方法可使一些营养素发生不同程度的损失。如制作捞蒸饭时，先将大米在水中浸泡加热，然后捞出再蒸，这将使B族维生素受到很大的损失。谷类的存放适宜与否也影响其营养价值。在适宜条件下，谷类可贮存很长时间。正常情况下，维生素$B_1$、维生素$B_2$、维生素$B_6$及维生素E较稳定，但在成品粮中这些成分易分解。维生素在不良的贮存条件下损失较大。一般说来，高温、高湿可加速维生素B的破坏。玉米及其加工品中的类胡萝卜素在贮藏过程中损失较大，存放一年损失可达70%，为此，谷类应当保持在避光、通风、干燥和阴凉的环境下，才能保持其原有的营养价值。

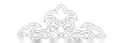

### （二）豆类和坚果类

豆类和坚果类是植物蛋白质的主要来源，其在以吃素食为主的人群中显得尤为重要。如我国的黄豆产量占世界第一，尤以东北地区产量最多。大豆蛋白是数以千万吃素食的人赖以生存的根本。

豆类的品种很多，根据营养成分的含量，大致可分为两类：一类是大豆（黄豆、黑豆及青豆），另一类包括豌豆、蚕豆、绿豆、豇豆、小豆、芸豆等。

大豆含有较高的蛋白质（35%~40%）和脂肪（15%~20%），碳水化合物则相对较少。大豆蛋白质是最好的植物性蛋白质，含有丰富的赖氨酸，但含硫氨基酸不足。大豆油脂中含不饱和脂肪酸高达85%（亚油酸高达50%以上），另外，还含有较多的磷脂（卵磷脂约29%，脑磷脂约31%）。大豆还含有较多的钙和硫胺素，其核黄素含量也是植物性食品中较高的。

豆腐是一种价廉物美的食品，半块豆腐（大约200克）所含钙量大致与一大杯牛奶（300毫升）相当。豆腐是大豆制品中的佼佼者，但是烹调方法不得当，也会让其营养成分流失。例如豆腐、菠菜合烧很美味，却不科学。因为豆腐中富含钙，而菠菜含草酸，两者同时入锅便会发生反应而产生沉淀。如果改变一下烹调方法，先把菠菜焯过，使菠菜里的草酸释放到水里去再把水倒掉，然后放入豆腐同煮，就不会形成草酸钙沉淀。因此，好的食材亦需选用恰当的烹调方法才能使其营养价值最大化。

其他豆类含脂肪不多但含淀粉较多，蛋白质含量约20%，其他营养素与大豆近似。

我国习惯食用的豆制品有豆腐、豆浆和豆芽等。大豆制成豆制品后，可提高蛋白质的消化率，如生黄豆中含有抗胰蛋白酶，所以其蛋白质的消化率仅为65.3%，而豆腐中蛋白质的消化率可达92%~96%，豆浆中蛋白质的消化率可达84.9%。豆腐营养丰富，豆浆则可与牛奶媲美。黄豆或绿豆发芽制成的豆芽，其维生素C含量可达6~8毫克/100克，是维生素C的良好来源。可见，制成豆制品食用是豆类理想的食用方法。

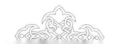

#### （三）蔬菜和水果

蔬菜和水果含有人体所需要的多种营养成分。其特点是：蛋白质和脂类含量很低，含有一定量的碳水化合物，而无机盐类（钙、钾、钠、镁等）和某些维生素（维生素C、胡萝卜素）的含量很丰富。蔬菜和水果在膳食中不仅占有较大的比例，而且它们具有良好的感官性质，对增进食欲、帮助消化、维持肠道正常功能及丰富膳食的多样性都具有重要的意义。

蔬菜的烹调方法主要有炒、煮和凉拌等。烹调方法不当，可能会对蔬菜中的水溶性维生素及无机盐类造成一些损失和破坏，尤其是维生素C。蔬菜烹调前，应在其较完整的状态下清洗，切忌先切后洗或在水中浸泡时间过长，否则，会使大量营养素丢失。胡萝卜素不溶于水，性质较稳定，在通常的烹调加工条件下损失较少，但应注意避光以免其被氧化破坏，维生素C的化学性质极不稳定，在烹调加工时，应尽量用急火炒，加热时间不宜过长，尽量减少用水量，缩短加热时间，适宜生食的菜尽可能凉拌生食，一些菜也可先在沸水中短时热烫后凉拌食用，这样，既可起到消毒作用，又能最大限度地避免维生素C的破坏。在通常的情况下，水果基本上是生食，但在加工时，如加工成罐头、果干、果脯及果酱等，其营养价值将会有不同程度的损失。

炒蔬菜时，为使蔬菜中有益健康的叶绿素不致在烹调时受损耗，应先将炒锅烧热，放入油烧开，再倒入蔬菜，速炒1～2分钟后加盐。如做菜汤，则先将水烧开，再加放绿叶菜，待水滚开，菜叶转向深绿色后加盐。

#### （四）畜禽肉及鱼类

肉类的营养特点是富含蛋白质，少碳水化合物，此外尚含有脂肪、维生素和矿物质。肥瘦程度不同的肉，蛋白质和脂肪的含量相差很大。一般动物心、肝、肾等内脏含脂肪较少，而富含蛋白质、维生素和矿物质。

畜、禽、鱼等动物性食物，通常的加工烹调方法对其蛋白质影响不大。用炖、煮等烹调方法时，无机盐和水溶性维生素可部分溶于汁液中或汤中，一般不会丢失。畜、禽、鱼类罐头在制作过程中高温灭菌时，B族维生素的破坏较多。

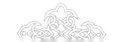

### （五）蛋类

常见的蛋类有鸡、鸭、鹅和鹌鹑蛋等。其中产量最大、食用最普遍、食品加工业中使用最广泛的是鸡蛋。鸡蛋含有丰富的蛋白质、脂肪、无机盐和多种维生素，蛋黄中含有胆固醇与卵磷脂，这些物质对人体健康有帮助。

有不少人喜欢吃生鸡蛋或鸡蛋煮得很嫩时就吃，这是不科学的。生鸡蛋有抗生物素蛋白和抗胰蛋白酶，即卵黏蛋白。抗生物素蛋白能够与生物素在肠道中结合成难以消化吸收的化合物，而引起人体生物素缺乏。抗胰蛋白酶能抑制胰蛋白酶的活性，妨碍蛋白质的消化吸收。鸡蛋煮熟后，这两种有害物质均被破坏。在一般烹调加工条件下，如做荷包蛋、油煎蛋、炒蛋或带壳蒸煮蛋时，对营养价值影响很小，仅维生素$B_1$和维生素$B_2$有少量损失，为$8\% \sim 15\%$。因此，蛋类宜煮熟再吃，尤其是鸭蛋更应煮熟，因为鸭子易感染沙门氏菌，这种病菌能渗入蛋中，只有经过高温才能将其杀死。

皮蛋（即松花蛋）制作过程中会加入烧碱产生一系列化学变化，使蛋清呈暗褐色透明体，蛋黄呈褐绿色。由于烧碱的作用，B族维生素被破坏，但维生素A、维生素D保存尚好。

### （六）奶类

奶类是营养成分齐全、容易消化吸收的较好的天然食物。鲜奶经过加工，可制成许多产品，主要包括炼奶、奶粉、调制奶粉、奶油和奶酪等。各种动物奶的营养成分有一定的差别。一般说来，生长发育速度愈快的动物，其母乳中蛋白质的含量愈高。对初生婴儿来说，牛奶是较为完善的食物，但其营养成分的组成及某些营养素之间的比例，仍不如人奶。当母乳不足或没有乳汁不能喂养婴儿时，可适当调配牛奶，使其成分接近人奶。奶类也是体弱年老者和患者的较理想食物。发展乳品工业，增加奶类食品，对改善我国人民膳食构成，增加优质蛋白质和钙的供应具有重要意义。

奶的加工方法主要是消毒，消毒过程中既要杀灭微生物，又要保存营养素，常用的消毒方法包括：①巴氏消毒法：能杀死92%繁殖型的微生物，病原菌则几乎可全部被杀死。由于不能杀死芽孢，所以这种方法只能短期延长牛奶

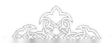

的保存期。此法因加热的温度与时间不同，又可分为低温长时间法、高温短时间法、超高温瞬时法3种。②煮沸消毒法：是将牛奶加热到100℃至沸腾为止，一般煮开即表示消毒完毕。此法缺点是营养素损失较多，优点是简便易行，适用于家庭。③蒸笼消毒法：将生奶装瓶、加盖后，放在蒸笼中加热至蒸汽上升后维持10分钟，此时奶温可达80℃，此法适用于无消毒设备的工厂，奶中营养成分也能大部分保留下来。

## 二、食品添加剂的合理选择和使用

食物烹调是一门"讲究吃"的专门学问。食物通过合理的加工和烹调，可以变成富有营养、易于消化吸收且可口的美味佳肴。经过烹调的食物发生了一系列的化学和物理变化，这些变化使食物变性或水解，如蛋白质分解成肽或更小的分子，淀粉水解成糊精或双糖，便于机体的吸收。在烹调过程中，食物中对人体有害的微生物和寄生虫被杀灭，肉类的腥味和某些食物的异味被清除，增加了食物的色、香、味，促进了食欲。中国烹调学闻名于全世界，其知识范畴极为广泛，包括加工调味、烹调技艺、烹调美学等内容，与家庭烹调关系较为密切的有食物加工调味和食物加热方法，在加工调味中不当地使用食品添加剂和食物烹调中的不当加热，都可能产生有害的物质，使人体产生癌瘤。

食品在加工生产或烹调过程中，为了增加色、香、味和美感，促进食欲，常常添加一定的防腐剂、食用色素和调味剂，这些物质可以是天然物质，也可以是化学合成物质，但必须不影响食物的营养价值，它们具有防止食物腐败变性、提高食品质量和增强食品感官性状的作用，它们就是食品添加剂。

食品添加剂按其来源分为天然的与人工合成的两类，天然食品添加剂主要来自动植物组织或微生物的代谢产物。人工合成食品添加剂是通过化学手段使天然物质产生一系列化学反应而制成。在现阶段，天然食品添加剂的品种较少，价格较高，人工合成食品添加剂的品种比较齐全，价格较低，但如果人工合成食品添加剂不纯混有有害杂质，或用量过大则容易对机体造成伤害。故目前食品添加剂偏重于向天然食品添加剂发展，使用天然或人工合成的混合食品

添加剂可弥补各自的不足。

食品添加剂按其用途分为防腐剂、抗氧化剂、发色剂、漂白剂、调味剂、凝固剂、疏松剂、增稠剂、消泡剂、甜味剂、着色剂、乳化剂、品质改良剂、拮抗剂、增味剂、保鲜剂、酶制剂、被膜剂、香料、营养强化剂及其他类。

随着食品工业产品的多样化，食品添加剂的种类和数量发展相当迅速，据有关资料报道，国外所使用的食品添加剂已达14 000种以上，美国允许使用的有3200种，日本有1100种，欧盟有1100～1200种。我国1990年批准的食品添加剂分类和编号已达20类、178种，主要的食品添加剂品种包括酸类、抗体剂、抗氧化剂、碱类、盐类、溶剂、着色剂、乳化剂（包括稳定剂、品质改良剂、增稠剂）、酶制剂、香料、增香剂、小麦粉处理剂、防腐剂、加工剂等。

由于食品添加剂不是食物的天然成分，可能对机体有潜在危害，因此必须对食品添加剂进行严格的管理、正确的评价。

食品添加剂中的防腐剂常常在制作腌制食物、腊味和饮料时使用，在中药丸剂、片剂和某些西药的生产中亦有使用。常用的防腐剂有苯甲酸钠、对羟基苯甲酸脂类、亚硫酸、食盐、硫黄等。苯甲酸又称安息香酸，苯甲酸盐对多种细菌有可靠的抑杀作用，对人体副作用小，故使用较多，除作为食物和饮料的防腐剂外，在制药工业中亦常用。使用盐卤做豆腐的凝固剂在东汉时期就有了，我国很早就用食盐和硝来做肉类的防腐剂，不过食盐的防腐作用较弱，家庭可用其腌制酱菜，这种菜一经开启食用则不宜久置，否则会氧化、变性，产生致癌的亚硝胺。硫黄常用于熏制果品和药物，取其防腐和防虫蛀。硫黄以黄而明亮为上品，黄如土色者多含杂质，不宜用于熏制食物。使用水杨酸、β-萘酚和二乙基焦碳酸盐防腐，因对人体有害，已被逐渐摒弃，如在饮料和油中加二乙基焦碳酸盐防腐，可与氨反应生成致癌的氨基甲酸乙酯，因此禁止使用。

食用色素分为人工合成的和天然的两大类。人工合成的食用色素比传统的天然色素成本低廉、色泽鲜艳、着色力强、留香较久，在食品工业中得到广泛应用。我国规定允许使用的人工合成食用色素有苋菜红、胭脂红、柠檬黄

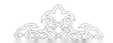

和靛蓝4种，一般仅限于汽水、果子露、酒类、糖果、冷饮等食品及少量菜肴中使用，婴幼儿食品、糕点及调味品等常用食物中应尽量不用。人工合成色素的毒性常与剂量有关，其安全性是相对的，过去认为可供食用的着色剂，逐渐发现具有慢性毒性和致癌性，如从煤焦中提炼的奶油黄、橙黄SS和碱性槐黄，多属偶氮化合物，能在体内分解生成强致癌性的2-氨基-1-萘酚，现在已被淘汰。因此，必须严格控制人工合成色素的使用范围与使用量，天然食用色素一般比较安全，且有一定的营养价值。中国烹调常用天然着色剂，如用鸡蛋黄、姜黄调黄色，鸡蛋白及牛奶调白色，菠菜叶及油菜叶汁调绿色，红曲、虾脑液及番茄酱调红色，乌饭叶调黑色，这些天然着色剂含有大量的维生素A、维生素B、维生素C、无机盐、糖类。随着食品工业的发展，出现了从天然物质中分离出来的色素，如红花黄色素、甜菜红色素，以及仿制天然物质的人工合成物β-胡萝卜素。

食品添加剂中以调味剂使用最多、最广泛，如味精、糖精、酱油（包括鱼露）、食盐、醋类和香精等。味精化学名为谷氨酸钠（麸氨酸钠），随着近代生活中人们对物质享受要求的提高，讲究菜肴的鲜味，使味精的消费量急剧上升。味精是谷氨酸的钠盐，谷氨酸是人体所需要的一种氨基酸，味精进入体内后96%能被吸收，有一定的营养作用。在三餐烹调中加上一些味精，能使菜肴味道鲜美，增进食欲。癌症患者常见食欲不振，饮食无味，特别是接受化疗或放疗的患者，其舌体味蕾的味觉功能减退，此时在菜肴中加味精调味，能刺激食欲，有利于营养补充。但味精投放不宜过量，有的人过量食用味精会产生口干、眩晕、嗜睡、恶心、乏力等问题。味精不宜高温加热，在120℃时可有部分谷氨酸钠丢失水分生成焦谷氨酸钠，不但没有鲜味，且有一定毒性，故在烧炸等温度较高的烹调操作时勿用，一般在食物将熟或离锅时加味精。适量味精是对人体健康无妨的调味品。

糖精是我国允许使用的唯一人工合成甜味剂，其甜度为蔗糖的300～500倍，国家规定糖精及其钠盐的用量不能超过食品的0.015%。糖精一般在汽水、果子露等饮料及腌制食物中使用，不能在糕点、甜品及主食中大量使用。

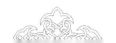

近几年来，国外就糖精是否有致癌作用展开了一场争论，有学者报道48只喂糖精的大鼠均发生了膀胱癌，美国食品与药物管理局曾提出禁止使用糖精。后来美国癌症学会通过肿瘤流行病学的调查研究发现，在普遍食用糖精的人中膀胱癌的发病率不见增加，但大量食用糖精并过量抽烟的人，患癌的危险性稍有增长，而这种增长是偶然性的，不足以作为禁止使用糖精的理由。世界卫生组织和联合国粮农组织建议将糖精的摄入量限制在最低限度，仍然将其作为一种可供食用的甜味剂。

　　酱油（包括鱼露）和食盐的主要成分皆为氯化钠，它们是家庭日常生活中常用的调味品，与人们的关系最为密切。酱油由大豆等豆类发酵酿造而成，含有一定的蛋白质、糖类、微量元素等营养物质。美国和日本科学家通过实验发现酱油有一定的抗癌作用，这是因为酱油原料大豆中的蛋白水解酶抑制物有很强的抗癌作用，但在酱油的蒸、煮、发酵及杀菌等加工过程中，这种抗癌作用会失去或减弱，进一步的研究发现酱油中所含的醋酸乙酯具有一定的抗癌作用。必须注意的是，酱油酿造过程中要有足够的日晒，必须严格防止黄曲霉菌及白地霉菌等的污染。酿造好的酱油具有天然酱色，某些酱油为了增加酱色而添加食用色素，夏季气候炎热时则常加少量的苯甲酸防止发霉。作为调味品使用的酱油是安全的，但能用食盐代替时亦可少用。鱼露是我国沿海地区居民传统的佐膳调味品，一般选用细小、骨多、不堪用作菜肴的鱼虾加盐腌制，滤其汁液调配而成。鱼露中有一定量的蛋白质、氨基酸及钙、磷等元素，如用新鲜鱼虾调配得法制作的鱼露，味道鲜美。但如果原料掺杂有部分腐败的鱼虾，加上腌制过程中陈旧的汁液与新酿制的鱼露混合，则制作出来的鱼露会有霉香的味道，常常含有一定量的促癌物，可致动物细胞染色体畸变和损伤，给实验动物喂少量已知的化学致癌物亚硝胺，再长期饲喂由腐败鱼虾生产的鱼露，可促进小鼠前胃肿瘤的发生，亦可促进大鼠鼻咽黏膜上皮增生和癌变。在盛产鱼露的地区，消化系统癌的发病率亦相当高。因此对于鱼露的生产和销售，应严格执行有关卫生标准，酿鱼露的原料要精选，其制作方法要有适当的改良。食盐为氯化钠，氯化钠提供机体所需的钠元素，一个成年人每天需食盐3克左右。

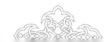

人的一生离不开咸味的氯化钠，但不少人有咸食的习惯，这种嗜好对身体健康不利，高盐膳食会增加肾脏的负担，而且可能由于体内氯、钠过多，引起水潴留及小动脉收缩，促使血压增高，加重心脏负担。有文献指出钠元素一般与癌症的发病率呈正相关，其中胃癌的发病率与钠摄入量关系密切。因此，有理由认为咸食是胃癌、高血压与脑血管意外的致病因素之一，应该提倡淡食。

醋和香精亦是日常调味品。醋含有相当多的营养物质，能消食导滞散瘀，在烹调时加上少量的醋能增进食欲。香精仅在饮料或调拌小菜时应用，包括柠檬酸、香蕉精等，可以少量使用，但取自樟科植物的香料因能诱发动物肝癌而被禁止使用。

### 三、防止烹调加热过程中致癌物的产生

食物中的水果和蔬菜很多可以生吃，但多数食物须煮熟后食用，其烹调过程就需要加热，有些诱癌物质便是在加工烹调过程中形成的，如亚硝基化合物，而苯并芘及其他多环芳香烃在食品中的含量则受加工温度和是否经烟熏的影响。因此，对于食物的加热方法和时间，特别是鱼、肉类在不加水时的加热过程，如处理不当则可能产生对人体有害的致癌物。

（1）烧、烤、燎：皆是旺盛的火苗直接作用于食物的烹调方法。烧是用明火烧食物，烤是用炭火把食物烤熟，所以烧和烤大致相同，是古老的肉食加工方法。有名的广东烧鹅、北京烤鸭皆因其皮脆香、肉嫩美而饮誉中外，但是烧和烤不能用有烟的柴火，现代用电烘箱或电锔炉加工的烧鹅、烤鸭减少了烟火烧制时产生的致癌物。尽管如此，烧、烤时皆可使食物中的脂肪溢出，这些脂肪的不完全燃烧及过度加热可使食物烧焦而产生多环芳香烃类——有致癌作用的碳氢化合物，如苯并芘。煤焦油之所以致癌就是由于含有此物质，单用苯并芘涂抹大鼠皮肤，即可诱发大鼠皮肤癌。美国科学家认为大气中苯并芘浓度每增加1%，则人类患癌率就增加5%。燎是用旺盛的火苗烧烤食物的外皮，使食物在火上翻动数次至外皮脆香，是一种制作皮熟肉不熟食品的方法，在燎的过程中肉类食物皮内脂肪外溢燃烧可产生苯并芘。

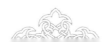

（2）焙、烘、烙：皆是利用工具（如焙板、烘箱、烙锅）在火上（或电烘箱加热）间接把食物烹调熟的方法，如焙茶叶、烘面包、烙干饼等。不少食物在加工过程中需要焙熟、焙干或焙香，咖啡、可可、茶叶、饼干、糕点等经过如此处理后能增加其色、香、味，但在焙的过程中必须掌握好时间和温度，不能把食物焙焦。食物中的致癌物对人体的毒害是相对的，其含量越多，毒性越大，用普通方法焙干咖啡豆只产生极少量的苯并芘（0.3～0.5微克/千克），这种含量通常对人体不构成威胁，但如果温度过高而把咖啡焙焦，则其苯并芘含量可增加20倍。饼干加热不当亦会焙焦而产生苦味，食物一旦焙焦则应清除焦黑部分才能食用。烘法在某些地区和人群中使用较多，面包是欧美各国的主食，在我国的消费比例亦逐渐增加，面包本身不含动物脂肪，但为了增加面包的色、香，常在面包烘制时涂上奶油或其他油脂。烘面包应以烘熟、松香、颜色金黄为度，不要烘成老黄色，更不能烘至焦黄及焦黑，烘焦的面包皮有轻度炭化时可能有致癌物产生，亦不堪食用。烙制食物时一般温度不宜过高，烙时不宜放油，如北方干烙饼。若烙饼时放油并使用旺火，则可出现油糊斑。烙饼的油糊斑亦有较高含量的苯并芘。

（3）煎和炸：是把食物放在加热的油类中烹调熟的方法。一般煎用较少的油，炸则用油较多。经过煎炸的加热过程，食物的部分水分蒸发，如加热温度和时间适中，可使食物香脆可口。假若一个油锅中的油脂经过反复加热使用，油中混杂有焦化的食物渣，油色变老黄或棕黄色，则应弃而不用，因反复煎炸至焦黄炭化的食物渣可能已产生了致癌的苯并芘，而这种致癌物又可以溶解于油脂中。凡重复煎炸成棕黄色的油脂，香中带苦味，不堪食用。对于鱼、肉类的烹调，应该提倡少用煎炸，日本学者指出，普通青鱼炸2～4分钟致癌物增加数倍，如炸4～8分钟成焦黄或褐色，则致癌物可增加几十倍。

（4）熏：是动物性食物的一种传统加工方法。在一定容器中使某些碳氢化合物如松木屑、稻草等不完全燃烧产生烟和热量，用以熏制食物，如冰岛和日本人常吃的熏鱼，国内的熏鸡鸭、熏猪头和火腿等。熏这种古老的烹调法目前受到较多的非议，因为碳氢化合物不完全燃烧产生的浓烟中有一定的致

癌物，检测发现熏制品中除含有苯并芘外，亦含有致癌的亚硝基化合物。熏食物时的燃料、温度、熏制时间和方法均可影响食物中致癌物的含量。据测定，烟熏肉制品中的苯并芘较熏前明显增加，如猪肉熏后增加1～250倍，香肠熏后增加60倍。有资料报告1千克熏羊肉中苯并芘的含量相当于250支香烟。日本曾对冰岛居民进行肿瘤流行病学调查，发现当地居民死于胃癌的占因癌瘤死亡总数的一半以上，这与他们终年食用大量烟熏食物的饮食习惯有密切关系。日本本土亦有类似的情况。现在，多数国家主张尽量不吃熏制食物，起码要对传统烟熏烹调食物的方法进行必要的改良。美国与西欧的胃癌发病率近年来稳步下降，有人认为这与生产加工方法改进、冷藏及家用冰箱的普及有关。低温冷藏可减少胺类、亚硝酸盐及亚硝基化合物的形成。

1977年Nagao及Sugimura等首先发现肉或鱼经高温加热烧焦的表面有很强的致突变性。如经熏制的牛排每千克含4500毫克的苯并芘，而未经熏制的牛排每千克只含8毫克以下的苯并芘。其后又经一些专家进行系统研究，发现蛋、奶、动物内脏、干酪和豆腐等经高温烹调都可产生致突变物。目前普遍认为人体的癌瘤与致突变物的长期作用有关，所以高温烹调产生的强致突变物，其实质即为致癌物。

一些研究进一步证明这些强致突变物系由蛋白质、氨基酸热解产生的。常见的氨基酸中色氨酸热解产生的物质致突变性最强。

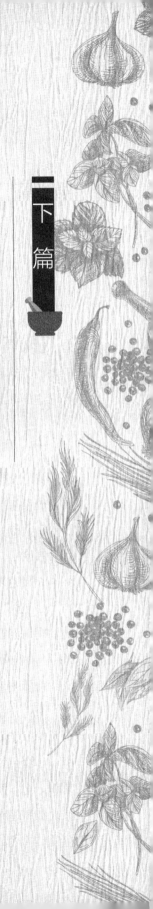

下篇

常见肿瘤的中医食物疗法

# 第一章

# 消化系统癌瘤

消化系统癌瘤几乎占全部恶性肿瘤的一半，包括食管、胃、肠、肝、胆、胰腺等癌瘤，以胃癌、食管癌、肠癌、胰腺癌为常见。中医认为消化系统癌瘤的临床表现多有相同之点，直接影响人体的饮食消化吸收和新陈代谢，这类癌瘤的共同病机为脾胃失调，导致气血、形体的虚衰。

## 一、食管癌

食管癌是指原发于食管的癌瘤，主要包括鳞癌、腺癌、未分化小细胞癌、癌肉瘤等。在实际诊治中，凡发生于食管胃黏膜交界部的癌，如属鳞癌则归入食管癌，如属腺癌则归入贲门癌。贲门癌现改称为食管-胃交界癌。因食管无浆膜层，故食管癌常在发病早期即发生食管外侵犯或区域淋巴结与远处转移。肿瘤容易穿过疏松的食管外膜而达邻近的器官，如气管、支气管、肺、胸膜、心包膜、主动脉等；此外，食管癌还可以经淋巴转移及血源性转移等途径发生周围淋巴结及远处肿瘤转移。早期局限性、中晚期与转移性食管癌患者的5年生存率分别为30%、15%与20%。

食管癌在中医学多属"噎膈""噎"的范畴。隋代巢元方《诸病源候论》谓："噎膈者，饥欲得食，但噎塞迎逆于咽喉胸膈之间，在胃口之上，未曾入胃即带痰涎而出。""其槁在上，近咽之下，水饮可行，食物难入，名曰噎。"本病的病变部位在食管，故清代杨素园谓："食管中系有形之物，阻挠其间，而非无故狭窄者明矣。"食管癌的发病与脾肾亏虚、痰瘀交结有关，中医饮食调理原则为滋阴养血、健脾益气、除痰祛瘀。

### 1. 芦根人参柿霜粥

[组成] 鲜芦根150～200克，人参10克，粳米80克，柿霜15克。

[用法] 鲜芦根切细段，加清水煎半小时，人参切细片或剉末，纱布包煎，粳米洗净，用鲜芦根、人参煮粳米成胶黏稀粥，去渣，溶入柿霜，服食。

[功效] 养胃止呕，健脾祛痰。

鲜芦根为禾本科植物芦苇的根茎，味甘性寒，入肺、胃经；有养胃生津、止呕下食的功效。芦根含薏苡素、多糖类及多种维生素。《药性论》谓："能解大热，开胃，治噎哕不止。"《玉楸药解》谓："清降肺胃，消荡郁烦，生津止渴，除呕下食，治噎哕懊憹。"《金匮玉函方》用一味芦根煮水频服，治"五噎，心膈气滞，烦闷吐逆，不下食"。人参为五加科植物人参的根，性温，味甘、微苦，入脾、肺经，有大补元气、健脾安胃的功效。人参主要含人参皂苷Ⅰ—Ⅳ（Pana×osides）、人参倍半萜烯、人参醇等。《药性论》谓："主五脏气不足，五劳七伤，虚损瘦弱，吐逆不下食，止霍乱烦闷呕哕。"《日华子本草》谓："调中治气，消食开胃。"《本草汇言》谓："人参，补气生血，助精养神之药也……脾胃衰薄，饭食减常，或吐或呕，用之可以和中而健胃。"柿霜为柿科植物柿的果实制成柿饼时外表所生的白色粉霜，味甘性凉，入心、肺经，含甘露醇、葡萄糖、果糖、蔗糖等，有清热化痰、养阴开胃的功效。《滇南本草》谓："治气膈不通。"《本草经疏》谓："其功长于清肃上焦火邪，兼能益脾开胃。"粳米即稻米，为禾本科植物稻（粳稻）的种仁，味甘性平，有健脾和胃、补虚益气的功效。《千金食治》谓："平胃气、长肌肉。"

[适用人群] 食管癌胃阴不足，阴虚内热，症见进食梗阻，痰涎壅盛，形体消瘦，五心烦热者。

### 2. 鹌蛋牛奶饮

[组成] 鹌鹑蛋3～4个，鲜牛奶300毫升，冰糖20克。

[用法] 先将冰糖打碎溶入鲜牛奶中，煮沸牛奶后冲入鹌鹑蛋，稍微搅

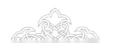

拌成蛋花，勿久煮。

［功效］健脾益气，补虚生血。

鹌鹑蛋为雉科动物鹌鹑的卵，味甘性平，有补气益血、强壮疗虚的功效。鹌鹑蛋营养价值较高，含有人体所需的多种氨基酸、维生素和微量元素，其量皆比鸡蛋高，有"动物人参"之称，日本《养鹑》一书认为鹌鹑蛋是补虚佳品。牛奶为牛科动物牛或水牛的乳汁，味甘性平，入肺、胃经，有补益虚损、滋润肺胃的功效，并含多种必需氨基酸、乳脂、维生素等。《本草纲目》谓："治反胃热哕，补益劳损。"朱丹溪谓："反胃噎膈，大便燥结，宜牛、羊乳时时咽之，并服四物汤为上策。"《随息居饮食谱》谓："善治血枯便燥，反胃噎膈。"冰糖味甘性平，有补脾养胃的功效。

［适用人群］食管癌脾胃虚弱，症见吞咽梗阻，形体羸瘦，面色㿠白，神疲乏力者。

### 3. 参乳五汁膏

［组成］人参20克，牛奶300毫升，鲜芦根60克，龙眼肉30克，甘蔗、雪梨各60克，生姜15克，蜜糖适量。

［用法］甘蔗、雪梨、生姜榨汁，将人参、鲜芦根、龙眼肉加水400毫升煮剩至50～80毫升，去渣，用瓦罐盛牛奶和匀诸汁，隔水炖成胶状，调入蜜糖少许炼膏，不拘时频频咽服。

［功效］补气养阴，润燥安胃。

本方脱胎于《冷庐医话》秘方噎膈膏，原方为人乳、牛乳、芦根汁、人参汁、梨汁、龙眼肉汁、甘蔗汁各等份，姜汁少许，蜜糖适量。因人乳来源困难而倍牛奶代之。牛奶味甘性平，能补益虚损，含丰富的营养素。《随息居饮食谱》谓："善治血枯便燥，反胃噎膈。"人参味甘、微苦，性微温，能益气健脾。《本草汇言》谓："脾胃衰薄……或吐或呕，用之可以和中而健胃。"梨汁为蔷薇科植物白梨、沙梨或秋子梨等的成熟果实汁，味甘、微酸，性凉，能生津润燥化痰。《增补食物秘书》谓："解毒……疗胃中痞塞热

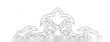

结。"鲜芦根甘寒，能清热止呕，《药性论》谓："能解大热，开胃，治噎哕不止。"龙眼肉为无患子科植物龙眼的假种皮，味甘性温，能益脾补血。《滇南本草》谓："养血安神……开胃益脾。"甘蔗为禾本科植物甘蔗的茎秆，味甘性寒，能生津养胃。《梅师集验方》用甘蔗汁7升、生姜汁1升，二味相和，分为三服，"治胃反，朝食暮吐，暮食朝吐，旋转吐者"。生姜为姜科植物的鲜根茎，味辛性温，能止呕祛痰。《本草从新》谓："姜汁，开痰，治噎膈反胃。"蜜糖为蜜蜂科昆虫中华蜜蜂、意大利蜜蜂在蜂巢中酿成的蜜糖，味甘性平，能解毒补中。《神农本草经》谓："益气补中，调和百药。"

[适用人群] 晚期食管癌气阴两虚，症见吞咽梗阻，纳食困难，形体羸瘦者。

[注意] 秦汉以前1升约等于现代200毫升；唐宋时期1升等于现代580~660毫升。

### 4. 砂仁鱼肚肉末羹

[组成] 砂仁6克，鱼肚50克，猪瘦肉150克。

[用法] 砂仁打碎纱布包裹备用，鱼肚浸软切细丝，猪瘦肉剁细末。先用清水适量文火炖鱼肚至大部分溶化，再放入砂仁、肉末煮半小时，去砂仁，和盐调味温服。

[功效] 和胃健脾，补虚养血。

砂仁为姜科植物砂仁或绿壳砂仁的成熟果实或种子，味辛性温，入脾、胃经，有行气调中、和胃醒脾的功效。《本草纲目》谓："补肺醒脾，养胃益肾，理元气，通滞气，散寒饮胀痞，噎膈呕吐。"《玉楸药解》谓："降胃阴而下食，达脾阳而化谷，呕吐与泄泻皆良，咳嗽与痰饮俱妙，善疗噎膈。"鱼肚即鱼鳔，味甘性平，有补肾益精、滋养血脉的功效。《本草新编》谓："补精益血。"《本经逢原》谓："鳔胶……为固精要药。"猪瘦肉为猪科动物猪的肉，味甘性平，入脾、胃、肾经，有滋阴润燥、补虚养血的功效。《本经逢原》谓："精者补肝益血。"《本草备要》谓："食之润肠胃，生精液，丰肌

体，泽皮肤。"

[适用人群] 晚期食管癌脾肾两虚，症见吞咽梗阻，腰膝酸软，纳差神疲，形体羸瘦者。

### 5. 五仁补血泥

[组成] 芝麻、松子仁、胡桃仁、桃仁、甜杏仁各50克，粳米100克，白糖适量。

[用法] 桃仁用水浸泡去皮尖，五仁加粳米在搅拌机内搅碎，调白糖混匀，清水适量加热调成糊状，服量随意。

[功效] 补虚养血，润肠通便。

芝麻为胡麻科草本植物芝麻的种子，味甘性平，入肝、肾、肺、脾经，有补肝肾、润五脏的功效。黑白芝麻均可药用。《本草备要》谓："补肺气，益肝肾，润五脏，填精髓，坚筋骨，明耳目，耐饥渴，乌髭发。"《名医别录》谓："补益精液，润肝脏，养血舒筋。"松子仁为松科植物红松的种子，味甘性微温，入肝、肺、大肠经，有养血、润燥、滑肠的功效。《日华子本草》谓："虚羸少气，补不足，润皮肤，肥五脏。"《本草通玄》谓："益肺止咳，补气养血，润肠止渴，温中搜风……阴虚多燥者珍为神丹。"《药性切用》谓："醒脾开胃，解郁润肠。"胡桃仁为胡桃科植物胡桃的种仁，味甘性温，入肾、肺、肝经，有补肾养血、润肺纳气、润肠通便的功效。《本草纲目》谓："补气养血，润燥化痰，益命门，利三焦，温肺润肠。"《食物本草》谓："食之，令人能食，通润血脉，骨肉细腻。补气养血，化痰润燥。"《医林纂要》谓："补肾，润命门，固精。"《本草从新》谓："治痿，强阴。"桃仁味苦、甘，性平，入心、肝、大肠经，有活血祛瘀、润肠通便的作用。《神农本草经》谓："主瘀血，血闭，癥瘕。"《名医别录》谓："破癥瘕，通脉，止痛。"甜杏仁为蔷薇科植物杏或山杏的部分种仁，味甘性平，入肺、大肠经，有润肺消食、化痰导滞的功效。因杏仁含脂肪油比较丰富（约50%），故润燥之功较好。《滇南本草》谓："消痰润肺，润肠胃，消面粉

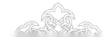

积，下气。"白糖味甘，性微温，入脾、肺经，有补中、润肺、生津的功效。《食物本草备要》谓："润心肺燥热，止嗽消痰……助脾气，暖肝气。"但多食助热损齿，故不要吃得太甜。粳米味甘性平，补中养胃，黏合五仁如泥状。

[适用人群] 晚期食管癌气血两虚，症见吞咽不畅，大便秘结，形体羸瘦，头晕耳鸣，倦怠乏力者。

[注意] 妇女产后血虚便秘，可去桃仁。

### 6. 香砂冲藕粉

[组成] 木香6克，砂仁3克，藕粉100克。

[用法] 木香洗净切细段，砂仁打碎用纱布包裹，加清水200毫升煎取50毫升。藕粉加清水煮沸，加入木香砂仁汁，搅拌均匀，白糖适量调味，温热服食。

[功效] 行气散瘀，温中醒脾。

木香味辛、苦，性温，入肺、肝、脾经，具有行气止痛、温中和胃的功效。《神农本草经》谓："主邪气，辟毒疫，强志。"《本草经集注》谓："疗毒肿，消恶气。"《药性论》谓："治疰癖瘕块、胀痛、逐诸壅气上冲烦闷。"砂仁为姜科植物砂仁或绿壳砂仁的成熟果实或种子，味辛性温，入脾、胃经，有行气调中、和胃醒脾的功效。《本草纲目》谓："补肺醒脾，养胃益肾，理元气，通滞气，散寒饮胀痞，噎膈呕吐。"《玉楸药解》谓："降胃阴而下食，达脾阳而化谷，呕吐与泄泻皆良，咳嗽与痰饮俱妙，善疗噎膈。"莲藕为睡莲科植物莲的根茎，磨粉水洗，沉淀晒干而成藕粉，味甘性寒，入心、脾、胃经，有清热散瘀、凉血止血的功效。《日用本草》谓："清热除烦，凡呕血、吐血、瘀血、败血，一切血证宜食之。"《滇南本草》谓："多服润肠肺，生津液。"

[适用人群] 食管癌气滞血瘀，症见进食梗阻，痰滞食管，胃脘满闷者。

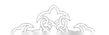

### 7. 川贝白果粥

［组成］川贝母5克，白果50克，粳米100克，猪瘦肉60克。

［用法］川贝母打成粉。猪瘦肉切碎。白果去壳，除膜，水浸漂一日，备用。粳米淘洗干净，放入砂锅内，加白果、猪瘦肉和适量的水煮至米烂粥成，加入川贝母粉，搅拌均匀，再稍煮片刻，可加盐、味精调味，温热服食。

［功效］润肺化痰，养胃育阴。

川贝母为百合科植物川贝母的干燥鳞茎，味苦、甘，性凉，入肺经，有润肺散结、止嗽化痰的功效。《日华子本草》谓："消痰，润心肺。"《本草正》谓："降胸中因热结及乳痈流痰结核。"白果又名银杏，为银杏科植物银杏的种仁，味甘、苦、涩，性平，入肺、肾经。有温肺益气、镇咳止喘、缩小便的功效。《医学入门》谓："消肺胃浊气，化痰定喘，止咳。"《本草纲目》谓："熟食温肺益气，定喘嗽，缩小便。"粳米味甘性平，入脾、胃经，有补中益气、健脾和胃的功效。《食疗本草》谓："温中，益气补下元。"《千金食治》谓："平胃气、长肌肉。"《随息居饮食谱》谓："粳米甘平，宜煮粥食……粥饭为世间第一补人之物。"猪瘦肉味甘性平，入脾、胃、肾经，有补肾养血、滋阴润燥的功效。《千金食治》谓："宜肾，补肾气虚竭。"《随息居饮食谱》谓："补肾液，充胃汁，滋肝阴，润肌肤。"

［适用人群］晚期食管癌阴虚痰结，症见吞咽梗阻，形体虚弱，痰壅咳嗽者。

### 8. 芦荟调饴糖

［组成］鲜芦荟50克（榨汁），饴糖30克。

［用法］将鲜芦荟100克榨汁，后与软饴糖搅拌调和，饮之。若用硬饴糖，则将其加热熔化后与鲜芦荟汁搅拌，再饮之。

［功效］泻热通便，健脾和胃。

芦荟为百合科植物库拉索芦荟、斑纹芦荟、好望角芦荟的叶，味苦性寒，入肝、大肠经，有泄热泻下、清肝解毒的功效。《本草再新》谓："治肝火，镇肝风，清心热，解心烦，止渴生津……解火毒。"《开宝本草》谓："主热风烦闷，胸膈间热气。"《全国中草药汇编》谓："主治肝经实热头晕、头痛、耳鸣、烦躁、便秘。"《现代实用中药》谓："为峻下药，有健胃通经之效。"药理研究表明有泻下、抗癌作用，斑纹芦荟醇提取物对小鼠ESE实体瘤、S180实体瘤、B16黑色素瘤、Heps肝癌等有一定抑制作用。饴糖，又名胶糖（陶弘景）、软糖（《蜀本草》），为米、大麦、小麦、粟或玉蜀黍等粮食经发酵糖化制成的糖类食品。有软、硬之分，软者为黄褐色黏稠液体；硬者系软饴糖经搅拌，混入空气后凝固而成，为多孔之黄白色糖块。药用以软饴糖为好。味甘性温，能补中缓急，润肺止咳，解毒。用于脾胃虚弱，里急腹痛；肺燥咳嗽、咽痛。《名医别录》谓："主补虚乏，止渴，去血。"《千金食治》谓："补虚冷，益气力，止肠鸣、咽痛，除唾血，却咳嗽。"《食疗本草》谓："补虚止渴，健脾胃气，去留血，补中。"《本草汇言》谓："治中焦营气暴伤，眩晕，消渴，消中，怔忡烦乱。"《长沙药解》谓："补脾精，化胃气，生津，养血，缓里急，止腹痛。"

[适用人群] 食管癌痰热梗阻、纳食艰难、大便秘结者。


### 9. 蛋清莲子糊

[组成] 鸡蛋清2个，莲子60克，冰糖适量。

[用法] 鸡蛋2个去蛋黄，留蛋清备用。莲子磨粉。用清水适量先煮冰糖，水沸前慢慢调入莲子粉成糊状，调入蛋清，熟即熄火，勿久煮，温服。

[功效] 滋阴补血，清热解毒。

鸡蛋清又称鸡子白，味甘性凉，入肺、脾经，有润肺利咽、清热解毒的功效。《食疗本草》谓："（治）人热毒发。"《本经逢原》谓："治伏热目赤喉痛。"《本草拾遗》谓："解热烦。"莲子为睡莲科植物莲的成熟种子，味甘、涩，性平，入心、脾、肾经，含多量的淀粉、棉子糖、蛋白质等，有补脾益气、开胃止呕的功效。《神农本草经》谓："主补中，养神，益气力。"《本草备要》谓："清心除烦，开胃进食。"《王氏医案》谓："最补胃气

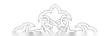

而镇虚逆。"《神农本草经》谓："主补中，养神，益气力。"《本草纲目》谓："交心肾，厚肠胃，固精气，强筋骨，补虚损。"《食医心镜》谓："止渴去热。"冰糖味甘性平，功能清热润肺。

[适用人群] 晚期各型食管癌吞咽梗阻，形体羸瘦者。

### 10. 鸡鲍虫草汤

[组成] 乌骨鸡半只至一只，冬虫夏草10克，鲜鲍鱼肉60~80克。

[用法] 乌骨鸡宰后去毛及肠脏，洗净切成块。鲜鲍鱼肉浸泡洗净切片。然后以上三物一起放入锅内，加入适量清水，炖至各物熟烂，和盐调味，服食。

[功效] 滋阴补血，填精益髓。

乌骨鸡为雉科动物乌骨鸡的肉，味甘性平，入肝、肾经，有养阴益血、补肝肾的功效。《本草纲目》谓："补虚劳羸弱。"《随息居饮食谱》谓："补虚暖胃，强筋骨，续绝伤……乌骨鸡滋补功优。"《本草再新》谓："益肾养阴。"《本草经疏》谓："乌骨鸡，补血益阴。"鲍鱼为鲍科动物皱纹盘鲍或耳鲍、羊鲍的肉，即鳆鱼，又称九孔螺，味甘性平，肉鲜美，富含蛋白质及多种氨基酸，有滋阴清热、益精明目的功效。《蜀本草》谓："主咳嗽，啖之明目。"《随息居饮食谱》谓："补肝肾，益精明目，开胃营养。"冬虫夏草为麦角菌科植物冬虫夏草菌的子座及其寄主蝙蝠蛾科昆虫虫草蝙蝠蛾等的幼蝓体的复合体，味甘性温，入肺、肾经，有补虚益肾、填精止血、益气化痰的功效。《本草从新》谓："保肺益肾，止血化痰，已劳嗽。"《本草纲目拾遗》谓："性温暖，补肾益髓。"《药性考》谓："秘精益气，专补命门。"

[适用人群] 晚期食管癌形体虚衰，短气痰壅者。

## 二、胃癌

胃癌是指起源于胃黏膜上皮细胞的恶性肿瘤，其发病部位包括贲门、胃体、幽门。胃癌与中医文献中"反胃""胃反""膈证"等疾病相似，《金

匮要略》谓："朝食暮吐，暮食朝吐，宿谷不化，名曰胃反。"清代吴谦《医宗金鉴》对胃癌的病因病机、病状做了详尽的描述，谓："三阳热结，谓胃、小肠、大肠三府热结不散，灼伤津液也。胃之上口为贲门，小肠之上口为幽门……贲门干枯，则纳入水谷之道路狭隘，故食不能下，为噎塞也；幽门干枯，则放出腐化之道路狭隘，故食入反出，为翻胃也。"胃癌病变在胃，影响受纳与消化，故常有食欲不振、上腹饱胀与疼痛。癌瘤扩展至贲门则有进食梗阻或进行性吞咽困难。在幽门前区的肿瘤常有幽门梗阻，见呕吐宿食腐臭。癌瘤侵犯血管引起胃内出血，可见呕出咖啡样液或排出柏油样大便。病至晚期，形神俱损，骨瘦如柴。胃癌中医饮食调理原则为健脾益气、养胃降逆、除痰祛瘀。

### 1. 良姜胡椒猪肚汤

［组成］高良姜10克，胡椒10克，猪肚1个200～300克。

［用法］高良姜切细片，胡椒研碎，猪肚翻洗干净，去脂膜，纳良姜及胡椒入猪肚，扎紧两端，清水适量，炖至猪肚熟烂，和盐调味，饮汤或吃猪肚。

［功效］健脾补中，暖胃降逆。

高良姜为姜科植物高良姜的根茎，味辛性温，入脾、胃经，有温胃祛风、行气止呕的功效。《日华子本草》谓："治……反胃呕食，消宿食。"《本草纲目》谓："健脾胃，宽噎膈。"陶弘景谓："高良姜，出高良郡，人腹痛不止，但嚼食亦效。"胡椒为胡椒科植物胡椒的果实，味辛性热，入胃、肠经，有温中下气、止呕消痰的功效。《唐本草》谓："主下气，温中，去痰，除脏腑中风冷。"《本草纲目》谓："暖肠胃，除寒湿反胃。"《本草衍义》谓："胡椒，去胃中寒痰吐水，食已即吐，甚验。"《圣惠方》用胡椒配生姜"治反胃呕哕吐食，数日不定"。猪肚即猪胃，为猪科动物猪的胃，味甘性温，有补益虚损、健脾养胃的功效。《本草经疏》谓："猪肚，为补脾胃之要品，脾胃得补，则中气益，利自止矣。"《日华子本草》谓："主补虚损，主骨蒸劳热，血脉不行，皆取其补益脾胃，则精血自生，虚劳自愈，根本固而

后五脏皆安也。"

[适用人群] 胃癌见上腹隐痛、呕吐宿食者。

### 2. 石莲淮山粥

[组成] 石莲子50克，淮山50克，粟米80克，冰糖30克。

[用法] 石莲子去心，磨粉，淮山刨细丝，先用清水适量煮粟米、淮山半小时，再慢慢放石莲粉、冰糖，时时搅拌，煮成胶状稀粥服食。

[功效] 健脾益气，和中养胃。

石莲子为睡莲科植物莲的果实或种子经霜老熟而带有灰黑色果壳，种仁坚硬、粉质多的"老"莲子，味甘、涩，性平，入心、脾、肾经，含多量的淀粉、蛋白质等，有补脾益气、开胃止呕的功效。《本经逢原》谓："石莲子，本莲实老于莲房，堕入淤泥，经久坚黑如石，故以得名……补助脾阴而涤热毒。"《神农本草经》谓："主补中，养神、益气力。"《本草备要》谓："清心除烦，开胃进食。"《王氏医案》谓："莲子……若反胃由于胃虚，而气冲不纳者，但日以干莲子细嚼而咽之，胜于他药多矣。"淮山即山药，为薯蓣科植物山药的块茎，味甘性平，入肺、脾、肾经，有补虚、健脾、止泻的功效。《神农本草经》谓："补中益气力，长肌肉，久服耳目聪明。"《本草纲目》谓："益肾气，健脾胃，止泄痢，化痰涎，润皮毛。"《本草求真》谓："山药，本属食物，古人用入汤剂，谓其补脾益气除热。"粟米即小米，为禾本科植物粟的种仁，味甘性平，入脾、肾经，有健脾和中、开胃进食的功效。《本草纲目》谓："煮粥食益丹田，补虚损，益肠胃。"《食鉴本草》谓："粟米粥，治脾胃虚弱，呕吐不能食，渐加羸瘦。"冰糖味甘性平，有补中养胃的功效。

[适用人群] 晚期胃癌不思饮食者。

### 3. 牛奶竹沥饮

[组成] 鲜牛奶200毫升，淡竹沥50毫升，蜜糖20克，生姜10克。

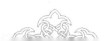

［用法］生姜榨汁。先煮沸鲜牛奶，再调入淡竹沥、蜜糖及生姜汁，频频咽服。

［功效］养胃通便，化痰止呕。

牛奶味甘性平，入肺、胃经，有补益虚损、养胃润肠的功效。《本草纲目》谓："治反胃热哕，补益劳损，润大肠。"《滇南本草》谓："补虚弱，止渴，养心血，治反胃而利大肠。"《丹溪心法》以牛奶、生姜汁、韭菜汁"治翻胃"。竹沥为禾本科植物青皮竹或薄竹、鲜淡竹被火烧烤后流出的汁液，味甘、苦，性寒，入心、胃经，有清热除痰、止呕降逆的功效。《本草备要》谓："消风降火，润燥行痰，养血益阴。"《丹溪心法》谓："竹沥滑痰，非姜汁不能行经络。"蜜糖味甘性平，入肺、脾经，有和营补中、解毒润燥的功效。《神农本草经》谓："益气补中，止痛解毒，和百药。"《本草纲目》谓："和营卫，润脏腑，通三焦，调脾胃。"生姜味辛性温，入胃、脾、肺经，有暖胃散寒、止呕开痰的功效。《本草从新》谓："姜汁，开痰，治噎膈反胃……和中止呕。"《本草经集注》谓："归五脏，祛痰下气，止呕吐。"

［适用人群］胃癌纳呆食少、呕哕痰涎或宿食者。

### 4. 虫草蘑菇水鸭汤

［组成］冬虫夏草10克，蘑菇30克，水鸭1只净重约500克。

［用法］冬虫草洗净。蘑菇拣洗好。水鸭宰后去毛及肠脏后洗净。将三物加清水适量炖至水鸭熟烂，和盐调味，饮汤或佐膳。

［功效］健脾养胃，补益虚损。

冬虫夏草为麦角菌科植物冬虫夏草菌的子座及其寄主蝙蝠蛾科昆虫虫草蝙蝠蛾等的幼虫体的复合体。味甘性温，入肺、肾经，有滋补强壮、益气化痰的功效。《本草从新》谓："保肺益肾，止血化痰，已劳嗽。"《本草纲目拾遗》谓："性温暖，补肾益髓。"蘑菇为黑伞科植物四孢蘑菇的子实体，味甘性平，入肠、胃、肺经，有补气、益胃、化痰理气的功效。《本草纲目》谓：

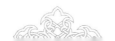

"益肠胃，化痰理气。"《医学入门》谓："悦神，开胃，止泻，止吐。"水鸭即野鸭，又称凫，为鸭科动物绿头鸭的肉，味甘性凉，入脾、胃、肾经，有补益脾肾、滋阴养胃的功效。《名医别录》谓："补虚除热，和脏腑，利水道。"《随息居饮食谱》谓："补脾肾……开胃运食……病后虚人，食之有益。"

[适用人群] 晚期胃癌形体虚衰，不思饮食者。

### 5. 鲍参圆蹄汤

[组成] 鲜鲍鱼肉100克，海参60克，龙眼肉20克，猪蹄1只，砂仁6克。

[用法] 鲜鲍鱼肉浸泡洗净切片。砂仁捣碎，用干净纱布包。海参用清水反复浸泡1天，洗净肠腔，切块。猪蹄洗净斩切成小块。然后将各物一起放入锅中，加适量清水，文火炖至熟烂，去砂仁，和盐调味，温热服食。

[功效] 补血祛瘀，消食开胃。

鲍鱼即鳆鱼，又称九孔螺，味甘性平，肉鲜美，富含蛋白质及多种氨基酸，有滋阴清热、益精明目的功效。《随息居饮食谱》谓："补肝肾，益精明目，开胃营养。"海参是生于浅海的棘皮动物，味甘、咸，性温，入心、肾经，富含蛋白质，有补肾益精、养血润燥的功效。《食物宜忌》谓："补肾经，益精髓，消痰涎。"《本草求原》谓："润五脏。"《随息居饮食谱》谓："滋阴，补血……宜同火腿或猪羊肉煨食之。"龙眼肉味甘性温，入心、脾经，有益脾长智、养心补血、安神的功效，是滋养性的食品，古人认为它于补气之中更存有补血之力。《滇南本草》谓："养血安神，长智敛汗，开胃益脾。"《得配本草》谓："益脾胃，葆心血，润五脏。"《本草纲目》谓："益肾气，健脾胃，止泄痢，化痰涎，润皮毛。"猪蹄为猪科动物猪的蹄子，甘温补虚。《本草纲目》谓："煮清汁……清热毒，消毒气，去恶肉。"《随息居饮食谱》谓："甘咸平，填肾精而健腰脚，滋胃液以滑皮肤，长肌肉可愈漏疡，助血脉能充乳汁。"砂仁味辛性温，入脾、胃经，有行气调中、和胃醒脾的功效。《本草纲目》谓："补肺醒脾，养胃益肾，理元气，通滞气。"《本草汇言》谓："温中和气之药也。"

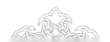

[适用人群] 晚期胃癌形体虚衰，不思饮食者。

### 6. 田鸡炆菱角

[组成] 田鸡250克，菱角（去壳）200克，冬菇20克。

[用法] 水发香菇，去蒂，洗净；新鲜菱角洗刷干净，从中间切开，去壳，剥出菱角肉备用；田鸡剥皮，去内脏、头、爪，洗净，斩块。将田鸡、香菇和油在锅中爆炒至微香，放入菱角，清水适量，小火炆至熟烂，和盐调味食用。

[功效] 健脾益气，补中安胃。

田鸡即青蛙，为两栖纲蛙科动物，味甘性凉，蛙肉细嫩鲜美，富含蛋白质、维生素、微量元素等多种营养素，具有补虚损、解热毒、利水气、消浮肿等功效。《本草纲目》谓："馔食，调疳瘦，补虚损，尤宜产妇。""利水消肿。"《随息居饮食谱》谓："清热，行水，杀虫，解毒，愈疮。"菱角又名水栗、菱实，是一年生草本水生植物菱的果实，菱角皮脆肉美，含有丰富的蛋白质、不饱和脂肪酸及多种维生素和微量元素。菱角味甘性平，无毒，入胃、肠经，具有补脾胃、利尿通乳、止消渴、解酒毒的功效。《本草纲目》谓菱角能补脾胃，强股膝，健力益气；菱粉粥有益胃肠，可解内热，老年人常食有益。《名医别录》谓："性味甘、平，无毒。主安中，补五脏。"《滇南本草图说》谓："醒脾，解酒，缓中。"据药理实验证实菱角具有一定的抗癌作用，可用之防治胃癌、食道癌、子宫癌等。香菇即香蕈，味甘性平，入胃经，有益气健脾的功效。药理研究证实香菇中所含的香菇多糖能增强机体的细胞免疫和体液免疫功能。《本经逢原》谓："大益胃气。"《本草求真》谓："香蕈，食中佳品……大能益胃助食。"

[适用人群] 晚期胃癌体虚纳呆或脾虚泄泻者。

### 7. 猪肚蟾蜍粥

[组成] 猪肚200～300克，蟾蜍2～4只，粳米100克。

[用法] 猪肚洗净，切成块。蟾蜍剥去外皮，除去内脏、头、爪，洗净

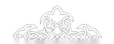

后切成块。然后将粳米、猪肚、蟾蜍一起放入锅内，加入适量清水，文火煮至米烂粥成，和盐调味，温热服食。

[**功效**] 健脾补虚，解毒消癥。

猪肚即猪胃，味甘性微温，入胃经，有健脾胃、补虚损、通血脉、消积滞的功效。《本草经疏》谓："猪肚，为补脾胃之要品。"《本草图经》谓："骨蒸热痨，血脉不行，补羸助气。"《名医别录》谓："补中益气，止渴。"蟾蜍，是蟾蜍科动物中华大蟾蜍或黑眶蟾蜍等，味辛性凉，有毒，入心、肺、肝、脾四经，有破癥痕、行水湿、化毒、定痛的功效。《随息居饮食谱》谓："清热杀虫，消疳化毒，平惊散癖，行湿除黄。"《本草正》谓："消癖气积聚，破坚痕肿胀。"药理研究表明，蟾蜍制剂具有增高小鼠脾脏溶血空斑形成细胞（PEC）活性率，促进巨噬细胞功能及增高血清溶菌酶浓度等作用，而且对免疫系统及循环系统方面也有作用，因此蟾蜍有一定抗肿瘤的作用。粳米味甘性平，入脾、胃经，有补中益气、健脾和胃的功效。《名医别录》谓："主益气，止烦、止泄。"《本草经疏》谓："其味甘而淡，其性平而无毒，虽专主脾胃，而五脏生气，血脉精髓，因之而充溢，周身筋骨肌肉皮肤，因之而强健。"

[**适用人群**] 胃癌见上腹隐痛或脘胀纳减者。

## 8. 党参龙眼兔肉汤

[**组成**] 党参20克，龙眼肉50克，兔肉200克。

[**用法**] 党参切丝用纱布包扎。以上三物加适量清水炖至兔肉熟烂，去党参，和油盐调味后饮汤或佐膳。

[**功效**] 补中益气，养血解毒。

党参为桔梗科植物党参、素花党参、川党参、管花党参、球花党参、灰花党参的根，味甘性平，入肺、脾经，有健脾补中、益气生津的功效。《本草从新》谓："补中益气，和脾胃，除烦渴。"《本草正义》谓："党参力能补脾养胃，润肺生津，健运中气，本与人参不甚相远……故凡古今成方之所用

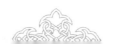

人参，无不可以潞党参当之。"龙眼肉味甘性温，入心、脾两经，有益心脾、补气血的功效。《随息居饮食谱》谓："补心气，安志定神，益脾阴，滋营充液。"《得配本草》谓："益脾胃，葆心血，润五脏，治怔忡。"兔肉为兔科动物蒙古兔、东北兔、高原兔、华南兔、家兔等的肉，味甘性凉，肉质鲜美，入肝经，有补中益气、凉血解毒的功效。《名医别录》谓："主补中益气。"《本草纲目》谓："凉血，解热毒，利大肠。"《随息居饮食谱》谓："凉血，祛湿，疗疮，解热毒。"

[适用人群] 各类型胃癌气血两虚者。

## 9. 豆蔻鱼肚乌鸡汁

[组成] 草豆蔻仁6克，鱼肚15克，乌鸡半只至1只。

[用法] 草豆蔻仁打碎，用纱布包扎。鱼肚浸软切细丝。乌鸡剥净，将草豆蔻仁、鱼肚放入乌鸡肚中，纱线缝合，文火炖至鸡烂，和盐调味，饮汤或佐膳。

[功效] 温中健脾，补肾养虚。

草豆蔻仁为姜科植物草豆蔻的成熟种子团，味辛性温，入脾、胃经，有温中燥湿、行气健脾的功效。《名医别录》谓："主温中，心腹痛，呕吐，去口臭气。"《本草纲目》谓："治……噎膈反胃，痞满吐酸，痰饮积聚……开郁破气。"《珍珠囊》谓："益脾胃，去寒，又治客寒心胃痛。"鱼肚即鱼鳔，又称鱼胶，味甘性平，入肾经，有补肾益精、散瘀止血的功效。《海药本草》谓："主月蚀疮，阴疮，痔疮。"《随息居饮食谱》谓："煨烂食之，补气填精，止遗带，大益虚损。"《本草新编》谓："鱼鳔胶稠，入肾补精。"乌鸡即乌骨鸡、竹丝鸡，是家鸡中的一种，味甘性平，入肝、肾经，有滋肾养阴、补中益气的功效。《本草纲目》谓："补虚劳羸弱……大人小儿下痢噤口。"《本草再新》谓："平肝祛风，除烦热，益肾养阴。"《随息居饮食谱》谓："补虚，暖胃……乌骨鸡滋补功优。"

[适用人群] 晚期胃癌形体虚弱、不思饮食者。

### 10. 红烧山楂带鱼

[组成] 带鱼300克，山楂20克，生姜15克，食用油、酱油、精盐、白糖少量备用。

[用法] 将带鱼剁去头及内脏，洗净切段；山楂去核，洗净切片；生姜洗净切片备用。锅置火上放油烧热，将带鱼段略炸至微香，捞出沥油。锅留底油烧热，下入姜片、白糖、酱油、精盐、适量的水及切好的山楂烧开，后投入炸过的鱼段，转小火炖约30分钟至熟即可。

[功效] 健脾补血，开胃消食。

带鱼，又名刀鱼、鳞刀鱼等，为鱼纲带鱼科动物。带鱼是我国四大海产鱼类之一，肉肥刺少，味道鲜美，营养丰富。每100克带鱼含蛋白质18.4克、脂肪4.6克，还含有磷、铁、钙、锌、镁，以及维生素A、维生素$B_1$、维生素$B_2$等多种营养成分。现代研究表明带鱼具有降低胆固醇的作用，经常食用对心血管系统有一定的保护作用。带鱼味甘性温，具有补虚温胃、祛湿泽肤等功效。《本草从新》谓："补五脏，去风杀虫。"《食疗宜忌》谓："和中开胃。"《随息居饮食谱》谓："暖胃，补虚，泽肤。"山楂，为蔷薇科植物山里红、山楂、野山楂的果实，味甘、酸，性微温，归脾、胃、肝经，具有消食健胃、活血化瘀之效。《日用本草》谓："味甘酸，无毒，比食积：行结气，健胃宽膈，消血痞气块。"《滇南本草》谓："消肉食积滞，下气；治吞酸，积块。"《本草求真》谓："山楂，所谓健脾者，因其脾有食积，用此酸咸之味以为消磨，俾食行而痰消，气破而泄化，谓之为健，止属消导之健矣。"生姜，又名大肉姜（广西）、鲜生姜，为姜科植物姜的栽培品种菜姜的新鲜根茎，味辛性温，归肺、胃、脾经，具有发散风寒、温中止呕、化痰、解毒之效。《食疗本草》谓："止呕，散烦闷，开胃气。"《医学启源》谓："生姜，性温，味辛甘，气味俱厚……温中去湿。"

[适用人群] 胃癌体虚消瘦、纳呆、进食无味者。

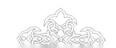

### 11. 荜茇冬菇鸡

[组成] 荜茇10克，冬虫夏草10克，新鲜蘑菇100克，黄雌鸡1只约500克。

[用法] 将荜茇打成粉。黄雌鸡去毛及内脏洗净切成块，与冬虫夏草、蘑菇一起加适量清水煮至鸡肉熟烂，然后洒入荜茇粉，边洒边搅，搅匀后起锅。亦可加盐调味，温热服食。

[功效] 温中散寒，补益虚损。

荜茇又称鼠尾，为胡椒科植物荜茇的未成熟果穗，味辛性热，入胃、脾、大肠经，有温中散寒、下气止痛的功效。《本草拾遗》谓："温中下气……杀腥气，除胃冷……痃癖。"《本草备要》谓："除胃冷，散浮热。"《开宝本草》谓："荜茇辛温壮骨精……腹内包块腰脊痛，通关利窍效如神。"《本草便读》谓："荜茇，大辛大热，味类胡椒，入胃与大肠，阳明药也。温中散寒，破滞气，开郁结，下气除痰，又能散上焦之浮热，凡一切牙痛、头风、吞酸等症，属于阳明湿火者，皆可用此治之。"冬虫夏草味甘性温，入肺、肾经，含蛋白质、碳水化合物、虫草酸、虫草素等，有补虚益肾、填精止血的功效。药理实验认为冬虫夏草具有一定的抗肿瘤作用。《本草从新》谓："保肺益肾，止血化痰。"蘑菇为黑伞科植物蘑菇的子实体，全国各地均有栽培，味甘性平，入肠、胃、肺经，有健脾开胃、化痰理气的功效。《医学入门》谓："悦神，开胃。"《生生编》谓："益肠胃，化痰，理气。"黄雌鸡味甘性温，入脾、胃经，有健脾益气、填精补髓的功效。《食疗本草》谓："黄雌鸡，主腹中水癖、水肿。"《日华子本草》谓："黄雌鸡，止劳劣，添髓补精。"《名医别录》谓："补益五脏，续绝伤，疗劳，益气力。"

[适用人群] 晚期胃癌形体虚弱、呕哕纳呆口淡者。

### 12. 藤梨根煲猪尾汤

[组成] 藤梨根50克，猪尾巴约250克。

[用法] 藤梨根切片洗净，或用鲜品100克，斩段洗净；猪尾巴洗净斩

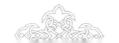

块。上两物加清水适量炖至猪尾巴熟烂，和盐调味，饮汤或佐膳。

[功效] 清热祛湿，和胃止呕。

藤梨根又名猕猴梨根、猕猴桃根，性寒，味甘、酸，入肾、胃经，有清热利尿、活血消肿的功效。民间常用于治疗消化不良、呕吐。《陕西中草药》报道，用藤梨根煎水治疗胃肠系统肿瘤、乳腺癌。《河北中草药》谓："能清湿热，利黄疸，且有促进食欲，通畅乳络之功……有抗癌作用，尤对胃肠道肿瘤疗效较佳。"《贵州药用植物名录》谓："清热，消肿生肌。"猪尾巴，性平，味甘、咸，入脾、胃、肾经，有滋阴、润燥、补肾的功效。《本草图经》谓："主扑损恶疮。"《随息居饮食谱》曰："补髓养阴，治骨蒸劳热，带浊遗精，宜为衰老之馔。"《千金食治》曰："宜肾，补肾气虚竭。"《千金要方》谓："腊月者，烧灰水服，治喉痹；和猪脂，涂赤秃发落。"

[适用人群] 胃癌湿热内蕴、消瘦纳呆，或脘胀呕吐者。

## 三、大肠癌

大肠癌包括结肠癌、直肠癌和肛管癌。其发病率随着年龄的增大而逐步上升。大肠癌在中医学中多属"肠覃""肠癖""锁肛痔"等范畴。《灵枢》谓："肠覃何如……寒气客于肠外，与卫气相搏，气不得荣，因有所系，癖而内著，恶气乃起，息肉乃生。"晋代王叔和《脉经》谓："肠癖下脓血，脉沉细流连者生，洪大数身热者死。"清代祁坤《外科大成》谓："锁肛痔，肛门内外犹如竹节锁紧，形如海蛇，里急后重，粪便细而带扁，时流臭水。"大肠癌的发病部位以乙状结肠以下（包括直肠和肛管）多发，临床常见腹痛不适，里急后重，大便滞下或便下脓血等症状，其病因多为饮食不节，恣食肥甘、燥热或不洁之物，导致脾不健运，湿热蕴毒下迫大肠，热伤肠络，毒邪成痈而逐渐发生癌瘤。大肠癌中医饮食调理原则为清肠解毒、补益脾肾。

### 1. 马齿苋粥

[组成] 鲜马齿苋80～100克，粳米100克，冰糖少量。

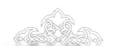

[用法] 鲜马齿苋洗净切细，粳米洗净，加清水适量煮粥温服，亦可和入少量冰糖调味。

[功效] 清热解毒，健脾涩肠。

古代食疗专著《饮膳正要》及《食医心鉴》都载有马齿苋粥，组成皆是马齿苋及粳米两味。马齿苋为马齿苋科植物马齿苋的全草，味酸性寒，入大肠、肝、脾经，有清热解毒、凉血止痢的功效。马齿苋全草含大量去甲基肾上腺素、钾盐和多种维生素。《唐本草》谓："饮汁主反胃……破血癖瘾癖。"《本草纲目》谓："散血消肿，利肠滑胎，解毒通淋。"《食疗本草》谓："主三十六种风，煮粥，止痢及疳痢，治肠痈。"《圣惠方》用"马齿苋煮粥，不着盐醋，空腹淡食""治血痢"。粳米即大米，味甘性平，入脾、胃经，有健脾益气、和胃止泻的功效。《名医别录》谓："主益气，止烦、止泄。"《本草纲目》谓："粳米粥，利小便，止烦渴，养肠胃。"《食鉴本草》谓："益五脏，壮气力，止泄痢，惟粳米之功为第一耳。"

[适用人群] 肠癌频频下痢脓血、口渴不思饮食者。

## 2. 双参猪髓汤

[组成] 党参30克，海参（湿品）约150克，猪脊骨连髓带肉400克。

[用法] 党参切细纱布包。海参（湿品）洗净浸泡。猪脊骨连髓带肉斩细。三物一起加水适量文火煮3小时，和盐调味，饮汤或佐膳。

[功效] 健脾益气，滋阴补血。

党参味甘性平，入肺、脾经、有补中益气、健脾止泻的功效。《本草从新》谓："主补中益气，和脾胃，除烦渴，中气微弱，用以调补，甚为平妥。"《本草正义》谓；"力能补脾养胃，润肺生津，健运中气，本与人参不甚相远。尤其可贵者，则健脾运而不燥，滋胃阴而不湿，润肺而不犯寒凉，养血而不偏滋腻。"海参是生于浅海的棘皮动物，味甘、咸，性微温，有滋阴补肾、养血益精的功效。海参含有丰富的蛋白质和矿物质，其中的海参毒素和海参酸性多糖分别具有抗肿瘤和增强机体免疫力的作用，以刺参肉质厚嫩，

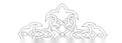

补益力佳。《食物宜忌》谓："补肾经，益精髓，消痰涎。"《增补食物秘书》谓："润五脏，补益人。"《随息居饮食谱》谓："滋阴，补血，健阳，润燥……宜同火腿或猪羊肉煨食之。"猪髓味甘性寒，具有养血补虚的功效。《本草图经》谓："主扑损恶疮。"《本草纲目》谓："服之补骨髓，益虚劳。"《随息居饮食谱》谓："补髓养阴……宜为衰老之馔。"猪瘦肉补血养胃，《本经逢原》谓："精者补肝益血。"

[适用人群] 晚期肠癌气血亏虚者。

### 3. 赤小豆鲫鱼羹

[组成] 赤小豆30克，大鲫鱼1条300~400克，生姜15克。

[用法] 赤小豆洗净。大鲫鱼剖净。生姜切片。上三物加清水适量炖至熟烂，油盐调味，饮汤或佐膳。

[功效] 健脾祛湿，利水排脓。

赤小豆味甘、酸，性平，入心、小肠经，有利水祛湿、止痢排脓的功效。《神农本草经》谓："主下水，排痈肿胀血。"《药性论》谓："消热毒痈肿，散恶血不尽……健脾胃。"《本草纲目》谓："赤小豆其性下行，通乎小肠，能入阴分，治有形之病，故行津液，利小便，消胀除肿，止吐而治下痢肠澼。"鲫鱼为鲤科动物鲫鱼的肉，味甘性平，入脾、胃、大肠经，有健脾和胃、祛湿止痢的功效。鲫鱼营养丰富，肉厚味美，尤宜虚人调养。《唐本草》谓："作鲙，主久赤白痢。"《日华子本草》谓："温中下气，补不足，鲙，疗肠澼水谷不调。"《本草经疏》谓："鲫鱼入胃，治胃弱不下食；入大肠，治赤白久痢、肠痈。"《本草纲目》谓："合小豆煮汁服，消水肿。"生姜味辛性温，入肺、胃、脾经，有和中、开胃、止泻的功效。《食疗本草》谓："止逆，散烦闷，开胃气。"

[适用人群] 肠癌下痢脓血、羸弱肢肿者。

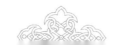

#### 4. 木耳金针乌鸡饮

[组成] 木耳15克，金针菜30克，乌鸡1只约500克。

[用法] 木耳拣净浸洗。金针菜洗净。乌鸡剖净。清水适量，先炖乌鸡1小时，再放入木耳、金针菜，炖至各物熟烂，和盐调味，饮汤或佐膳。

[功效] 补中益气，凉血止痢。

木耳为木耳科植物木耳的子实体，味甘性平，入胃、大肠经，有润燥补中、凉血止痢的功效。《食疗本草》谓："利五脏，宣肠胃气壅。"《日用本草》谓："治癖下血，又凉血。"《随息居饮食谱》谓："补气耐饥……凡崩淋血痢，痔患肠风，常食可瘳。"《圣惠方》用一味木耳煮熟配盐醋治血痢日夜不止，腹中疼痛，心神烦闷。金针菜即萱草花、黄花菜，为百合科植物折叶萱草的花，味甘性凉，有清利湿热、消食止痢的功效。《本草正义》谓："萱草花，今为恒食之品，亦禀凉降之性，《日华》谓治小便赤涩，身体烦热；苏颂谓利胸膈，安五脏；濒湖谓消食利湿热，其旨皆同。"乌鸡即乌骨鸡、竹丝鸡。是家鸡中的一种，味甘性平，入肝、肾经，有滋肾养阴、补中益气的功效。《本草纲目》谓："补虚劳羸弱……大人小儿下痢噤口。"《本草再新》谓："平肝祛风，除烦热，益肾养阴。"《随息居饮食谱》谓："补虚，暖胃……乌骨鸡滋补功优。"

[适用人群] 晚期肠癌下痢频数、口干不思食者。

#### 5. 花生柿枣糊

[组成] 花生50克，柿饼3个，大枣60克，粳米粉50克。

[用法] 花生捣烂成泥，柿饼去蒂、核后切极细粒，大枣去核捣枣泥。上三物加水适量煮成粥状，慢火调入粳米粉成糊状，或调入少量红糖，温热服食。

[功效] 清热润肺，养血补脾。

花生为豆科草本植物落花生的种子，味甘性平，入脾、肺经，有益气养血、润肺和胃、止血生血的功效。《滇南本草图经》谓："补中益气。"《本草备要》谓："补脾润肺。"其止血因素主要含于棕红色的薄皮（花生衣）

中。柿子为柿科植物，味甘、涩，性平，入肺、大肠经，有润肺、涩肠、止血的功效。《本草纲目》谓："柿乃脾、肺血分之果也，其味甘而气平，性涩而收，故有健脾涩肠，治嗽止血之功。"《本草通玄》谓："止胃热口干，润心肺，消痰"。大枣为鼠李科植物枣的果实，味甘性温，入脾、胃经，有补脾和胃、益气生津的功效。《神农本草经》谓："安中养脾，助十二经，和胃气。"金代名医李杲曰："温以补脾经不足，甘以缓阴血，和阴阳。"粳米味甘性平，入脾、肺经，有补中益气、健脾养胃的功效。

［适用人群］肠癌下痢频数、口干不思食者。

### 6. 苦瓜黄豆排骨汤

［组成］鲜苦瓜500克，黄豆60克，猪排骨250克。

［用法］鲜苦瓜去瓤切方块。猪排骨斩细，黄豆洗净，三物一起加水适量煮熟烂，和盐调味，饮汤或佐膳。

［功效］清热解毒，滋阴补肾。

苦瓜又称凉瓜，为葫芦科植物苦瓜的果实，是闽粤居民日常喜爱之蔬菜。其味苦性寒，略带甘香，入心、脾、肝经，有清热、解毒、消疮的功效。苦瓜含有苦瓜苷、葡萄糖苷、蛋白质等。《滇南本草》谓："治丹火毒气，疗恶疮结毒。"《随息居饮食谱》谓："青则苦寒涤热……熟则色赤，味甘性平，养血滋肝，润脾补肾。"黄豆为豆科植物大豆的种皮黄色的种子，味甘性平，入脾、大肠经，有健脾宽中、润燥消水的功效。《日用本草》谓："宽中下气，利大肠，消水胀，治肿毒。"《本草汇言》谓："煮汁饮，能润脾燥，故消积痢。"猪排骨兼猪肉与猪髓的效能，有滋阴、养血、补肾的功用。《千金食治》谓："宜肾，补肾气虚竭。"《本草备要》谓："食之润肠胃，生精液，丰肌体，泽皮肤。"《本草图经》谓猪髓"主扑损恶疮"。

［适用人群］肠癌大便滞下或下痢频数、口干口苦者。

### 7. 芡实莲子粥

[组成] 芡实30克，莲子30克，猪瘦肉50克，粳米80克。

[用法] 莲子浸泡去心。猪瘦肉切碎。芡实、莲子加水煮至软烂，然后加入粳米、猪瘦肉煮至米烂成粥，和盐调味，温热服食。

[功效] 健脾止泻，涩精补肾。

芡实为睡莲科植物芡的种仁，味甘、涩，性平，入脾、肾经，有固肾涩精、补脾止泻的功效。《本草从新》谓："补脾固肾，助气涩精""疗带浊泄泻"。《本草纲目》谓："止渴益肾。"《神农本草经》谓："益精气。"《日华子本草》谓："开胃助气。"《千金食治》谓："主湿痹……补中，暴疾。"莲子味甘、涩，性平，入心、脾、肾经，有健脾养胃、清心滋肾、涩肠的功效。《神农本草经》谓："主补中、养神、益气力。"《本草备要》谓："清心除烦，开胃进食。"《本草纲目》："交心肾，厚肠胃，固精气，强筋骨，补虚损，利耳目。"《随息居饮食谱》谓："固下焦。"猪瘦肉，味甘、咸，性平，入脾、胃、肾经，肉味甘鲜美，有滋阴润燥、健脾养胃的功效。《本草备要》谓："猪肉，其味隽永，食之润肠胃，生精液，丰肌体，泽皮肤。"粳米甘平养胃。

[适用人群] 晚期肠癌下痢频数、形体虚衰者。

### 8. 芦荟土茯煲乌龟

[组成] 鲜芦荟叶1片（长约20厘米），鲜土茯苓250克，乌龟1只400～500克。

[用法] 将鲜芦荟叶切片，乌龟宰后去肠脏，鲜土茯苓斩块。全龟与鲜土茯苓煎3小时以上，加入芦荟煮20分钟，和盐调味，饮汤或佐膳。

[功效] 清肠解毒，滋阴补血。

芦荟为百合科植物库拉索芦荟、斑纹芦荟、好望角芦荟的叶，味苦性寒，入肝、大肠经，有清肝解毒的功效。《本草再新》谓："治肝火，镇肝风，清心热，解心烦，止渴生津……解火毒。"《开宝本草》谓："主热风烦

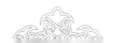

闷，胸膈间热气。"《医林纂要》谓："泻相火，安心神。"土茯苓为百合科植物土茯苓的根茎，味甘、淡，性平，入肝、胃经，有健脾、解毒、利湿的功效。《本草纲目》谓："健脾胃，强筋骨，去风湿。"《增补本草备要》谓："利小便，止泄泻。"龟甲、龟肉同用，龟甲味甘性平，入肝、肾经，有滋阴潜阳、益肾健骨的功效。龟肉味甘、酸，性温，入肝、肾经，有滋阴补血的功效。《日用本草》谓："大补阴虚。"《名医别录》谓："肉作羹，大补。"《医林纂要》谓："治骨蒸劳热，吐血、衄血、肠内血痔，阴虚血热之症。"《便民食疗》谓："取肉和葱椒酱油煮食，补阴降火。"

[适用人群] 晚期肠癌下痢频数、口干溺赤者。

### 9. 黄芪杞子泥鳅汤

[组成] 黄芪30克，枸杞子15克，泥鳅约300克。

[用法] 泥鳅剖净去肠脏。黄芪洗净，用纱布包扎好，和枸杞子一起加适量清水武火煮20分钟，然后加入泥鳅，煮熟，去黄芪渣，和盐调味，温热服食。

[功效] 补气养血，托里敛疮。

黄芪为豆科植物蒙古黄芪和膜荚黄芪的根，味甘性微温，入肺、脾经，含蔗糖、葡萄糖醛酸、黏液质、氨基酸、生物碱等，有补中益气、健脾升阳的功效。《日华子本草》谓："黄芪助气壮筋骨，长肉补血，破癥癖。"《神农本草经》谓："主痈疽，久败疮，排脓止痛……补虚。"《本草正义》谓："黄芪，补益中土，温养脾胃，凡中气不振，脾土虚弱，清气下陷者最宜。"《本草备要》谓："炙用补中，益元气，温三焦，壮脾胃，生血，生肌。"枸杞子为茄科植物宁夏枸杞的成熟果实，味甘性平，入肝、肾经，有滋肝肾、补虚损的功效。枸杞子含甜菜碱、胡萝卜素及维生素B、维生素C等，药理研究证实对体外实验性肿瘤有一定抑制作用。《食疗本草》谓："坚筋耐老，除风，补益筋骨，能益人，去虚劳。"《本草经疏》谓："枸杞子，润而滋补，兼能退热，而专于补肾、润肺、生津、益气，为肝肾真阴不足、劳乏内热补益

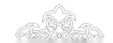

之要药。"泥鳅为鱼科动物泥鳅的全体，味甘性平，肉鲜美，入脾经，富含人体所需的各种营养素，有补中祛湿、滋阴解毒的功效。《滇南本草》谓："通血脉而大补阴分。"《医学入门》谓："补中，止泄。"《本草纲目》谓："暖中益气……解消渴。"

[适用人群] 晚期肠癌气血亏虚，形体虚衰者。

### 10. 槐花米煲猪大肠

[组成] 槐花蕾20克，大枣30克，猪大肠200～300克。

[用法] 槐花蕾布包，大枣去核。猪大肠选直肠肌肉厚者为佳，用生粉、细盐漂洗。将槐花蕾连同大枣填入猪大肠中，两头扎定，清水适量，炖至熟烂，和盐调味温服。

[功效] 清肝凉血，清肠解毒。

槐花性凉味苦，入肝、大肠经，有清热凉血止血之功。《日华子本草》谓："治五痔，心痛，眼赤，杀腹脏虫及热，治皮肤风，并肠风泻血，赤白痢。"《医学启源》谓："凉大肠热。"《本草正》谓："凉大肠，杀疳虫。治痈疽疮毒，阴疮湿痒，痔漏，解杨梅恶疮，下疳伏毒。"猪大肠性平、微寒，味甘，入大肠经，可治便血、血痢、痔疮、脱肛等。《千金食治》谓："猪洞肠，主洞肠挺出血多者。"《本草图经》谓："主大小肠风热。"《本草纲目》谓："润肠治燥，调血痢脏毒。"大枣味甘性温，入脾、胃经，有补脾和胃、益气升津、调营卫、解药毒之功。《神农本草经》谓："主心腹邪气，安中养脾，助十二经。平胃气，通九窍……和百药。"《名医别录》谓："补中益气……疗心下悬，肠澼。"《日华子本草》谓："补五脏，治虚劳损，除肠胃癖气。"

[适用人群] 直肠癌大便滞下，或黏液血便者。

## 四、原发性肝癌

原发性肝癌（简称肝癌）为原发于肝细胞或肝内小胆管上皮细胞的恶性

肿瘤。肝癌起病隐匿，早期往往缺乏典型症状，出现典型症状和体征而就诊者，多数为晚期。肝癌转移多通过血行播散，其次为淋巴，亦有直接蔓延、浸润或种植。肝外转移可至肺、骨、淋巴结、胸膜、脑等。本病恶性程度极高，病程较短，预后十分凶险。

　　肝癌相当于古代中医典籍中的"黄疸""臌胀""暴癥"等疾病。《圣济总录》对于黄疸的描述谓："心间烦闷，腹中有块，痛如虫咬，吐逆喘粗，此是血黄。"《素问》谓："有病心腹满，旦食不能暮食，此为何病？对曰：名曰臌胀。"《灵枢》谓："臌胀何如……腹胀身皆大，大与肤胀等也，色苍黄，腹筋起，此其候也。"唐代王焘《外台秘要》描述"暴癥"之状："腹中有物坚如石，痛如刺，昼夜啼呼，不疗之百日死。"肝癌发病迅猛，临床四大主症为腹块、胁痛、乏力、消瘦。其病因为邪毒郁积、湿热伤脾、肝肾阴虚。中医饮食调理原则为健脾祛湿、滋养肝肾。

### 1. 泥鳅黑豆瘦肉汤

　　[组成] 泥鳅约200克，黑豆60克，猪瘦肉100克。

　　[用法] 泥鳅剖净去肠脏，猪瘦肉切细，黑豆洗净，将三物一起加清水适量文火炖至熟烂，和盐调味，饮汤或佐膳。

　　[功效] 补中健脾，滋阴祛湿。

　　泥鳅味甘性平，入脾经，有补中、祛湿、养阴的功效。《滇南本草》谓："通血脉而大补阴分。"《医学入门》谓："补中，止泄。"《本草纲目》谓："暖中益气……解消渴。"黑豆又称乌豆，为豆科植物大豆的黑色种子，味甘性平，入脾、肾经，有清热解毒、养阴利水的功效。《本草纲目》谓："黑豆入肾功多，故能治水，消胀，下气，制内热而活血解毒。"《食经》谓："除五淋，通大便，去结积。"《食物本草会纂》谓："散五脏结积，除胃热，逐水气，消肿胀，散瘀血。"猪瘦肉味甘性平，入脾、胃、肾经，有补肾养血、滋阴润燥的功效。《千金食治》谓："宜肾，补肾气虚竭。"《随息居饮食谱》谓："补肾液，充胃汁，滋肝阴，润肌肤。"

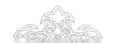

[适用人群] 肝癌口干纳呆或伴黄疸腹水者。

## 2. 于术田螺兔肉饮

[组成] 于术15克，大田螺20个，兔肉300克。

[用法] 于术切片。大田螺用清水漂浸去泥，再用沸水烫死取螺肉。兔肉洗净切块。将于术、螺肉、兔肉放锅中，加清水适量文火炖2小时，和盐调味，饮汤或佐膳。

[功效] 健脾利水，清肝解毒。

于术为白术中佳品，属菊科植物白术的根茎，产于浙江于潜，味苦、甘，性温，入脾、胃经，有健脾和中、开胃祛湿的功效。《药性论》谓："破消宿食，开胃……治水肿胀满，止呕逆，腹内冷痛，吐泻不住。"《唐本草》谓："利小便。"《本草汇言》谓："白术，乃扶植脾胃，散湿除痹，消食除痞之要药也。"《千金良方》中的白术膏用一味白术反复熬汁成膏，蜜汤调下，谓："服食滋补，止久泄痢。"田螺为螺科动物中华圆田螺或其同属动物的肉，味甘、咸，性寒，入肝、脾经，有清肝解毒、利水退黄的功效。《本草拾遗》谓："煮食之，利大小便，去腹中热结，目下黄。"《本草纲目》谓："利湿热，治黄疸。"兔肉味甘性凉，入肝、大肠经，有补中益气、凉血解毒的功效。《名医别录》谓："主补中益气。"《本草纲目》谓："凉血，解热毒，利大肠。"《食物本草会纂》谓："补中益气……凉血解热毒，利大肠，消渴羸瘦。"

[适用人群] 晚期肝癌口干纳呆并腹水、黄疸者。

## 3. 鸡汁苡米粥

[组成] 未下蛋黄雌鸡1只约500克，苡米50克，粳米50克。

[用法] 黄雌鸡剖净，去除鸡的脂肪及大部分鸡皮，斩细拍碎，加清水适量，煮至雌鸡熟烂，取鸡汁800～1000毫升煮苡米及粳米成黏粥，和盐调味温服。

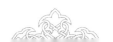

［功效］补中益气，健脾利水。

黄雌鸡味甘性温，入脾、胃经，有健脾益气、填精补髓的功效。《食疗本草》谓："黄雌鸡，主腹中水癖、水肿。"《日华子本草》谓："黄雌鸡，止劳劣，添髓补精。"苡米即薏苡仁，为禾本科植物薏苡的种子，味甘性凉，入脾、肺、肾经，有健脾益胃、祛湿利水的功效。《名医别录》谓："利肠胃，消水肿，令人能食。"《本草新编》谓："薏仁最善利水，不至损耗真阴之气，凡湿盛在下身者，最宜用之。"《食鉴本草》谓："煎服破毒肿，祛脚气，健脾益胃……苡米粥……补正气，利肠胃，消水肿，除肠中邪气，治筋脉拘挛。"粳米味甘性平，入脾、胃经，有补中益气、健脾和胃的功效。《名医别录》谓："主益气，止烦、止泄。"《本草经疏》谓："粳米即人所常食米，为五谷之长，人相赖以为命者也。其味甘而淡，其性平而无毒，虽专主脾胃，而五脏生气，血脉精髓，因之而充溢，周身筋骨肌肉皮肤，因之而强健。"

［适用人群］晚期肝癌消瘦短气乏力、不思饮食者。

### 4. 淮山田七芡实乌龟汤

［组成］淮山50克，田七6克，芡实50克，乌龟1只400～500克，猪瘦肉100克。

［用法］田七打碎，乌龟宰后去肠脏斩碎，瘦猪肉切细，将以上各物一起加水适量，炖至各物熟烂，和盐调味，饮汤或佐膳。

［功效］滋补脾肾，祛瘀消肿。

淮山即山药，为薯蓣科植物山药的块茎，味甘性平，入肺、脾、肾经，有补虚、健脾、止泻的功效，《神农本草经》谓："补中益气力，长肌肉，久服耳目聪明。"《本草纲目》谓："益肾气，健脾胃，止泄痢，化痰涎，润皮毛。"《本草求真》谓："山药，本属食物，古人用入汤剂，谓其补脾益气除热。"田七即三七，为五加科植物三七的根，性温，味甘、微苦，入肝、胃、大肠经，有止血散瘀、消肿定痛的功效。《玉楸药解》谓："和营止血，通

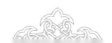

脉行瘀，行瘀血而敛新血。"《本草求真》谓："三七，世人仅知功能止血住痛，殊不知痛因血瘀则疼作，血因敷散则血止，三七气味苦温，能于血分化其血瘀。"《本草新编》谓："三七根，止血之神药也，无论上、中、下之血，凡有外越者，一味独用亦效，加入于补血补气药中则更神。"芡实味甘、涩，性平，入脾、肾经，有补脾、固肾、开胃的功效。《日华子本草》谓："开胃助气。"《本草从新》谓："补脾固肾，助气涩精。"《千金食治》谓："主湿痹……补中，暴疾。"乌龟味甘、咸，性平，入肝、肾经，有滋阴补血的功效。《名医别录》谓："肉作羹、大补。"《医林纂要》谓："治骨蒸劳热，吐血、衄血、肠内血痔，阴虚血热之症。"《便民食疗》谓："取肉和葱椒酱油煮食，补阴降火。"猪瘦肉味甘性平，有健脾益气的功效。

[适用人群] 晚期肝癌体质虚弱、胁肋疼痛不适者。

## 5. 鲜藕旱莲汁

[组成] 鲜莲藕300～500克，鲜旱莲草150克，红糖30克。

[用法] 鲜莲藕洗净切块，榨汁。鲜旱莲草用凉开水洗净、切细，加入红糖捣烂，放纱布袋中榨汁，倒出药汁，加入鲜莲藕汁，搅拌均匀，饮汁或加热服用。

[功效] 凉血止血，滋肾益阴。

莲藕为睡莲科植物莲的根茎，味甘性寒，入心、脾、胃经，有清热散瘀、凉血止血的功效。《药性论》谓："藕汁，能消瘀血不散。"《日用本草》谓："清热除烦，凡呕血、吐血、瘀血、败血，一切血证宜食之。"《滇南本草》谓："多服润肠肺，生津液。"旱莲草即墨旱莲，为菊科植物醴肠全草，味甘、酸，性凉，入肝、肾经，含鞣质、皂苷、烟酸、维生素A等，有凉血止血、补肾益阴的功效。《分类草药性》谓："止血、补肾、退火、消肿。"《本草纲目》谓："乌须发，益肾阴。"《本草正义》谓："为凉血止血之品，又清热血痛肿。"红糖为禾本科植物甘蔗的茎经压榨取汁炼制而成的赤色结晶体，味甘性平，有益气养血的功效。

[适用人群] 肝癌烦热口苦、便血量少者。

## 6. 参麦牛奶饮

[组成] 人参6克，麦冬10克，鲜牛奶200毫升，白糖适量。

[用法] 人参、麦冬切片，加清水100毫升炖1小时，然后将鲜牛奶煮沸，再调入人参麦冬汁及白糖，频频温服。

[功效] 清肝健脾，补气养阴。

人参味甘、微苦，性微温，入脾、肺经，有大补元气、健脾生津的功效。《神农本草经》谓："主补五脏，安精神，止惊悸，除邪气。"《药性论》谓："主五脏气不足，五劳七伤，虚损瘦弱，吐逆不下食，止霍乱烦闷呕哕，补五脏六腑，保中守神。"《日华子本草》谓："调中治气，消食开胃。"《本草汇言》谓："人参，补气生血，助精养神之药也。故真气衰弱，短促气虚，以此补之；如营卫空虚，用之可治也；惊悸怔忡，健忘恍惚，以此宁之；元神不足，虚羸乏力，以此培之；如中气衰陷，用之可升也；又若汗下过多，津液失守，用之可以生津而止渴；脾胃衰落，饮食减常，或吐或呕，用之可以和中而健脾。"《十药神书》中的"独参汤"用人参与大枣同煮作为出血后之滋补剂。商品人参药材的品种繁多，以野山参功胜而价昂贵，园参最逊。如病者体质偏虚寒者用高丽参，偏燥热而口干者用洋参。麦冬为百合科植物沿阶草的块根，味甘、微苦，性寒，入肺、胃、心经，有养阴润肺、清心除烦、益胃生津的功效。《神农本草经》谓："主心腹结气，伤中伤饱，胃络脉绝，羸瘦短气。"《本草拾遗》谓："治寒热体劳，下痰饮。"《福建民间草药》谓："能清心益肝，利尿解热。"牛奶味甘性平，入肺、胃经，有补益虚损、滋润肺胃的功效，并含多种必需氨基酸、乳脂、维生素等营养物质。《本草纲目》谓："补益劳损。"朱丹溪谓："反胃噎膈，大便燥结，宜牛、羊乳时时咽之，并服四物汤为上策。"《随息居饮食谱》谓："善治血枯便燥，反胃噎膈。"《滇南本草》谓："补虚弱，止渴，养心血，治反胃而利大肠。"白糖甘平补中，并起调味作用。

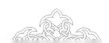

［**适用人群**］晚期肝癌烦热口干、形体虚衰者。

### 7. 珠玉二宝粥

［**组成**］苡米60克，淮山80克，粳米50克，猪瘦肉30克。

［**用法**］苡米洗净，淮山洗净、切薄片，猪瘦肉切3～4块，上物加水适量文火同熬成稀粥，去猪瘦肉，和盐调味，温热服食。

［**功效**］健脾补中，利水消肿。

苡米即薏苡仁，味甘、淡，性微凉，入肺、脾、肾经，有补肺健脾、祛湿利水的功效。《药性论》谓："主肺痿……吐脓血，咳嗽涕响唾上气。"《本草纲目》谓："健脾益胃，补肺清热，祛风胜湿。"《药品化义》谓："取其入肺，滋养化源，用治上焦消渴，肺痈肠痈。"淮山即山药，味甘性平，入肺、脾、肾经，有健脾补虚、益气养胃的功效。《本草纲目》谓："益肾气，健脾胃，止泄痢，化痰涎，润皮毛。"《本草正》谓："山药，能健脾补虚，滋精固肾，治诸虚百损，疗五劳七伤。"粳米即大米，味甘性平，入脾、胃经，有补中益气、健脾养胃的功效。《随息居饮食谱》谓："粳米甘平，宜煮粥食……故贫人患虚证，以浓米汤代参汤。"《本草经疏》谓："粳米即人所常食米，为五谷之长，人相赖以为命者也……虽专主脾胃，而五脏生气，血脉精髓，因之而充溢，周身筋骨肌肉皮肤，因之而强健。"猪瘦肉味甘性平，有滋阴润燥、补益脾胃的功效。本方脱胎于张锡纯《医学衷中参西录》上册之珠玉二宝粥，专治一切阴虚，珠为苡米，玉为淮山。方中猪瘦肉起辅助补中健脾及调味的作用。

［**适用人群**］晚期肝癌腹胀肢肿、不思纳食者。

### 8. 荷菊蒸田鸡

［**组成**］鲜荷叶1张，菊花15克，田鸡200～500克。

［**用法**］田鸡去皮及肠脏后切块，和入细盐、生油、姜汁后搅拌均匀，将鲜荷叶包菊花、田鸡上笼蒸熟，去荷叶、菊花，食田鸡。

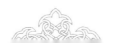

[功效] 清热解毒，健脾养胃。

荷叶为睡莲科植物莲的新鲜叶子，味苦、涩，性平，入心、肝、脾经，有升发清阳、清暑利湿的功效。《本草通玄》谓："开胃消食。"《本草再新》谓："清凉解暑，止渴生津，治泄痢，解火热。"《滇南本草》谓："上清头目之风热，止眩晕，清痰泄气，止呕。"菊花为菊科植物菊的头状花序，味甘、苦，性凉，入肺、肝经，有清热解毒、疏风明目的功效。《神农本草经》谓："主诸风头眩，肿痛，目欲脱，泪出。"《本草纲目拾遗》谓："白茶菊：通肺气，止咳逆，清三焦郁火，疗肌肉，入气分。"田鸡即青蛙，为蛙科动物黑斑蛙的全体，味甘性凉，蛙肉细嫩鲜美，富含蛋白质、维生素、微量元素等多种营养素，有清热解毒、滋阴降火的功效。《本草纲目》谓："利水消肿。"《随息居饮食谱》谓："清热，行水，杀虫，解毒，愈疮。"

[适用人群] 肝癌黄疸腹水、腹胀纳呆者。

### 9. 土茯苓龟汁

[组成] 土茯苓200～250克，乌龟1只，猪脊骨200克。

[用法] 乌龟宰后去肠脏，连龟甲同用。土茯苓洗净斩块，猪骨斩细，上三物加清水1500毫升煎3小时以上，和盐调味，饮汤食肉。

[功效] 解毒祛湿，滋阴补血。

土茯苓味甘、淡，性平，入肝、胃经。有清利湿热、解毒利尿的功效。《本草纲目》谓："健脾胃，强筋骨，去风湿，利关节，止泄泻。治拘挛骨痛，恶疮痈肿。"《增补本草备要》谓："利小便，止泄泻。"龟甲、龟肉同用，龟甲味甘性平，入肝、肾经，有滋阴潜阳、益肾健骨的功效。龟肉味甘、酸，性温，入肝、肾经，有滋阴补血的功效。《日用本草》谓："大补阴虚。"《名医别录》谓："肉作羹，大补。"《医林纂要》谓："治骨蒸劳热，吐血、衄血、肠内血痔，阴虚血热之症。"《便民食疗》谓："取肉和葱椒酱油煮食，补阴降火。"猪脊骨，味甘性平，有补阴益髓的功效。《本草纲目》谓："服之补骨髓，益虚劳。"《随息居饮食谱》谓："补髓养阴……宜

为衰老之馔。"

[**适用人群**] 晚期肝癌腹水肢肿、形体虚弱者。

### 10. 虫草炖乌鸡

[**组成**] 冬虫夏草10克（10～15条），嫩乌鸡（光鸡）半只（150～200克），生姜15克。

[**用法**] 乌鸡去毛及内脏，洗净切4～5件。生姜洗净切片。加冬虫夏草放入炖盅，加水适量，盖上炖盅盖，放入锅内隔水炖约2小时后，加入细盐调味，饮汤食肉。

[**功效**] 补中益气，滋养肝肾。

冬虫夏草为麦角菌科植物冬虫夏草菌的子座及其寄主蝙蝠蛾科昆虫虫草蝙蝠蛾等的幼虫体的复合体。性温味甘，入肺、肾经，有滋补强壮、益气化痰的功效。冬虫夏草含粗蛋白、脂肪、碳水化合物、虫草酸和虫草素等，提取物有抗肿瘤作用。《本草从新》谓："保肺益肾，止血化痰，已劳嗽。"《本草纲目拾遗》谓："益肠胃，化痰理气。"《医学入门》谓："悦神，开胃，止泻，止吐。"乌鸡即乌骨鸡、竹丝鸡，是家鸡中的一种，味甘性平，入肝、肾经，有滋肾养阴、补中益气的功效。《本草纲目》谓："补虚劳羸弱……大人小儿下痢噤口。"《本草再新》谓："平肝祛风，除烦热，益肾养阴。"《随息居饮食谱》谓："补虚，暖胃……乌骨鸡滋补功优。"生姜味辛性温，入肺、胃、脾经，有和中、开胃、止泻的功效。《食疗本草》谓："止逆，散烦闷，开胃气。"

[**适用人群**] 肝癌纳呆消瘦或肝癌术后体虚乏力者。

### 11. 半枝莲水鱼汤

[**组成**] 半枝莲50克，水鱼1只约500克，猪骨200克。

[**用法**] 半枝莲洗净切段，用纱布包扎。水鱼宰杀后去肠脏切细，猪骨斩细，皆与半枝莲一起加水适量炖熟烂，去半枝莲渣，和油盐调味，饮汤

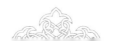

食肉。

[**功效**] 散瘀清热，滋阴补虚。

半枝莲为唇形科黄芩属植物半枝莲的全草，味辛、苦，性寒，入肺、肝、肾经，有清热解毒、散瘀止血、利尿消肿的功效。《全国中草药汇编》谓："治肿瘤、阑尾炎、肝炎、肝硬化腹水。"《广西药用植物图志》谓："消炎，散瘀止血。"《江西草药》谓："清热解毒，消肿止痛。"现代药理研究表明半枝莲有一定的抗癌作用。水鱼即鳖，为鳖科动物中华鳖的肉，鳖肉味甘性平，入肝、脾经，含丰富蛋白质、氨基酸及多种维生素，有滋阴补虚、濡养肝肾的功效。《名医别录》谓："主伤中益气，补不足。"《日用本草》谓："补劳伤……大补阴之不足。"《本草图经》谓："补虚，去血热。"《随息居饮食谱》谓："甘平，滋肝肾之阴，清虚劳之热，主脱肛，崩带，瘰疬，癥瘕。"猪骨味甘性平，有补阴益髓的功效。《本草纲目》谓："服之补骨髓，益虚劳。"《随息居饮食谱》谓："补髓养阴……宜为衰老之馔。"

[**适用人群**] 晚期肝癌上腹肿痛、形体虚弱者。

## 五、胰腺癌

胰腺癌发生于胰腺本身，是一种临床表现隐匿、发病迅速、预后不良的消化系统恶性肿瘤。胰腺癌的发病可能与吸烟、饮食、慢性胰腺炎、糖尿病、胃溃疡、胃切除术、胆囊切除术、胆石症、环境污染、遗传因素和基因异常等有关。高脂膳食可能增加胰腺癌的患病风险。胰腺癌最常见的首发症状为上腹部不适、隐痛，可以放射至腰背部，严重时夜间不能入睡，前屈体位往往可以使疼痛有所缓解。大多数患者可出现食欲下降及体重减轻。60%患者可出现无痛性阻塞性黄疸，常进行性加重。晚期胰腺癌患者可出现腹部肿块、腹水、肝转移、伴发糖尿病等。由于发病隐匿，侵袭性强，胰腺癌的手术切除率仅15%左右。其根治性手术后5年生存率也仅为19%～24%。而大多数病例确诊时已属晚期，现代医学如放化疗、内分泌和免疫治疗等对胰腺癌的疗效有限。胰腺癌总体5年生存率仅1%～4%，是预后最差的癌肿之一。

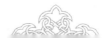

中医学文献对于胰腺在脏腑学说中归属于何脏何腑没有明确提及，但在晋代《肘后方》、唐代《千金要方》及明代《本草纲目》中皆有用猪胰、羊胰等动物胰脏治病的记载，至清代《医纲总枢》对胰腺的形态学已有明确的记载，谓："脾形如狗舌，状如鸡冠……生于胃下，横贴胃底与第一腰骨相齐，头大向右，至小肠头，尾尖向左……中有一管，斜入小肠，名曰珑管。"文中的"脾"即胰脏。胰腺癌的主要症状为腹痛、上腹饱胀、呕吐、纳减、消瘦、黄疸等，中医辨证特点为痞、满、燥、实、闭和癥块，呈现一派脾胃气机升降失调的征象。中医饮食调理原则为和胃通腑、清肝消痞、健脾益气。

## 1. 山楂香橼煎

[**组成**] 山楂60克，香橼20克，大枣60克，红糖15克。

[**用法**] 上四物加水600毫升熬至150毫升，顿服或分1次服。

[**功效**] 理气消食，利膈祛瘀。

山楂为蔷薇科植物山里红、山楂、野山楂等的成熟果实，味甘、酸，性微温，入脾、胃、肝经，有健胃宽膈、消食散瘀的功效。《日用本草》谓："化食积，行结气，健胃宽膈，消血痞气块。"《本草纲目》谓："化饮食，消肉积，癥瘕，痰饮痞满吞酸，滞血胀痛"。《本草再新》谓："治脾虚湿热，消食磨积，利大小便"。《方脉正宗》以一味山楂煎汤饮"治诸滞腹痛"。香橼为芸香科植物枸橼与香橼的成熟果实，味辛、苦、酸，性温，入肝、脾、肺经，有疏肝理气、消痰利膈的功效。《饮膳正要》谓："下气，开胸膈。"《本草通玄》谓："理上焦之气，止呕逆，进食，健脾。"《医林纂要》谓："治胃脘痛，宽中顺气，开郁。"大枣味甘性温，入脾、胃经，有健脾益气、补中开胃的功效。《食疗本草》谓："主补津液，洗心腹邪气，和百药毒，通九窍，补不足气，煮食补肠胃，肥中益气第一。"《日华子本草》谓："补五脏，治虚劳损，除肠胃癖气。"红糖即赤砂糖，味甘性温，入肝、脾、胃经，有补中缓肝、活血祛瘀的功效。《医林纂要》谓："暖胃，补脾，缓肝，去瘀，活血、润肠。"

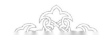

［适用人群］胰腺癌腹痛、呕吐、纳呆者。

### 2. 牛奶淮山糊

［组成］鲜牛奶200毫升，淮山粉50克，白糖30克。

［用法］先用清水适量，放入白糖，煮熟淮山粉成稠糊状，慢慢调入牛奶，调时搅拌至煮沸即熄火，温服适量。

［功效］健脾补中，生津养胃。

牛奶味甘性微寒，入肺、胃经，有补虚养胃、生津润肠的功效。《本草纲目》谓："治反胃热哕，补益劳损，润大肠，治气痢，除疸黄。"《滇南本草》谓："补虚弱，止渴，养心血，治反胃而利大肠。"《本草经疏》谓："牛奶乃牛之血液所化，其味甘，其气微寒无毒，甘寒能养血脉，滋润五脏，故主补虚羸，止渴。"淮山即山药，味甘性平，入肺、脾、肾经，有健脾补虚、益气养胃的功效。《本草纲目》谓："益肾气，健脾胃，止泄痢，化痰涎，润皮毛。"《本草正》谓："山药，能健脾补虚，滋精固肾，治诸虚百损，疗五劳七伤。"白糖为甘蔗的茎经加工精制而成的乳白色结晶体，味甘性平，有补脾益气、缓中止痛的功效。《本草纲目》谓："解酒和中，助脾气，缓肝气。"

［适用人群］胰腺癌不思纳食，尤其厌恶肉食者。

### 3. 桃仁人参粥

［组成］桃仁15克，人参10克，粳米80克，柿饼50克。

［用法］桃仁打破。人参切片。柿饼去核、蒂切细丝。先用清水适量煮桃仁、人参约1小时，再放入粳米、柿饼熬稀粥，温服。

［功效］补中益气，润燥祛瘀。

桃仁为蔷薇科植物桃或山桃的种子，味苦、甘，性平，入心、肝、大肠经，有祛瘀止痛、润肠通便的功效。《神农本草经》谓："主瘀血，血闭癥瘕。"《名医别录》谓："主咳逆上气，消心下坚，除卒暴击血，破癥瘕，通

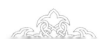

月水，止痛。"人参味甘、微苦，性温，入脾、肺经，有大补元气、生津开胃的功效。《药性论》谓："主五脏气不足，五劳七伤，虚损瘦弱，吐逆不下食，止霍乱烦闷呕哕，补五脏六腑，保中守神。"《日华子本草》谓："调中治气，消食开胃。"《本草汇言》谓："人参，补气生血，助精养神之药也……脾胃衰薄，饮食减常，或吐或呕，用之可以和中而健胃。"粳米味甘性平，入脾、胃经，有补中益气、健脾和胃的功效。《食疗本草》谓："温中，益气补下元。"《随息居饮食谱》谓："粳米甘平，宜煮粥食……粥饭为世间第一补人之物。"柿饼为柿科乔木植物柿的果实经加工而成的饼状食品，味甘、涩，性寒，有健胃气、厚肠胃的功效。《嘉祐本草》谓："厚肠胃，涩中，健脾胃气，消宿血。"

［适用人群］晚期胰腺癌腹痛呕吐、形神俱衰者。

### 4. 大蒜田七焖鳝鱼

［组成］大蒜30克，田七5克，鳝鱼约300克。

［用法］大蒜打碎。田七打碎后用纱布包扎。鳝鱼宰好去肠脏后切段，先用少许油加热后爆香鳝鱼及大蒜，再加入田七及清水适量。文火焖1小时，和盐调味，饮汤或佐膳。

［功效］补虚健脾，祛瘀止痛。

大蒜为百合科植物大蒜的鳞茎，味甘性温，入脾、胃、肺经，有行气开胃、化积消癥的功效。大蒜含碳水化合物、蛋白质、矿物质、大蒜挥发油等。大蒜挥发油具辣味，内含蒜素、大蒜辣素等。研究证明，大蒜提取液有抗菌及抗肿瘤作用。《本草纲目》谓："胡蒜，其气熏热，能通五脏，达诸窍，去寒湿，辟邪恶，消痈肿，化癥积肉食。"《本草经疏》谓："其功长于通达走窍，去寒湿，辟邪恶，散痈肿，化积聚，暖脾胃，行诸气。"田七即三七，味甘、微苦，性温，入肝、胃、大肠经，有止血散瘀、消肿定痛的功效。《本草纲目》谓："止血，散血，定痛。"《玉楸药解》谓："和营止血，通脉行瘀，行瘀血而敛新血……一切瘀血皆破。"鳝鱼为鳝科动物黄鳝的肉或全体，

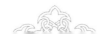

味甘性温，入肝、脾、肾经，有补虚损、益气血的功效。《名医别录》谓："主补中益血。"《本草衍义补遗》谓；"善补气。"《滇南本草》谓："添精益髓，壮筋骨。"

[适用人群] 晚期胰腺癌腹胀疼痛、体虚纳差者。

### 5. 黄花木耳瘦肉汤

[组成] 黄花菜50克，黑木耳50克，猪瘦肉100克。

[用法] 黄花菜水发后，挤去水分切段。黑木耳洗净切细丝。猪瘦肉切碎。先将猪瘦肉加入适量清水煮开，然后加入黄花菜、黑木耳至各物熟烂，和油盐调味，温热服食。

[功效] 清肝养胃，祛瘀退黄。

黄花菜又叫金针菜、萱草花，味甘性凉，有清热平肝、利湿热、宽胸膈的功效。《本草正义》谓："萱草花，今为恒食之品，亦禀凉降之性，《日华》谓治小便赤涩，身体烦热；苏颂谓利胸膈，安五脏；濒湖谓消食利湿热，其旨皆同。"《随息居饮食谱》谓："甘平利膈，清热养心，解忧释忿。"《本草图经》谓："安五脏，利心志，明目，作菹利胸膈。"《本草纲目》谓："消食，利湿热。"黑木耳味甘性平，入胃、大肠经，有润燥补中、凉血消疮的功效。《食疗本草》谓："利五脏，宣肠胃气壅，毒气。"《药性论》谓："能治风，破血，益力。"《随息居饮食谱》谓："补气、耐饥、活血……常食可疗……荤素皆佳。"猪瘦肉味甘性平，入脾、胃、肾经，有补肾养血、滋阴润燥的功效。《千金食治》谓："宜肾，补肾气虚竭。"《随息居饮食谱》谓："补肾液，充胃汁，滋肝阴，润肌肤，利二便，止消渴。"

[适用人群] 胰腺癌消瘦乏力伴腹胀黄疸者。

### 6. 桂花莲子粥

[组成] 桂花3克，莲子50克，粳米100克，猪瘦肉60克。

[用法] 莲子去心磨粉或捣烂成细粉，猪瘦肉切2～3块与粳米一起放入锅

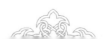

内，加适量清水熬成稀粥，调入莲子粉，然后加入桂花，煮沸5分钟，和盐调味，去猪瘦肉，温热服食。

[功效] 除烦散瘀，补益脾胃。

桂花为木犀科木本植物木犀及其变种的花，味辛性温，入肺、脾、肾经，有散寒止痛的功效。《本草汇言》谓："散冷气，消瘀血……凡腹内一切冷病，蒸热布裹熨之。"《食鉴本草》谓："益阳消阴，平肝补肾。"《中国医学大辞典》谓："醒脾、开胃、理气、宽胸、平肝、化痰。"莲子肉味甘、涩，性平，含丰富的淀粉、蛋白质、钙、磷、铁等，有补益脾胃、养心益肾的功效。《神农本草经》谓："主补中，养神，益气力。"《本草纲目》谓："交心肾，厚肠胃，固精气，强筋骨，补虚损。"《本草备要》谓："清心除烦，开胃进食。"《食医心镜》谓："止渴去热。"粳米，性味甘平，有健脾和胃、补中益气的功效。《千金食治》谓："平胃气，长肌肉。"《本草纲目》谓："粳米粥，利小便，止烦渴，养肠胃。"《随息居饮食谱》谓："粳米甘平，宜煮粥食……至病人、产妇粥养最宜。"猪瘦肉味甘性平，入脾、胃经。有补脾气、润肠胃、生津液、丰肌体、泽皮肤的功效。《本经逢原》谓："精者补肝益血。"《随息居饮食谱》谓："补肾液，充胃汁，滋肝阴，润肌肤。"

[适用人群] 胰腺癌腹胀痛纳差者。

### 7. 冬瓜苡米水鸭汤

[组成] 冬瓜500克，苡米60克，水鸭半只约200克。

[用法] 冬瓜洗净切块；苡米洗净；水鸭去毛及内脏，洗净，切块。将三物加清水适量炖至水鸭熟烂，和盐调味，饮汤或佐膳。

[功效] 健脾养胃，利水消肿。

冬瓜味甘、淡，性凉，入肺、膀胱经，有清热解毒、利水消痰的功效。《日华子本草》谓："除烦，治胸膈热，消热毒痈肿。"《随息居饮食谱》谓："清热，养胃生津，涤秽治烦，消痈行水。"苡米即薏苡仁，味甘、淡，

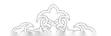

性微凉，入肺、脾、肾经，有补肺健脾、清热滑痰的功效。含碳水化合物、蛋白质、薏苡脂等，其中薏苡脂对实验性动物肿瘤细胞有抑制作用。《药性论》谓："主肺痿……吐脓血，咳嗽涕唾上气。"《本草纲目》谓："健脾益胃，补肺清热，祛风胜湿。"《药品化义》谓："取其入肺，滋养化源，用治上焦消渴，肺痈肠痈。"水鸭又称野鸭、凫，味甘性凉，肉鲜美，入肺、脾、肾经，有补中益气滋阴的功效。《随息居饮食谱》谓："补脾胃……开胃运食……病后虚人，食之有益。"《本草便读》谓："益阴利水，是其所长。"

［适用人群］晚期胰腺癌腹胀纳呆、消瘦肢肿者。

### 8. 粉葛猪胰汤

［组成］粉葛100克，猪胰1条，猪骨250克。

［用法］粉葛切成薄片，猪胰洗净切成片，猪骨斩断。将上三物一起放入锅内，加水煮汤1~2小时，和盐调味后服食。

［功效］生津润燥，补脾益胃。

粉葛为豆科植物野葛或甘葛藤的块茎根，味甘、辛，性凉，无毒，入脾、胃经，有解肌退热、生津止渴、滋润筋脉的功效。《医学启源》谓："除脾胃虚热而渴。"《本草纲目》谓："散火郁。"《药性论》谓："开胃下食，主解酒毒，止烦渴。"猪胰为猪科动物猪的胰脏，味甘性平，入肝、脾、肺经，有益肝、补脾、润燥的功效。《本草拾遗》谓："主肺痿咳嗽……亦能主疝癖（古病名，见《外台秘要》，是脐腹或胁肋部有癖块的泛称）羸瘦。"《神农本草经》谓："主肺气干胀喘急，润五脏。"猪骨味甘性平，有补阴益髓的功效。《本草纲目》谓："服之补骨髓，益虚劳。"《随息居饮食谱》谓："补髓养阴……宜为衰老之馔。"

［适用人群］胰腺癌腹胀口干、便燥纳差者。

### 9. 蜗牛瘦肉煲鸡骨草

［组成］鲜蜗牛肉约80克，鸡骨草60克，猪瘦肉100克。

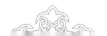

[**用法**] 将蜗牛连壳洗净，以竹签挑出蜗牛肉，放入细盐适量拌匀后有大量黏液渗出，再用清水冲洗干净。鸡骨草洗净。猪瘦肉切碎。将蜗牛肉、鸡骨草、猪瘦肉一起放入锅内，加适量清水煮熟，和盐调味，饮汤食肉。

[**功效**] 清热利湿，疏肝和脾。

蜗牛为蜗牛科动物蜗牛及其同科近缘种的肉质体，体柔软，多黏液，味咸性寒，入肝、膀胱经，有清热解毒、消肿疗疮的功效。《玉楸药解》谓："利水泄火，消肿败毒，去湿清热。"《本草纲目》谓："蜗牛所主诸病，大抵取其解热消毒之功耳。"药用以鲜用为好。猪瘦肉味甘性平，有养阴补虚的功效。《本经逢原》谓："精者补肝益血。"《随息居饮食谱》谓："补肾液，充胃汁，滋肝阴，润肌肤，利二便，止消渴。"鸡骨草为豆科植物广东相思子的全草，味甘性凉，有清热解毒、疏肝散瘀的功效。《常用中草药手册》记载："清热利湿，疏肝止痛。"《岭南草药志》谓："清郁热，疏肝，和脾。"

[**适用人群**] 胰腺癌体虚纳呆伴黄疸腹水者。

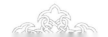

# 第二章

# 支气管肺癌

　　肺癌是肺原发性恶性肿瘤，绝大多数肺癌起源于支气管黏膜上皮，故亦称支气管肺癌。世界上许多国家和地区肺癌的发病率和死亡率逐年增加，我国许多地区肺癌发病率亦呈增长趋势，过去30年间，肺癌死亡率上升了46.5%，成为我国恶性肿瘤死亡率的首位。肺癌的发病与吸烟、精神因素、室内环境污染、呼吸系统疾病史及家族史、蔬菜及水果摄入量等因素有关。由于肺癌患者就诊时70%~80%已属晚期，因此预后较差，具体预后与组织学类型、病程与分期、肿瘤的部位、有无转移、患者的年龄及机体的免疫状态、治疗措施等因素有关。约80%的患者在诊断后1年内死亡，总的5年生存率只有10%左右。

　　中医对肺癌的论治散见于历代医学著作中，虽然肺癌由于癌瘤的部位、病变的大小、压迫及侵犯邻近器官，以及远处转移情况的不同，可有极其多样的临床表现，但常以咳嗽、血痰或咳血、胸痛气急、发热等为主要症状。《素问·咳论》谓："肺咳之状，咳而喘息有音，甚则唾血……而面浮肿、气逆也。"《金匮要略》谓："肺咳，口干喘满；咽燥不渴，多唾浊沫，时时振寒……若口中辟辟燥，咳即胸中隐隐痛，脉反滑者，此为肺痈，咳唾脓血。"《难经》谓："肺之积，名曰息贲……令人洒淅寒热，喘咳，发肺痈。"《景岳全书》谓："劳嗽，声哑，声不能出或喘息气促者，此肺脏败也，必死。"以上"肺咳""肺痈""息贲""劳嗽"等疾病中皆描述了类似肺癌的症状。中医学认为肺癌的发病过程中常有痰湿、热灼、耗气、伤阴的病理特点，形成痰热郁肺、痰湿结肺、肺热阴虚的病机。中医饮食调理的原则为除痰清肺、益气养阴。

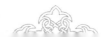

### 1. 银杏橄榄冰糖水

［组成］银杏30克，鲜橄榄6~8枚，冰糖适量。

［用法］银杏去壳，浸泡1天，去膜去心。鲜橄榄去核，略捣烂。冰糖打碎。将三物一起加清水3碗，慢火煎至1碗，慢慢咽饮，渣可吃。

［功效］清热祛痰，和胃润肺。

银杏即白果，味甘、苦、涩，性平，入肺、肾经，含碳水化合物、蛋白质、多种氨基酸及微量元素等，有敛肺定喘、除痰止嗽的功效。《本草便读》谓："上敛肺金除咳逆，下行湿浊化痰涎。"《本草纲目》谓："熟食温肺益气，定喘嗽，缩小便，止白浊。"鲜橄榄又称青果，为橄榄科植物橄榄的新鲜果实，味甘、涩、酸，性平，入肺、胃经，含碳水化合物、蛋白质及维生素C等，有生津解毒、清肺止咳的功效。《本草再新》谓："平肝开胃，润肺滋阴，消痰理气，止咳嗽，治吐血。"《随息居饮食谱》谓："开胃生津，化痰涤浊，除烦止渴。"冰糖味甘性平，能补中益气，和胃润肺。

［适用人群］肺癌咳嗽痰血，或肺癌放射治疗中见咽干咳嗽者。

### 2. 荸荠甘露饮

［组成］生荸荠大者20枚，鲜莲藕去节150克，梨大者2枚。

［用法］生荸荠洗净去皮。以上三味，捣烂绞汁生饮。

［功效］清热凉血，生津养胃。

荸荠甘露饮脱胎于《温病条辨》五汁饮（荸荠汁、藕汁、梨汁、芦根汁、麦冬汁）。荸荠又名乌芋、马蹄，为莎草科水生植物荸荠的球茎，味甘性寒，入肺、胃经，含淀粉、蛋白质等，尚含一种不耐热的抗菌成分荸荠英，有清热化痰、凉血消积的功效。《本草再新》谓："清心降火，补肺凉肝，消食化痰，破积滞，利脓血。"《本草新编》谓："乌芋，切片晒干，入药最消痞积，与鳖甲同用最佳，亦不耗人真气。"莲藕味甘性寒，入心、脾经，含淀粉、蛋白质、天门冬素、维生素C等，生用有清热养胃、凉血散瘀的功效。《药性论》谓："藕汁，能消瘀血不散。"《日用本草》谓："清热除烦，凡

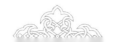

呕血、吐血、瘀血、败血，一切血证宜食之。"《滇南本草》谓："多服润肠肺，生津液。"梨味甘、微酸，性凉，入肺、胃经，含丰富的蔗糖、果糖、果酸等，有清热化痰、生津润燥的功效。清代名医王士雄推崇梨汁为"天生甘露饮"，在其著作《随息居饮食谱》中谓："甘凉、润肺、清胃、凉心，涤热熄风，化痰止嗽，养阴濡燥，散结通肠，消痈疽，止烦渴。"

[适用人群] 肺癌咯血、咳血或放射治疗后咽焦干咳者。

### 3. 燕窝银耳瘦肉粥

[组成] 燕窝5克，银耳15克，猪瘦肉80克，大米50克。

[用法] 燕窝拣净去毛浸泡4～5小时。银耳浸泡松软。猪瘦肉切3～4块。将以上四物加入适量清水，用慢火煮稀粥，去猪瘦肉块，调味食粥。

[功效] 滋阴补中，润肺养胃。

燕窝又名燕蔬菜，为雨燕科动物金丝燕及多种同属燕类用唾液或唾液与羽绒等混合凝结所筑成的巢窝，味甘性平，入肺、胃、肾经，天然燕窝中的含氮物质包括多种氨基酸。燕窝中的矿物质以钙、磷、钾、硫为多，有养阴润燥、补中益气的功效。《本草从新》谓："大补肺阴，化痰止嗽，补而能清，为调理虚损痨瘵之圣药，一切病之由于肺虚，不能清肃下行者，用此皆可治之。"《食物宜忌》谓："壮阳益气，和中开胃，添精补髓，润肺，止久泻，消痰涎。"《随息居饮食谱》谓："养胃液，润肺阴，润燥泽枯，生津益血……病后诸虚，尤为妙品。"银耳又称雪耳、白木耳，为银耳科植物银耳的子实体，味甘性凉，富含植物多糖及蛋白质，有滋阴润肺、生津养胃的功效。《本草再新》谓："润肺滋阴。"《增订伪药条辨》谓："治肺热肺燥，干咳痰嗽，衄血，咯血，痰中带血。"猪瘦肉味甘性平，有滋阴润燥、补益脾胃的功效。《随息居饮食谱》谓："补肾液，充胃汁，滋肝阴，润肌肤。"大米甘平养胃，为世间第一补人之物。

[适用人群] 晚期肺癌及各种晚期癌症体虚短气、消瘦纳呆者。

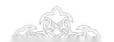

### 4. 冬虫草炖水鸭

[组成] 水鸭1只300～400克，冬虫夏草10克。

[用法] 水鸭去毛及内脏。冬虫夏草洗净，纳入鸭腹中，丝线缝合，加水适量，慢火炖热，加食盐调味服食。

[功效] 润肺补中，滋肾益精。

冬虫夏草味甘性温，入肺、肾经，含蛋白质、碳水化合物、虫草酸、虫草素等，有补虚养精、止嗽化痰的功效。《本草从新》谓："保肺益肾，止血化痰，已劳嗽。"药理实验认为冬虫夏草具有一定的抗肿瘤作用。水鸭又称野鸭、凫，味甘性凉，肉鲜美，入肺、脾、肾经，有补中益气滋阴的功效。《随息居饮食谱》谓："补脾肾……开胃运食……病后虚人，食之有益。"《本草便读》谓："益阴利水，是其所长。"

[适用人群] 肺癌咳血及晚期癌症形体虚衰者。

### 5. 鲍鱼莲子瘦肉汤

[组成] 鲜鲍鱼1～2只（鲍鱼肉70～80克），莲子30克，猪瘦肉100克。

[用法] 鲍鱼洗净去肠脏。莲子去心。猪瘦肉切片。将三物一起连鲍鱼壳加水慢火炖2小时，和盐调味温服。

[功效] 补中益气，滋阴填精。

鲍鱼即鳆鱼，又称九孔螺，味甘性平，肉鲜美，富含蛋白质及多种氨基酸，有滋阴清热、益精明目的功效。《蜀本草》谓："主咳嗽，啖之明目。"《随息居饮食谱》谓："补肝肾，益精明目，开胃养营。"莲子味甘、涩，性平，含丰富的淀粉、蛋白质、钙、磷、铁等，有补益心脾、滋肾固精的功效。《神农本草经》谓："主补中，养神，益气力。"《本草纲目》谓："交心肾，厚肠胃，固精气，强筋骨，补虚损。"猪瘦肉味甘、咸，性平，有补脾胃、滋肝肾的功效。

[适用人群] 肺癌阴虚烦热、短气乏力者。

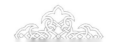

### 6. 水鱼圆肉苡米汤

［组成］水鱼1只约500克，桂圆肉15克，苡米60克，猪骨250克。

［用法］水鱼宰后理净切碎，桂圆肉、苡米洗净，猪骨斩细，将以上四物一起加水慢火炖熟，和盐调味服食。

［功效］滋阴补血，润肺滑痰。

水鱼为鳖科动物，又称团鱼、甲鱼，味甘性平，肉鲜美，入肝经，含丰富蛋白质、氨基酸及多种维生素，有滋肝肾、养阴血的功效。《名医别录》谓："主伤中益气，补不足。"《随息居饮食谱》谓："甘平，滋肝肾之阴，清虚劳之热，主脱肛，崩带，瘰疬，癥瘕。"桂圆肉即龙眼肉，味甘性温，入心脾经，含有多量的葡萄糖、蔗糖，以及蛋白质、多种维生素等，有补血安神、健脾益气的功效。《得配本草》谓："益脾胃，葆心血，润五脏，治怔忡。"《本草通玄》谓："润肺止咳。"《随息居饮食谱》谓："补心气，安志定神，益脾阴，滋营充液，果中圣品，老弱宜之。"苡米即薏苡仁，味甘、淡，性微凉，入肺、脾、肾经，含碳水化合物、蛋白质、薏苡脂等，有补肺健脾、清热滑痰的功效。《药性论》谓："主肺痿……吐脓血，咳嗽涕唾上气。"《本草纲目》谓："健脾益胃，补肺清热，祛风胜湿。"《药品化义》谓："取其入肺，滋养化源，用治上焦消渴，肺痈肠痈。"猪骨味甘性平，有补阴益髓的功效。《本草纲目》谓："服之补骨髓，益虚劳。"《随息居饮食谱》谓："补髓养阴……宜为衰老之馔。"

［适用人群］肺癌痰涎壅盛、短气喘促者。

### 7. 蜂王浆杏露

［组成］蜂王浆200毫克，南杏仁20克，蜜糖适量。

［用法］杏仁清水浸泡去皮尖，捣碎或容器内磨细末，加水适量煮沸，滤出汁，再复熬一次，合并药液浓缩至100毫升，趁热倒入蜂王浆、调入少许蜜糖，搅拌均匀，凉后频频饮用。

［功效］润肺止咳，平肝健脾。

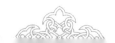

蜂王浆又名蜂皇浆、蜂乳，为蜜蜂科动物中华蜜蜂的工蜂咽腺及咽后腺分泌的乳白色胶状物，味甘、酸，性平，入脾、肝经，有滋补、强壮、益肝、健脾的功效。《中国动物药》谓："滋补强壮，益肝健脾，治病后虚弱……年老体衰。"《中华本草》谓："可作癌症的辅助治疗剂。"南杏仁，又名甜杏仁，味苦性温，入肺、大肠经，有祛痰止咳、平喘、润肠的功效。《本草求真》谓："杏仁，既有发散风寒之能，复有下气除喘之力。"《药性论》谓："疗肺气咳嗽，上气喘促。"因杏仁含脂肪油比较丰富（约50%以上），故润燥之功较好。《滇南本草》谓："消痰润肺，润肠胃，消面粉积，下气。"蜜糖为蜜蜂科昆虫中华蜜蜂等所酿的蜂蜜，味甘性平，入肺、脾、大肠经，有补中、润燥、止痛、解毒的功效。《神农本草经》谓："主心腹邪气……安五脏诸不足，益气补中，止痛解毒，和百药。"《本草纲目》谓："和营卫，润脏腑，通三焦，调脾胃。"

[**适用人群**] 肺癌干咳痰血、消瘦虚热者。

### 8. 川贝百合猪肺汤

[**组成**] 川贝母10克，百合50克，猪肺250～300克。

[**用法**] 川贝母打成粉。猪肺切成片状，用手挤去泡沫，加少许细盐淘洗，然后与川贝母、百合一起放入锅内，加入适量清水，慢火熬煮3小时后，和盐调味，温热服食。

[**功效**] 滋阴润肺，祛痰止咳。

川贝母为百合科植物暗紫贝母、卷叶贝母、棱砂贝母等的鳞茎，味苦、甘，性微寒，入肺经，有润燥、镇咳、祛痰的功效，是化痰止咳的要药。《日华子本草》谓："消痰，润心肺。"《本草正》谓："降胸中热结及乳痈流痰结核。"百合为百合科植物百合、卷丹、山丹、川百合等的鳞茎，味甘、微苦，性平，入心、肺经，有润肺止咳、清心安神的功效。《医学入门》谓："治肺痿。"《本草纲目拾遗》谓："清痰火，补虚损。"《济生方》用其治咳嗽不已或痰中有血。猪肺为猪科动物猪的肺脏，味甘性平，有补肺的功效。

《随息居饮食谱》谓："治肺痿咳血，上消诸症。"《本草纲目》谓："疗肺虚咳嗽、咳血。"《本草图经》谓："补肺。"

［适用人群］肺癌咳嗽痰血、短气口干者。

### 9. 无花果鱼腥草汤

［组成］无花果50克（干品），鱼腥草30克，猪瘦肉100克。

［用法］猪瘦肉切细，鱼腥草切成段。将无花果、鱼腥草、猪瘦肉一起加入适量清水，慢火煮1小时，去鱼腥草，调味服食。

［功效］清热解毒，润肺清肠。

无花果为桑科植物无花果的聚花果，味甘性平，入肺、脾、大肠经，有解毒消肿、清肺利咽的功效。无花果除含有丰富的营养成分可供食用外，其鲜果或干果的水提取物对多种实验性动物肿瘤有明显抑制作用，能使肿瘤组织坏死。《生草药性备要》谓："煲肉食，解百毒。"《本草纲目》谓："治五痔，咽喉痛。"《便民图纂》谓："治咽喉疾。"《随息居饮食谱》谓："清热，润肠。"鱼腥草又名狗贴耳，为三白草科植物蕺菜的根，味辛性寒，入肝、肺、脾经，有清热解毒、利尿消肿的功效。《本草纲目》谓："散热毒痈肿。"《滇南本草》谓："治肺痈咳嗽带脓血，痰有腥臭，大肠热毒，疗痔疮。"《医林纂要》谓："行水，攻坚……溃痈疽，去瘀血，补心血。"猪瘦肉味甘性平，入脾、胃经，有补脾气、润肠胃、生津液、丰肌体、泽皮肤的功效。

［适用人群］肺癌咳嗽痰壅伴热结便秘者。

### 10. 白果淮山粥

［组成］白果20克，淮山50克，猪瘦肉60克，粳米50克。

［用法］白果去壳及芯，淮山刨茸，猪瘦肉切3～4块，与粳米一起放入锅内，加清水适量，文火煮至各物熟烂，和盐调味，温热服食。

［功效］养肺益气，健脾除痰。

白果味甘、苦、涩，性平，有小毒，入肺、肾经，有滋养、固肾、补肺的功效。《医学入门》谓："清肺胃浊气，化痰定喘，止咳。"《本草便读》谓："上敛肺金除咳逆，下行湿浊化痰涎。"《本草再新》谓："补气养心，益肾滋阴，止咳除烦，生肌长肉，排脓拔毒，清疮疖疽瘤。"《医林纂要》谓："补肺，泄逆气，固肾，除邪湿。"淮山即山药，味甘性平，入脾、肺、肾经，有健强脾胃、补益肺气、滋肾固精的功效。《神农本草经》谓："主伤中，补虚，除寒热邪气，补中益气力，长肌肉，久服耳目聪明。"《伤寒蕴要》谓："补不足，清虚热。"《药性论》谓："补五劳七伤……补心气不足。"猪瘦肉味甘性平，入脾、胃经。有补脾气，润肠胃的功效。《本经逢原》谓："精者补肝益血。"《随息居饮食谱》谓："补肾液，充胃汁，滋肝阴，润肌肤。"粳米即大米，味甘性平，入脾、胃经，有补中益气、健脾养胃的功效。《本草经疏》谓："粳米即人所常食米，为五谷之长，人相赖以为命也。"《随息居饮食谱》谓："粳米甘平，宜煮粥食……以浓米汤代参汤。"

[适用人群] 晚期肺癌气虚体衰、不思饮食者。

### 11. 鹧鸪北杏雪梨汤

[组成] 鹧鸪1只，北杏仁9克，雪梨2个。

[用法] 鹧鸪去毛及内脏，洗净切成块。北杏仁清水泡软去皮尖。雪梨削去外皮，切成数块。将三物一起放入炖杯内，加盖，适量清水慢火熬至各物熟烂，和盐调味，食鹧鸪肉和雪梨，饮汤。

[功效] 润肺祛痰，补虚止咳。

鹧鸪味甘性温，入脾、胃、心经，有补五脏、益心力、消痰积的功效。《食物本草备考》谓："鹧鸪，形如鸡，头如鹑，臆前有白圆点如珍珠，背毛有紫赤浪纹。"又谓："味甘性温无毒，主补五脏，益心力，能消痰积，祛温疟，解野葛、蛇、菌毒及瘟瘴病。"并指出："不可与竹笋同食，自死者不可食。"《医林纂要》谓："补中消痰。"《中国动物药》谓："滋养补虚，化痰。治体虚乏力，咳嗽痰多。"北杏仁，又名苦杏仁，味苦性温，入肺、大肠

经，有祛痰止咳、平喘、润肠的功效。《本草求真》谓："杏仁，既有发散风寒之能，复有下气除喘之力。"《药性论》谓："疗肺气咳嗽，上气喘促。"因杏仁含脂肪油比较丰富（约50%以上），故润燥之功较好。《滇南本草》谓："消痰润肺，润肠胃，消面粉积，下气。"雪梨味甘、微酸，性凉，入肺、胃经，有润肺、生津、清热、化痰的功效。《日华子本草》谓："消风，疗咳嗽、气喘狂热。"《本草纲目》谓："润肺凉心，消痰降火。"《本草经疏》谓："梨，能润肺消痰，降火除热""主热嗽，止渴。"

[适用人群] 肺癌干咳短气、形体虚衰者。

### 12. 蔗浆猴桃汁

[组成] 鲜竹蔗500克，猕猴桃200克。

[用法] 将鲜竹蔗洗净，去皮榨汁。猕猴桃去皮洗净绞汁。两汁相混，冷服或适当加热后温服。

[功效] 清热润燥，益胃生津。

竹蔗汁味甘性寒，入肺、胃经，有清热生津、下气润燥的功效。《本草纲目》谓："蔗，脾之果也，其浆甘寒，能泻火热。"《随息居饮食谱》谓："利咽喉……大补脾阴。榨浆名天生复脉汤，以皮青、围大、节稀、形如竹竿者胜，故一名竹蔗，亦作竿蔗。"《本草再新》谓："和中清火，平肝健脾，生津止渴……解疮火诸毒。"《名医别录》谓："主下气和中，助脾胃，利大肠。"猕猴桃为猕猴桃科藤本植物猕猴桃的果实，味酸、甘，性寒，入胃、肝、肾经，有生津润燥、解热除烦的功效。现代药理研究表明，猕猴桃中所含丰富的抗坏血酸物质有直接和间接地抑制癌变的作用，除抑制亚硝基化合物生成外，还能捕获过剩自由基，促进干扰素产生，促进免疫功能，果汁中所含蛋白分解酶能促进蛋白质分解和消化，加强机体营养，这些均与抗癌作用有关。《开宝本草》谓："止暴渴，解烦热。"《全国中草药汇编》谓："调中理气，生津润燥，解热除烦。"《四川常用中草药》谓："果治痢疾，肺热咳嗽。"

[适用人群] 肺癌燥咳便秘或放疗中咽痛干咳者。

# 第三章

# 乳腺癌

乳腺恶性肿瘤有癌、肉瘤、癌肉瘤等，以乳腺癌为常见。乳腺癌是妇女最多发的恶性肿瘤之一，男性偶可发生，预后尤为险恶。全世界每年约有120万妇女患乳腺癌，有50万妇女死于乳腺癌。北美、北欧是乳腺癌高发地区，其发病率约为亚、非、拉地区的4倍。但从20世纪70年代起，亚洲的发病率出现上升趋势，尤其是日本、新加坡。我国乳腺癌的发病率也逐年上升，在沪、京、津及沿海等经济发达地区，乳腺癌发病率高达70/10万，超过50/10万的全国平均发病率。但早期乳腺癌检出比例增加，腋淋巴结转移率和局部复发及转移率降低，患者预后得到改善，5年、10年生存率均有提高。北京肿瘤医院数千例随访资料显示，Ⅰ～Ⅱ期乳腺癌5年生存率为94%和83%，10年生存率为87%和67%。分期越晚，生存机会越小。乳腺癌早期多无明显自觉症状，常常是无意中发现患乳内有单发的小肿块，与周围分界不清，不红、不热、不痛。较大的肿块可引起乳房外形的改变，可使肿块表面的皮肤凹陷，乳房抬高，乳头内缩。乳腺癌通过血道播散发生远处部位转移的能力较强，出现也较早，可以发生在淋巴结转移灶出现之前。最常见的为肺，其次为骨、肝、软组织、脑、肾上腺、肾、卵巢及骨髓等。当肿瘤转移时可出现相应的症状。

乳腺癌与中医文献中的"乳石痈""乳岩"相类似，隋代《诸病源候论》谓："石痈之状，微强不甚大，不赤微痛热，乳中结聚成核，微强不甚大，硬若石状。"宋代《妇人大全良方》谓："内结小核，或如棋子，不赤不痛，积之岁月渐大，崩破如熟石榴，或内溃深洞，血水滴沥……此属肝脾郁怒，气血亏损，名曰乳岩。"《医宗金鉴》谓："乳岩初结核隐痛……耽延继

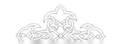

发如堆栗，坚硬岩形引腋胸。"中医学认为乳头属肝，乳房属胃，脾胃相连，乳腺癌的病机为恚怒忧思，肝脾气郁。饮食调理原则为疏肝解郁，健脾养血。

### 1. 金针木耳田鸡汤

[组成] 金针菜30克，木耳15克，田鸡约250克。

[用法] 金针菜清洗干净。木耳清水浸泡洗净。田鸡理净去皮及内脏。将以上三物一起加水煮熟，油盐和味，饮汤或佐膳。

[功效] 散结通乳，疏肝养阴。

金针菜又称黄花菜，味甘性凉，有利湿热、宽胸膈的功效。《随息居饮食谱》谓："甘平利膈，清热养心，解忧释忿。"《本草图经》谓："安五脏，利心志，明目，作菹利胸膈。"木耳味甘性平，入胃、大肠经，有凉血消疮的功效。《药性论》谓："能治风，破血，益力。"《随息居饮食谱》谓："补气、耐饥、活血……常食可疗……荤素皆佳。"田鸡即青蛙，味甘性凉，入肺、脾、膀胱经，含丰富的蛋白质、维生素等营养素，有解毒消肿、滋阴补虚的功效。《随息居饮食谱》谓："甘寒清热，行水，杀虫，解毒愈疮，消疳治痔。"《本草纲目》谓："利水消肿。"

[适用人群] 乳腺癌烦闷眠差、胸胁肿痛者。

### 2. 玫瑰乌豆泥鳅汤

[组成] 玫瑰花15克，乌豆50克，泥鳅250～300克。

[用法] 玫瑰花去净蕊蒂。乌豆洗净。泥鳅理净。先将乌豆及泥鳅加水同煎至乌豆熟烂，再放入玫瑰花煎20分钟，和油盐调味服食。

[功效] 疏肝解毒，补中和胃。

玫瑰花为蔷薇科灌木植物玫瑰的花，味甘、微苦，性温，入肝、脾经，含香茅醇等挥发油，有理气解郁、和血散瘀的功效。《随息居饮食谱》谓："调中，活血，舒郁结，辟秽，和肝……可消乳癖。"《食物本草》谓："主利肺胃，益肝胆，辟邪恶之气，食之芳香甘美，令人神爽。"乌豆即黑大豆，

味甘性平，入脾、肾经，富含蛋白质、脂肪及多种维生素，有解毒利水、滋肾补中的功效。《神农本草经》谓："除痈肿煮汁饮，止痛。"《食经》谓："煮汁饮，疗温毒水肿，除五淋，通大便，去结积。"《日华子本草》谓："调中下气，通经脉。"泥鳅味甘性平，肉鲜美，入脾经，富含人体所需的各种营养素，有补中祛湿、滋阴解毒的功效。《滇南本草》谓："煮食治疮癣，通血脉而大补阴分。"《本草纲目》谓："暖中益气。"

[适用人群]乳腺癌溃破渗液或手术后愈合不良者。

### 3. 山楂甜橙莲子糊

[组成]山楂肉15克，甜橙1个，石莲子肉60克，冰糖适量。

[用法]甜橙绞橙汁、石莲子肉研细粉备用。先加水适量放入山楂肉煮沸半小时后去渣，然后加入冰糖适量，再加鲜橙汁拌匀，放入石莲子粉调糊，温服。

[功效]行气祛瘀，消食开胃。

山楂味酸、甘，性微温，入脾、肝经，有活血祛瘀、消食除积的功效。《本草纲目》谓："化饮食，消内积……癥瘕，痰饮痞满吞酸，滞血痛胀。"《日用本草》谓："化食积，行结气，健胃宽膈，消血痞气块。"《医学衷中参西录》谓："山楂，若以甘药佐之，化瘀血而不伤新血，开郁气而不伤正气，其性尤和平也。"甜橙为芸香科植物香橙的成熟果实，味甘性微温，入肝经，有疏肝、理气、消积的功效。《滇南本草》谓："行厥阴滞塞之气，止肝气左胁疼痛，下气消膨胀，行阳明乳汁不通。"石莲子为经霜老熟的老莲子，质硬有粉性，味甘、涩，性平，入心、脾、肾经，有补脾开胃、清心养肾的功效。《本草备要》谓："清心除烦，开胃进食。"《神农本草经》谓："主补中，养神，益气力。"冰糖为白砂糖煎炼而成的冰块状结晶，味甘性平，无毒，入脾、肺经，有补中益气、和胃润肺、化痰止咳的功效。《唐本草》谓："主心腹热胀，口干渴。"《本草纲目》谓："润心肺燥热，治嗽消痰，解酒和中，助脾气，暖肝气。"

[适用人群]乳腺癌体质虚衰、脘腹胀满不思饮食者。

### 4. 杞子茉莉炖乌鸡

[组成] 枸杞子10克，茉莉花干品10克，乌骨鸡1只约500克。

[用法] 枸杞子洗净。将鸡宰杀后去毛及肠脏等，用纱布包好茉莉花放入鸡腹中，竹签缝好鸡腹切口。将枸杞子及乌骨鸡放锅内加水炖熟烂，去茉莉花及竹签，和盐调味，饮汤或佐膳。

[功效] 补血理气，滋养肝肾。

枸杞子味甘、微酸，性平，入肝、肾经，有补血益精、滋养肝肾的功效。《食疗本草》谓："坚筋耐老……补益筋骨，能益人，去虚劳。"《本草经疏》谓："枸杞子，润而滋补，兼能退热，而专于补肾、润肺、生津、益气，为肝肾真阴不足，劳乏内热补益之要药。"茉莉花为木犀科灌木植物茉莉的花，味辛、甘，性温，有理气开郁、辟秽和中的功效。《本草再新》谓："能清虚火，去寒积，治疮毒，消疽瘤。"《饮片新参》谓："平肝解郁，理气止痛。"乌骨鸡味甘性平，肉质鲜美，入肝、肾经，有补虚劳、养肝肾的功效。《本草纲目》谓："补虚劳羸弱……治女人崩中带下虚损诸病。"《随息居饮食谱》谓："补虚暖胃，强筋骨，续绝伤……乌骨鸡滋补功优。"

[适用人群] 晚期乳腺癌消瘦虚衰、烦闷疼痛者，或乳腺癌术后之调补。

### 5. 橘杏雪哈膏

[组成] 橘红6克，南杏仁15克，哈士蟆6克，蜜糖适量。

[用法] 橘红洗净勿切碎。南杏仁搅粉。哈士蟆洗净去筋及卵子，清水浸泡3~4小时，切成小块。先用清水煮橘红10分钟，再放入哈士蟆煎约半小时，调入南杏仁粉及蜜糖再煮沸，去橘红分次温服。

[功效] 通络理气，消痰润肺。

橘红为芸香科小乔木植物福橘、朱橘、温州蜜橘等多种橘的成熟果皮的外层红色部分，味辛、苦，性温，有消痰、利气、宽中、散结的功效。《医学启源》谓："理胸中肺气。"《本草纲目》谓："下气消痰。"南杏仁为蔷薇科植物杏或山杏的味甜的干燥种子，味酸、甘，性温，有润肺定喘、生津止渴

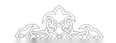

的功效。《滇南本草》谓："治心中冷热，止渴定喘，解瘟疫。"《随息居饮食谱》谓："润肺生津。"哈士蟆又名雪哈，为蛙科动物中国林蛙或黑龙江林蛙雌性的干燥输卵管和卵巢，味甘、咸，性平，入肺、肾经，有补肾益精、润肺养阴的功效。《饮片新参》谓："养肺、肾阴，治虚劳咳嗽。"《中药志》谓："补虚，退热，治体虚、精力不足。"蜜糖味甘性平，入肺、脾、大肠经，有增液润燥、补中益气的作用。《神农本草经》谓："安五脏诸不足，益气补中，止痛解毒，和百药。"《本草纲目》谓："和营卫，润脏腑，通三焦，调脾胃。"

[适用人群] 晚期乳腺癌体质虚弱、短气纳呆者。

## 6. 灵龟补髓汤

[组成] 灵芝10克，乌龟1只，猪脊骨200～300克。

[用法] 灵芝用布包。乌龟宰后去肠脏，连龟甲同用，斩碎。猪脊骨连髓带肉斩断。将灵芝、乌龟、猪脊骨一起加入清水适量煎熬3小时以上，去灵芝渣，和盐调味后饮汤食肉。

[功效] 清肝滋阴，养阴益髓。

灵芝为多孔菌科植物紫芝或赤芝的全株，味甘性平，主治虚劳、咳嗽、气喘、失眠、消化不良等。《神农本草经》谓："利关节，保神，益精气，坚筋骨，好颜色。"《本草纲目》谓："疗虚劳。"龟甲、龟肉同用，龟甲味甘性平，入肝、肾经，有滋阴潜阳、益肾健骨的功效。龟肉味甘、酸，性温，入肝、肾经，有滋阴补血的功效。《日用本草》谓："大补阴虚。"《名医别录》谓："肉作羹，大补。"《医林纂要》谓："治骨蒸劳热，吐血、衄血、肠内血痔，阴虚血热之症。"《便民食疗》谓："取肉和葱椒酱油煮食，补阴降火。"猪脊骨味甘性寒，有补阴益髓、补血滋肾的功效。《本草纲目》谓："服之补骨髓，益虚劳。"《随息居饮食谱》谓："补髓养阴，治骨蒸劳热。"《千金食治》谓："宜肾；补肾气虚竭。"《本草图经》谓猪髓"主扑损恶疮"。

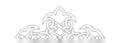

[适用人群] 晚期乳腺癌烦躁不寐或癌肿溃破渗液者。

### 7. 海菜蚝豉兔肉煲

[组成] 海菜干品15克，蚝豉30克，兔肉250克。

[用法] 海菜用清水浸泡洗净，兔肉切块。将蚝豉、兔肉加清水适量煮2小时，再放入海菜煮30分钟，和盐调味服食。

[功效] 滋阴润燥，消肿散结。

海菜本名龙须菜，为江蓠科植物江蓠的藻体。海菜味甘性凉，含藻红朊及胆固醇等，有清热化痰、消肿散结的功效。《本草纲目》谓："治瘿结热气，利小便……和肉蒸食亦佳。"《随息居饮食谱》谓："清胆热，去湿，化顽痰。"蚝豉又称牡黄，为牡蛎科近江牡蛎的肉晒干而得，味甘、咸，性平，有滋阴养血的功效。《本草拾遗》谓："煮食，主虚损……调中，解丹毒。"《医林纂要》谓："清肺补心，滋阴养血。"蚝豉可作为上等菜肴，清代食疗专家王士雄称牡黄"味极鲜腴，海味珍品"。兔肉为兔科动物蒙古兔、东北兔、高原兔、华南兔、家兔等的肉，味甘性凉，肉质鲜美，入肝经，有补中益气、凉血解毒的功效。《名医别录》谓："主补中益气。"《本草纲目》谓："凉血，解热毒，利大肠。"《随息居饮食谱》谓："凉血，祛湿，疗疮，解热毒。"

[适用人群] 乳腺癌烦热疼痛、口干痰多者。

### 8. 百合海带乳鸽汤

[组成] 乳鸽1只约200～300克，百合50克，海带30克。

[用法] 乳鸽去毛及内脏，洗净，切小块。百合洗净。海带洗净剪断。以上三物加水适量文火煎煮2小时以上，和盐调味，饮汤食鸽肉。

[功效] 解毒散结，滋肾补虚。

乳鸽是指孵出不久的幼鸽，既未换毛又未会飞翔者。这种乳鸽肉厚而嫩，滋养性强，含蛋白质、脂肪、矿物质等。乳鸽味咸性平，鸽肉味嫩美，入

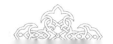

肝、肾经，有解毒疗疮、滋肾补虚的功效。《本经逢原》谓："久患虚羸者，食之有益。"《本草再新》谓："治肝风肝火，滋肾益阴。"百合性凉，味甘、微苦，入心、肺经，有清心润肺、滋阴安神的功效。《神农本草经》谓："利大小便，补中益气。"《本草纲目拾遗》谓："清痰火，补虚损。"《名医别录》谓："除浮肿，胪胀，痞满，寒热，通身疼痛，及乳难，喉痹，止涕泪。"海带为海带科植物海带的叶状体，味咸性寒，无毒，入肺、胃经，有软坚散结、清热除痰的功效。《随息居饮食谱》谓："软坚散结，行水化湿……瘿瘤、瘰疬、痈肿、瘘疮，并能治之。"《医林纂要》谓："补心、行水、消痰、软坚，消瘿瘤结核，攻寒热瘕疝。"《玉楸药解》谓："清热软坚，化痰利水。"

[适用人群] 晚期乳腺癌虚弱烦闷、患处疼痛者。

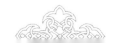

# 第四章
# 头颈部肿瘤

头颈部肿瘤包括一大类癌瘤，由于医学科学向纵深发展，在肿瘤学领域中现已形成了头颈肿瘤学这一专门学科。常见头颈部肿瘤有鼻咽癌、口腔癌（包括唇癌、舌癌、喉癌）、甲状腺癌等，兹分述如下。

## 一、鼻咽癌

鼻咽癌是广东较常见的恶性肿瘤，俗称广东瘤，以讲广东方言者多发，国外华人患鼻咽癌者亦多数祖籍广东。早期鼻咽癌可无临床症状，故约40%的患者以颈部转移性肿块为首发症状。典型的鼻咽癌临床表现为鼻塞不适，鼻涕带血，头疼耳鸣，或于颈部乳突下或下颌角后下方出现转移性淋巴肿块，甚则出现剧烈头痛和颅神经压迫症状（复视、眼睑下垂、眼球固定、舌运动障碍、吞咽困难、耳聋等）。中医文献中的"控脑砂"与鼻咽癌症状有相似之处，而鼻咽癌出现颈淋巴转移者，则近似"上石疽""失荣"等疾病。《医学入门》谓："有流黄水者，甚则脑亦作痛，俗名脑砂，有虫蚀脑中。"《医宗金鉴》谓："鼻窍中时流黄色浊涕……若久而不愈，鼻淋沥腥秽血水，头眩虚晕而痛者，必系虫蚀脑也，即名控脑砂。"又谓："上石疽，生于颈项两旁，形如桃李，皮色如常，坚硬如石，初小渐大，难消难溃，既溃难敛，疲顽之症也。"《疡科心得集》谓失荣："营亏络枯，经道阻滞，如树木之失荣华，枝枯皮焦故名也，生于耳前后及颈间，初起形如栗子，顶突根收，如虚痰疬瘤之状，按之石硬无情，推之不肯移动，如钉着肌肉者是也，不寒热，不觉痛，渐渐加大，后遂隐隐疼痛，痛着肌骨，渐渐溃破，但流血水，无脓，渐渐口大肉腐，

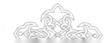

形如潮石，凹进凸出，斯时痛甚彻心。"鼻咽癌中医饮食调理原则为通窍解毒，除痰散结。

### 1. 田七蜗牛瘦肉汤

［组成］田七6克，鲜蜗牛肉约60克，猪瘦肉150克。

［用法］田七切片。将蜗牛连壳洗净，以竹签挑出蜗牛肉用草木灰或细盐搓匀，则有大量黏液渗出，再用清水冲洗。猪瘦肉切细。将以上三物一起加水煎1小时，调味服食。

［功效］消肿解毒，养阴散结。

蜗牛为蜗牛科动物蜗牛及其同科近缘种的肉质体，体柔软，多黏液，味咸性寒，入肝、膀胱经，有清热解毒、消肿疗疮的功效。《本草纲目》谓："利小便，消喉痹，止鼻衄，通耳聋，治诸肿毒痔漏。"《玉楸药解》谓："利水泄火，消肿败毒，去湿清热。"《本草便读》谓："凉润清咽可治喉。"猪瘦肉味甘性平，有养阴补虚的功效。《随息居饮食谱》谓："补肾液，充胃汁，滋肝阴，润肌肤。"田七即三七，为五加科植物三七的根，性温，味甘、微苦，入肝、胃、大肠经，有止血散瘀、消肿定痛的功效。《玉楸药解》谓："和营止血，通脉行瘀，行瘀血而敛新血。"《本草求真》谓："三七，世人仅知功能止血住痛，殊不知痛因血瘀则疼作，血因敷散则血止，三七气味苦温，能于血分化其血瘀。"《本草新编》谓："三七根，止血之神药也，无论上、中、下之血，凡有外越者，一味独用亦效，加入于补血补气药中则更神。"

［适用人群］各期鼻咽癌头痛涕血或颈部痰结肿痛者。

### 2. 川贝百合绿豆水

［组成］川贝母6克，百合50克，绿豆100克，冰糖适量。

［用法］川贝母打细，将以上三物一起加水适量，煮至绿豆熟烂，放入冰糖，饮汤服食。

[功效] 清咽润喉，解毒除痰。

川贝母味苦、甘，性凉，入肺经，有止嗽化痰、润肺散结的功效。《神农本草经》谓："主……喉痹。"《药性论》谓："与连翘同主项下瘤瘿疾。"《日华子本草》谓："消痰，润心肺。"百合味甘、微苦，性寒，有清心润肺、凉喉止咳的功效。《名医别录》谓："除浮肿，胪胀，痞满，寒热，通身疼痛，及乳难，喉痹，止涕泪。"《本草纲目拾遗》谓："清痰火，补虚损。"绿豆为豆科植物绿豆的种子，味甘性凉，入心、胃经，有清热解毒、利水消痰的功效。《日华子本草》谓："益气，除热毒风，厚肠胃。"《会约医镜》谓："清火消痰，疗痈肿痘烂。"《本草纲目》谓："治痘毒，利肿胀。"冰糖为白砂糖煎炼而成的冰块状结晶，味甘性平，入脾、肺经，有补中益气、和胃润肺、化痰止咳的功效。《唐本草》谓："主心腹热胀，口干渴。"《本草纲目》谓："润心肺燥热，治嗽消痰，解酒和中，助脾气，暖肝气。"

[适用人群] 鼻咽癌涕血头痛或鼻咽癌放射治疗中出现口干咽燥者，亦可用于口腔癌患者。

### 3. 蒲葵橄榄煲瘦肉

[组成] 蒲葵子60克，橄榄15克，猪瘦肉150克。

[用法] 将蒲葵子、橄榄洗净，稍打破，猪瘦肉切细，将以上三物加水适量，慢火煮2～3小时，和盐调味，饮汤食肉。

[功效] 解毒清咽，消肿散结。

蒲葵子又称葵树子，为棕榈科植物蒲葵的种子，味甘、涩，性平，含酚类、还原糖、鞣质及甘油三酯等，民间常用葵树子煮水治疗各种癌瘤和肿块，有软坚散结的功效。《岭南采药录》谓："能治血崩。"《香港中草药》谓："抗癌，软坚散结。"橄榄味甘、涩、酸，性平，入肺、胃经，有解毒清肺、利咽生津的功效。《滇南本草》谓："治一切咽火上炎……生津止渴，利痰。"《随息居饮食谱》谓："开胃生津，化痰涤浊，除烦止渴，凉胆息惊，清利咽喉。"猪瘦肉味甘、咸，性平，有滋阴润燥的功效。《本经逢原》谓：

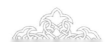

"精者补肝益血。"

[适用人群] 鼻咽癌颈淋巴结转移、放射治疗后复发者。

### 4. 冬瓜荷叶杏仁露

[组成] 冬瓜500克，鲜荷叶2张，南杏仁15克，蜜糖适量。

[用法] 冬瓜连皮洗净切成块。南杏仁打碎。将冬瓜、南杏仁、鲜荷叶一起放入锅内，加水1000毫升煮沸1小时后，去渣，浓缩至300毫升，调入蜜糖，凉后频频饮用。

[功效] 清咽解毒，利水消痰。

冬瓜为葫芦科植物冬瓜的果实，味甘、淡，性凉，入肺、大肠、小肠、膀胱经，有清热解毒、利水消痰的功效。《本草再新》谓："清心火，泻脾火，利湿去风，消肿止渴，解暑化热。"《本草图经》谓："主三焦渴疾，解积热，利大小肠。"《日华子本草》谓："除烦……消热毒痈肿。"《随息居饮食谱》谓："清热，养胃生津，涤秽治烦，消痈行水。"鲜荷叶味苦、涩，性平，入心、肝、脾经，有升发清阳、清暑利湿的功效。《本草通玄》谓："开胃消食。"《本草再新》谓："清凉解暑，止渴生津，治泄痢，解火热。"《滇南本草》谓："上清头目之风热，止眩晕，清痰泄气，止呕、头闷痛。"南杏仁味苦性温，入肺、大肠经，含苦杏仁苷、脂肪油、蛋白质及多种游离氨基酸，有祛痰止咳、平喘、润肠的功效。《医学启源》谓："除肺中燥，治风燥在于胸膈。"《滇南本草》谓："消痰润肺，润肠胃。"蜜糖味甘性平，入肺、脾、大肠经，有增液润燥、补中益气的作用。《神农本草经》谓："安五脏诸不足，益气补中，止痛解毒，和百药。"《本草纲目》谓："和营卫，润脏腑，通三焦，调脾胃。"

[适用人群] 鼻咽癌鼻塞干咳或鼻咽癌放射治疗中出现口干咽燥者。

### 5. 石斛生地汁

[组成] 石斛20克，柿饼50克，生地黄60克。

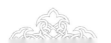

[用法] 柿饼切片后，将以上三物加入500毫升水熬沸约半小时后，滤出汁，再加入300毫升水复熬一次，合并汁液，凉后频频饮用。

[功效] 清热养阴，养血凉血。

石斛为兰利植物金钗石斛的茎，味甘性微寒，入胃、肺、肾经，有生津养胃、滋阴清热、润肺益肾的功效。《本草纲目拾遗》谓："清胃除虚热，生津，已劳损，以之代茶，开胃健脾，功同参芪。"《本草纲目》谓："治……痈疽排脓内塞。"《本草再新》谓："理胃气，清胃火，除心中之烦热，疗肾经之虚热，安神定惊。"生地黄，味甘、苦，性凉，入心、肝、肾经，有清热凉血、养阴生津的功效。《神农本草经》谓："作汤除寒热积聚。"《本经逢原》谓："干地黄，内专凉血滋阴，外润皮肤荣泽，病人虚而有热者宜加用之。"《本草经疏》谓："乃补肾家之要药，益阴血之上品。"《名医别录》谓："补五脏，内伤不足，通血脉，益气力，利耳目。"

[适用人群] 鼻咽癌涕血发热或鼻咽癌放射治疗中出现口干燥者。

### 6. 橄榄罗汉果汤

[组成] 橄榄6～8枚，罗汉果1个。

[用法] 橄榄略捣烂，与罗汉果一起，加水煎汤代茶饮。

[功效] 清肺润肠，祛痰通窍。

橄榄即青果，味甘、涩、酸，性平，入肺、胃经，有解毒清肺、利咽生津的功效。《滇南本草》谓："治一切咽火上炎……生津止渴，利痰。"《随息居饮食谱》谓："开胃生津，化痰涤浊，除烦止渴，凉胆息惊，清利咽喉。"《本草再新》谓："平肝开胃，润肺滋阴，消痰理气。"罗汉果为葫芦科藤本植物罗汉果的果实，味甘性凉，入肺、脾经，有清肺润肠、祛痰解渴的功效。《岭南采药录》谓："理痰火咳嗽。"《广西中药志》谓："止咳清热，凉血润肠，治咳嗽，血燥胃热便秘等。"《食物中药与便方》谓："止渴，清肺化痰，润喉。"

[适用人群] 鼻咽癌咽痛便秘或鼻咽癌放射治疗中出现口咽黏膜溃破者。

### 7. 葛菜生鱼汤

[组成] 葛花菜200克，生鱼200～300克。

[用法] 葛花菜拣洗干净，生鱼去肠脏洗净后与葛花菜一起加水适量煮熟，和盐调味，饮汤食鱼。

[功效] 清热凉血，健脾利水。

葛花菜即葛覃，味苦、涩，性寒，入肺、大肠经。有凉血止血、清热解毒的功效。《本草纲目拾遗》谓："解肌热，散风火及阳明风热斑疹。"《福建药物志》谓："清热凉血，解毒消肿，治咳嗽，咯血。"《四川中药志》谓："清肺热，解热毒。治咳嗽，吐血，血崩及痔疮肿痛。"生鱼又名乌鱼，为乌贼科动物金乌贼、针乌贼、无针乌贼的肉，味甘性寒，入脾、肾、心经，有补脾利水的功效。《医林纂要》谓："补心养阴，澄清肾水，行水渗湿。"《本草求真》谓："补脾利水。"

[适用人群] 鼻咽癌头痛咽干、烦热纳呆者。

### 8. 水鱼石上柏汤

[组成] 水鱼1只约500克，石上柏60克，猪骨约200克。

[用法] 水鱼宰杀去肠脏后切细，石上柏洗净，猪骨斩细。将前三物加适量的清水煮熟，和盐调味，饮汤食鱼。

[功效] 解毒滋阴，清肝补肾。

水鱼即鳖，为鳖科动物中华鳖的肉，鳖肉味甘性平，入肝、脾经，含丰富蛋白质、氨基酸及多种维生素，有滋阴补虚、濡养肝肾的功效。《名医别录》谓："主伤中益气，补不足。"《日用本草》谓："补劳伤……大补阴之不足。"《本草图经》谓："补虚，去血热。"《随息居饮食谱》谓："甘平，滋肝肾之阴，清虚劳之热，主脱肛，崩带，瘰疬，癥瘕。"石上柏又名深绿卷柏、地侧柏，味甘性平，具有清热解毒、止血、扶正祛邪的作用。猪骨，最好用猪脊骨，味甘性平，有补阴益髓的功效。《本草纲目》谓："服之补骨髓，益虚劳。"《随息居饮食谱》谓："补髓养阴……宜为衰老之馔。"

［适用人群］鼻咽癌治疗后复发、颈部肿结或涕血头痛者。

### 9. 沙参玉竹鹧鸪汤

［组成］北沙参（干品）20克，玉竹20克，鹧鸪1只。

［用法］鹧鸪去毛及内脏洗净，与北沙参、玉竹一起加适量清水，文火焖煮2小时以上，调味后饮汤食肉。

［功效］清肺润肠，滋阴补虚。

北沙参为伞形科植物珊瑚菜的根，味甘性微寒，入肺、胃经，含生物碱、淀粉、沙参素等，有滋阴清肺、养胃生津及除虚热、治燥咳的功效。《本草从新》谓："专补肺阴清肺火，治久咳肺痿。"《饮片新参》谓："养肺胃阴，治劳咳痰血。"玉竹为百合科植物玉竹的根茎，味甘性微寒，入肺、胃经，有养阴润肺、养胃生津、润肠通便的功效。《日华子本草》谓："除烦热，止渴，润心肺，补五劳七伤、虚损。"《本草拾遗》谓："调血气，令人强壮。"《长沙药解》谓："清肺金而润燥，滋肝木而清风，清金利水。"鹧鸪味甘性温，入脾、胃、心经，有补五脏、益心力、消痰积的功效。《食物本草备考》谓："鹧鸪，形如鸡，头如鹑，臆前有白圆点如珍珠，背毛有紫赤浪纹。"又谓："味甘性温无毒，主补五脏，益心力，能消痰积，祛温疟，解野葛、蛇、菌毒及瘟瘴病。"《医林纂要》谓："补中消痰。"

［适用人群］各期鼻咽癌患者。

### 10. 花旗参乳鸽汤

［组成］花旗参10克，乳鸽1只。

［用法］花旗参切成片。乳鸽去毛及内脏洗净，切小块。将二物加水适量慢火煎煮至各物熟烂，和盐调味，温热服食。

［功效］清肺生津，滋肾养阴。

花旗参即西洋参，为五加科植物西洋参的根，味甘、微苦，性寒，入肺、胃、心、肾经，有补气养阴、清火生津的功效。《本草从新》谓："补肺

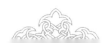

降火，生津液，除烦倦……虚而有火者相宜。"《本草求原》谓："清肺肾，凉心脾以降火。"《医学衷中参西录》谓："能补助气分，兼能补益血分。"《药性切用》谓："补气清肺。"乳鸽是指孵出不久的幼鸽。乳鸽肉厚而嫩，滋养性强，含蛋白质、脂肪、矿物质等。乳鸽味咸性平，入肝、肾经，有解毒疗疮、滋肾补虚的功效。《本经逢原》谓："久患虚羸者，食之有益。"《本草再新》谓："治肝风肝火，滋肾益阴。"

[适用人群] 鼻咽癌消瘦涕血或鼻咽癌放射治疗中出现口干纳呆者。

## 二、口腔癌

口腔癌包括唇癌、舌癌、口底癌、颊癌、扁桃体癌、牙龈癌、喉癌，以及硬腭、颌骨、唾液腺的恶性肿瘤。口腔癌虽然大都原发于暴露部位，容易早期发现，但有时也易误诊为慢性炎症、口腔溃疡等疾病，耽搁治疗，造成不良影响，且口腔癌一般病程短，恶性度高，必须十分警惕。口腔各种恶性肿瘤中，以唇癌、舌癌、喉癌较常见，兹分别介绍中医有关论述及饮食调理原则。

中医学中的"茧唇"与唇癌极其相似，《疡医全书》谓："茧唇生于嘴唇，燥则干，热则裂……若肿起，自皮皱裂如茧，故曰茧唇。"《医宗金鉴》谓："茧唇脾胃积火成，初如豆粒渐茧形，痛硬溃若翻花逆，久变三消定主凶。"而"舌疳""舌菌"则近似舌癌，《图注喉科指掌》谓："舌疳之疳恶非常，心脾火毒积中央，初如豆大渐如菌，暮重朝轻饮食妨，怒则崩破透腮舌，串延项颌核滋昌。"《医宗金鉴》谓："舌疳，其症最恶，初如豆，次如菌，头蒂小又名曰舌菌，疼痛红烂无皮，朝轻暮重……若失于调治，以致嫩肿，突如泛莲，或有状如鸡冠，舌本短缩，不能伸舒，妨碍饮食言语，时津臭涎。再因怒气上冲，忽然崩裂，血出不止，久而延及项颌，肿如结核，坚硬而痛，皮色如常……其则透舌穿腮，汤水涌出。"喉癌在中医学中则与"喉疳"相似，《医宗金鉴》谓："此症一名阳虚喉疳，初觉咽干燥，如毛草常刺喉中，又如硬物溢于咽下。呕吐酸水，哕出甜涎，淡红微肿微痛，日久其色紫暗

不鲜，颇似冻榴子色……肿痛日渐，破烂腐衣，叠若娠皮，声音嘶哑，喘急多痰，臭腐蚀延，其痛倍增，妨碍饮食，胃气由此渐衰，而虚火益盛……其证投方应病或者十全一、二，否则难救。"口腔癌中医饮食调理原则为清热解毒，养阴散结。

### 1. 无花果生地竹蔗水

［组成］无花果30克，生地黄60克，竹蔗约500克。

［用法］竹蔗切细段打破。将以上三物加水少量浸泡，煮1～2小时成浓汁，内服。

［功效］清热养阴，解毒消肿。

无花果味甘性平，入肺、大肠经，有解毒消肿、清肺利咽的功效。无花果除含有丰富的营养成分可供食用外，其鲜果或干果的水提物在多种动物实验中对肿瘤有明显抑制作用，能使肿瘤组织坏死。《生草药性备要》谓："煲肉食，解百毒。"《本草纲目》谓："治五痔，咽喉痛。"《便民图纂》谓："治咽喉疾。"生地黄味甘、苦，性凉，入心、肝、肾经，有滋阴凉血的功效。《神农本草经》谓："作汤除寒热积聚。"《本经逢原》谓："干地黄，内专凉血滋阴，外润皮肤荣泽，病人虚而有热者宜加用之。"《本草经疏》谓："乃补肾家之要药，益阴血之上品。"竹蔗味甘性寒，入肺、胃经，有清热养阴、生津润燥的功效。《本草再新》谓："和中清火，平肝健脾，生津止渴，治吐泻、疟、痢，解疮火诸毒。"《本草经疏》谓："甘寒除热润燥……今人用以治噎膈、反胃呕吐，大硬燥结，皆取其除热，生津，润燥之功耳。"

［适用人群］唇癌、舌癌、喉癌等口腔癌溃疡肿痛、妨碍饮食者。

### 2. 雪耳鲫鱼粥

［组成］雪耳15克，鲫鱼约250克，粳米60克。

［用法］雪耳浸泡洗净，鲫鱼去鳞及肠脏。将以上三物加水适量煮粥，和油盐调味，小心去除鱼骨，温热服食。

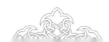

[**功效**] 清热育阴，健脾养胃。

雪耳即白木耳，味甘、淡，性凉，有滋阴润肺、养胃生津的功效。《饮片新参》谓："清补肺阴，滋液，治劳咳。"鲫鱼味甘性平，肉质鲜美，入脾、胃、大肠经，有健脾养胃补虚的功效。《唐本草》谓："合莼作羹，主胃弱不下食。"《本草拾遗》谓："主虚羸，熟煮食之。"《滇南本草》谓："和五脏，通血脉，滑积。"《本草经疏》谓："鲫鱼调胃实肠，与病无碍，诸鱼中惟此可常食。"粳米，味甘性平，有健脾和胃、补中益气的功效。《千金食治》谓："平胃气，长肌肉。"《本草纲目》谓："粳米粥，利小便，止烦渴，养肠胃。"《随息居饮食谱》谓："粳米甘平，宜煮粥食……至病人、产妇粥养最宜。"

[**适用人群**] 口腔癌进食难、食欲不振、体质虚弱者。

### 3. 沙参冬瓜瘦肉羹

[**组成**] 北沙参30克，冬瓜500克，猪瘦肉100克。

[**用法**] 冬瓜切丝。猪瘦肉切细丝。先加水煮北沙参半小时，再加入冬瓜、猪瘦肉煮羹，和油盐调味，饮汤或佐膳。

[**功效**] 清热润肺，养阴生津。

北沙参味甘、苦、淡，性凉，入肺、脾经，有养阴、清肺、祛痰的功效。《本草从新》谓："专补肺阴，清肺火。"《饮片新参》谓："养肺胃阴，治劳咳痰血。"《本草便读》谓："补肺阴之不足……肃清上热，疏痰利咳。"冬瓜味甘、淡，性凉，入肺、膀胱经，有清热解毒、利水消痰的功效。《日华子本草》谓："除烦，治胸膈热，消热毒痈肿。"《随息居饮食谱》谓："清热，养胃生津，涤秽治烦，消痈行水。"猪瘦肉味甘性平，有滋阴润燥、健脾养胃的功效。《本草备要》谓："猪肉，其味隽永，食之润肠胃，生津液，丰肌肤，泽皮肤。"

[**适用人群**] 各种口腔癌口干口苦、患处疼痛、胃纳欠佳者。

### 4. 莲子猪脊水鱼汤

［组成］莲子30克，猪脊骨250克，水鱼1只约500克。

［用法］莲子浸泡去皮、去心。猪脊骨连肉带髓斩细。水鱼理净切方块。将以上三物一起加水炖烂，和盐调味，饮汤或佐膳。

［功效］补中益气，滋肾养阴。

莲子味甘、涩，性平，入心、脾、肾经，有健脾养胃、清心滋肾的功效。《神农本草经》谓："主补中，养神、益气力。"《本草备要》谓："清心除烦，开胃进食。"猪脊骨味甘性平，滋润养阴，既有猪肉滋阴补肾之功，又具猪髓补阴益肾之效，最宜虚人补养。《随息居饮食谱》谓："宜为衰老之馔。"水鱼又称团鱼、鳖，味甘性平，肉质鲜美，入肝经，有滋阴补虚的功效。《名医别录》谓："主伤中益气，补不足。"《本草图经》谓："补虚，去血热。"《随息居饮食谱》谓："滋肝肾之阴，清虚劳之热，主脱肛、崩带、瘰疬。"

［适用人群］晚期口腔癌及各种癌症体质虚衰纳呆食少者。

### 5. 知母绿豆粥

［组成］知母15克，绿豆60克，粳米80克，冰糖少许。

［用法］将知母加入适量清水熬沸约半小时后，滗出汁，再复熬一次，合并药液浓缩至100毫升。然后将绿豆、粳米一起加水煎煮至米烂粥成，趁热加入知母汁，搅拌均匀，亦可加入适量冰糖，温服。

［功效］滋阴降火，清热解毒。

知母为百合科植物知母的干燥根茎，味苦性寒，入肺、胃、肾经，有清热泻火、止渴除烦的功效。《本草经集注》谓："甚疗热结。"《神农本草经》谓："主消渴热中，除邪气……补不足，益气。"王好古曰："泻肺火，滋肾水，治命门相火有余。"张元素曰："凉心去热，治阳明火热，泻膀胱肾经火，热厥头痛……喉中腥臭。"《药性论》谓："主治心烦躁闷……憎寒虚损，患人虚而口干，加而用之。"绿豆味甘性寒，入心、胃经，有清热

解毒、利水消肿的功效。《开宝本草》谓："主丹毒烦热……消肿下气，清热解毒。"《随息居饮食谱》谓："煮食清胆养胃……消浮肿，利小便。"《日华子本草》谓："益气，除热毒风，厚肠胃。"《会约医镜》谓："清火消痰，疗痈肿痘烂。"《本草纲目》谓："治痘毒，利肿胀。"《得配本草》谓："解热毒，除烦渴，利小便，厚肠胃，消肿胀，散风火。"粳米即稻米，味甘性平，有健脾和胃、补虚益气的功效。《千金食治》谓："平胃气，长肌肉。"冰糖味甘性平，入脾、肺经，有补中益气、和胃润肺、化痰止咳的功效。《本经逢原》记载它能治"口疳"。

**[适用人群]** 唇癌、舌癌、喉癌等口腔癌烦热肿痛、痰火壅盛者。

### 6. 百合凤尾猪舌汤

**[组成]** 百合60克，凤尾草50克，猪舌1个。

**[用法]** 凤尾草洗净切成段，用纱布包，百合洗净。猪舌切数段。将以上三物加水适量慢火煎煮2小时以上，去凤尾草渣，和盐调味，饮汤食肉。

**[功效]** 消肿解毒，滋阴祛痰。

百合性凉，味甘、微苦，入心、肺经，有清心润肺、滋阴安神的功效。《神农本草经》谓："利大小便，补中益气。"《本草纲目拾遗》谓："清痰火，补虚损。"《名医别录》谓："除浮肿，胪胀，痞满，寒热，通身疼痛，及乳难，喉痹，止涕泪。"《日华子本草》谓："安心，定胆，益志，养五脏……治……发背及诸疮肿。"凤尾草为蕨类凤尾蕨科凤尾蕨属植物凤尾蕨的干燥全草，味苦性寒，入大肠、肝、心经，有消肿解毒、利尿的功效。药理研究发现将凤尾草用于热毒型的恶性肿瘤，有一定的抗癌效用。《云南中草药》谓："清热消炎，利尿渗湿。"猪舌为猪科动物猪的舌体，味甘性平，入脾经，有健脾益气的功效。《食疗本草》谓："和五味煮取汁饮，能健脾，补不足之气，令人能食。"《本草药性大全》谓："益元阳，健脾进食。"

**[适用人群]** 舌癌及各种口腔癌红肿热痛、痰涎壅堵者。

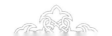

### 7. 龙葵苦瓜泥鳅汤

[组成] 龙葵50克，苦瓜200克，泥鳅300~500克。

[用法] 龙葵洗净切断，纱布包扎。苦瓜洗净切成片。将泥鳅用热水洗净去黏液，剖腹去肠脏，洗净。先将龙葵加水煎煮半小时，然后加入苦瓜、泥鳅一起加水煮熟，去龙葵渣，调味后服食。

[功效] 清热解毒，补脾消疮。

龙葵为茄科植物龙葵的全草，味苦性寒，有清热解毒、活血消肿的功效。《唐本草》谓："食之解劳少睡，去虚热肿。"《本草纲目》谓："消热散血。"《滇南本草》谓："攻疮毒，洗疥癫痒痛，祛皮肤风。"苦瓜又称凉瓜，为葫芦科植物苦瓜的果实，是闽粤居民日常喜爱之蔬菜，味苦性寒，略带甘香，入心、脾、肝经，有清热、解毒、消疮的功效。苦瓜含有苦瓜苷、葡萄糖苷、蛋白质等。《滇南本草》谓："治丹火毒气，疗恶疮结毒。"《随息居饮食谱》谓："青则苦寒涤热……熟则色赤，味甘性平，养血滋肝，润脾补肾。"《滇南本草》谓："泻六经实火，清暑，益气，止渴。"泥鳅味甘性平，肉鲜美，入脾经，富含人体所需的各种营养素，有补中祛湿、滋阴解毒的功效。《滇南本草》谓："煮食治疮癣，通血脉而大补阴分。"《本草纲目》谓："暖中益气。"

[适用人群] 舌癌及各种口腔癌红肿热痛或溃破渗液、不思饮食者。

### 8. 石斛生地煲田鸡

[组成] 石斛15克，生地黄20克，田鸡300克。

[用法] 石斛洗净切细，生地黄切片，田鸡洗净去肠脏、皮爪。先将石斛、生地黄加水适量煎煮半小时，然后将田鸡加入煮熟，和盐调味，饮汤食田鸡。

[功效] 解毒消肿，健脾滋阴。

石斛味甘性微寒，入胃、肺、肾经，有生津养胃、滋阴清热、润肺益肾的功效。《本草纲目拾遗》谓："清胃除虚热，生津，已劳损，以之代茶，开

胃健脾,功同参芪。"《本草纲目》谓:"治……痈疽排脓内塞。"《本草再新》谓:"理胃气,清胃火,除心中之烦热,疗肾经之虚热,安神定惊。"生地黄味甘、苦,性凉,入心、肝、肾经,有清热凉血、养阴生津的功效。《神农本草经》谓:"作汤除寒热积聚。"《本经逢原》谓:"干地黄,内专凉血滋阴,外润皮肤荣泽,病人虚而有热者宜加用之。"《本草经疏》谓:"乃补肾家之要药,益阴血之上品。"《名医别录》谓:"补五脏,内伤不足,通血脉,益气力,利耳目。"田鸡即青蛙,味甘性凉,入肺、脾、膀胱经,含丰富的蛋白质、维生素等营养素,有解毒消肿、滋阴补虚的功效。《随息居饮食谱》谓:"甘寒清热,行水,杀虫,解毒愈疮,消疳治痔。"《本草纲目》谓:"利水消肿。"

[适用人群]喉癌及各种口腔癌疮肿热痛、妨碍饮食者。

## 三、甲状腺癌

甲状腺位于颈部正中,气管前方,分左右两侧及中间的峡部。甲状腺肿瘤是颈部最常见的肿瘤之一,多数为良性,称甲状腺腺瘤,恶性肿瘤以甲状腺癌为多发,甲状腺肉瘤较少见。其常见临床表现为颈部肿块,颈部胀满疼痛,全身消瘦等。若肿块压迫,引起喉头移位或侵犯喉部神经时,可出现呼吸或吞咽困难、声音嘶哑的症状。甲状腺肿瘤的预后与肿瘤的良、恶性相关,良性预后较好。恶性预后与其病理类型、临床分期、性别、年龄、根治程度等因素相关。一般而言,乳头状癌和滤泡状癌属低度恶性,预后较好;未分化癌则属高度恶性,预后多差。一旦原发灶向外浸润(T3期),预后不佳。随着年龄的增加,其生存率逐渐下降。甲状腺肿瘤在中医学里属于瘿瘤的范畴。《说文解字》谓:"瘿,颈瘤也,从病婴音。"《圣济总录》谓:"瘤之为义,留滞而不去也。"可知瘿瘤指颈部有形而固定的肿瘤。《外科正宗》谓:"筋骨呈露曰筋瘿,赤脉交结曰血瘿,皮色不变曰肉瘿,随忧喜消长曰气瘿,坚硬不可移曰石瘿。"甲状腺癌的临床表现与"石瘿"相似。甲状腺癌的病机为肝郁脾虚,痰湿瘀结。甲状腺癌中医饮食调理原则为疏肝祛瘀,除痰散结。

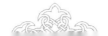

### 1. 紫菜豆腐瘦肉汤

［组成］紫菜15克，豆腐250克，猪瘦肉100克。

［用法］豆腐切小方块。猪瘦肉切肉丝。将以上二物加水煮熟约30分钟，再加入紫菜煮10分钟，油盐和味，饮汤或佐膳。

［功效］化痰软坚，清热解毒。

紫菜为红毛菜植物甘紫菜的叶状体，味甘、咸，性寒，入肺经，紫菜含丰富的蛋白质、碳水化合物、维生素、碘和其他微量元素，有化痰软坚、清热散结的功效。《本草经集注》谓："治瘿瘤结气。"《本草纲目》谓："病瘿瘤脚气者宜食之。"《随息居饮食谱》谓："和血养心，清烦涤热，治不寐，利咽喉，除脚气，瘿瘤。"豆腐为黄豆磨浆，入锅煮沸、点以盐卤或石膏而制成，味甘性凉，含有丰富的蛋白质，有清热解毒、和中润燥的功效。《食鉴本草》谓："宽中益气，和脾胃，下大肠浊气，消胀满。"《随息居饮食谱》谓："甘凉清热，润燥生津，解毒，补中，宽肠，降浊。"猪瘦肉味甘、咸，性平，味鲜美，有补中益气的功效。

［适用人群］甲状腺癌、甲状腺腺瘤烦热肿痛者。

### 2. 发菜蚝豉猪肉粥

［组成］发菜干品3克，蚝豉10克，猪瘦肉50克，粳米50克。

［用法］发菜用清水浸泡洗净，猪瘦肉切细，蚝豉浸洗干净。将以上四物一起加清水适量煮稀粥，和盐调味服食。

［功效］滋阴润燥，消瘿散结。

发菜多生于高原地带（陕西、甘肃、宁夏）阴湿山间的石坡和沙地上，是一种陆生藻类，为蓝藻门念珠藻科植物的干制品。实际上它是水生藻类葛仙米的一个变种，因其色泽乌黑，细长如丝，卷曲蓬松，状如乱发而得名。其味甘性平，有清香味，有清热化痰、消瘿散结的功效。发菜含钙质高，每百克干品含钙2500毫克，是其他食物中罕见的。蚝豉又称牡黄，为牡蛎肉晒干，味

甘、咸，性平，有滋阴养血的功效。《本草拾遗》谓："煮食，主虚损……调中，解丹毒。"《医林纂要》谓："清肺补心，滋阴养血。"牡蛎肉可作为上等菜肴，清代食疗专家王士雄称牡黄"味极鲜腴"。猪瘦肉味甘、咸，性平，有补中益气的功效。粳米即大米，味甘性平，有补中益气、健脾养胃的功效。《千金食治》谓："平胃气，长肌肉。"《本草纲目》谓："粳米粥，利小便，止烦渴，养肠胃。"

[适用人群] 甲状腺癌消瘦口干、不思饮食者。

### 3. 海藻夏枯煲乳鸽

[组成] 海藻30克，夏枯草30克，乳鸽1只约250克。

[用法] 乳鸽宰好理净去肠脏。用纱布包海藻、夏枯草，加水与乳鸽同煮约2小时，去海藻及夏枯草，和盐调味，饮汤食乳鸽。

[功效] 消瘿祛痰，软坚散结。

海藻为马尾藻科植物羊栖菜或海蒿子的全草，味苦、咸，性寒，入肺、肾经，有化痰消瘿、软坚散结的功效。海藻含有藻胶酸、粗蛋白、海藻多糖和丰富的微量元素等。文献报道海藻多糖有提高机体免疫功能和抗肿瘤作用。《神农本草经》谓："主瘿瘤气，颈下核，破散结气，痈肿癥瘕坚气。"《本草蒙筌》谓："治项间瘰疬，消颈下瘿囊，利水道，通癃闭成淋，泻水气，除胀满作肿。"夏枯草为唇形科夏枯草属植物夏枯草的干燥带花的果穗，味辛、苦，性寒，有清热泻肝、消瘿散结的功效。《神农本草经》谓："主寒热、瘰疬、鼠瘘、头疮，破癥，散瘿结气，脚肿湿痹。"《本草从新》谓："治瘰疬、鼠瘘、瘿瘤、癥坚、乳痈、乳岩。"《生草药性备要》谓："去痰消脓。"乳鸽味咸性平，鸽肉味嫩美，入肝、肾经，有解毒疗疮、滋肾补虚的功效。《本经逢原》谓："久患虚赢者，食之有益。"《本草再新》谓："治肝风肝火，滋肾益阴。"

[适用人群] 甲状腺癌、颈部转移癌及其他头颈部肿瘤烦躁肿痛者。

### 4. 乌豆海参老鸭汤

[组成] 乌豆60克，海参3条（约80克），老鸭1只。

[用法] 海参用清水反复浸泡1天洗净（或用少量食用碱水煮沸海参，去其灰味后再用清水浸泡；亦可加姜、葱适量焖海参后再用清水浸泡）。乌豆洗净。老鸭宰杀后去毛及肠脏，斩成方块。将以上三物一起加水炖烂，和盐调味，饮汤或佐膳。

[功效] 清热养阴，补肾益气。

乌豆即黑大豆，味甘性平，入脾、肾经，有清热、解毒、补肾的功效。《本草汇言》谓："黑大豆，解百毒，下热气之药也。"《随息居饮食谱》谓："补脾肾，行水，调营，祛风邪，善解诸毒。"海参味甘、咸，性微温，入心、肾经，有滋肾、补血、润燥的功效。《食物宜忌》谓："补肾经，益精髓，消涎痰，摄小便。"《本草求原》谓："润五脏。"老鸭为老家鸭的全体，味甘、咸，性平，肉质鲜腴，入肺、胃、肾经，有滋阴补虚、利水消肿的功效。《随息居饮食谱》谓："滋五脏之虚，清虚劳之热，补血行水，养胃生津……雄而肥大极老者良，同火腿、海参煨食，补力尤胜。"《名医别录》谓："补虚除热，和脏腑，利水道。"乌豆、海参、老鸭皆含有丰富的蛋白质等营养素，是滋补佳肴。

[适用人群] 甲状腺癌及各种癌症烦躁心悸、消瘦虚衰者。

### 5. 菱粉绿豆糊

[组成] 菱粉50克，绿豆100克。

[用法] 绿豆研压后见绿豆瓣及绿豆衣，吹去绿豆衣备用。菱粉加少许冷水溶化。将绿豆瓣加水煮至豆烂，慢慢调入菱粉，边调边搅匀至煮沸成糊状，温服。

[功效] 清热解毒，健脾利水。

菱粉为菱科水生草本植物菱或其同属植物果肉捣汁取出的淀粉，味甘性凉，入胃、大肠经，有健脾养胃、清热解毒的功效。《本草纲目》谓："补

中。"《本草求原》谓："止渴，除五脏邪热，心胸浮热，胸胃积热。"《全国中草药汇编》谓："健脾止痢，抗癌。"绿豆味甘性寒，入心、胃经，有清热解毒、利水消肿的功效。《开宝本草》谓："主丹毒烦热……消肿下气，清热解毒。"《随息居饮食谱》谓："煮食清胆养胃……消浮肿，利小便。"《日华子本草》谓："益气，除热毒风，厚肠胃。"《会约医镜》谓："清火消痰，疗痈肿痘烂。"《本草纲目》谓："治痘毒，利肿胀。"

[适用人群] 甲状腺癌烦躁心悸、不思饮食者。

### 6. 淡菜猪靥汤

[组成] 淡菜30克，猪靥（连喉头组织）1～2具。

[用法] 淡菜洗净，猪靥理净后与淡菜一起加入适量清水煮熟，调味后服食。

[功效] 清肝养血，消瘿散结。

淡菜为贻贝科动物贻贝的干燥软体，味咸性温，入肝、肾经，含蛋白质、脂肪、糖类、烟酸和维生素A、维生素B等。有补肝肾、益精血、消瘿瘤、散结气的功效。《本草纲目》谓："消瘿气。"《随息居饮食谱》认为淡菜能治瘿瘤。《本草拾遗》谓："主虚羸劳损""血气结积。"《本草汇言》谓："淡菜，补虚养肾之药也。"猪靥，即猪的甲状腺体，味甘性平，有消瘿散结的功效。《本草纲目》谓："治项下瘿气。"《圣济总录》用它治气瘿瘤。《医林纂要》用它治瘿气。

[适用人群] 甲状腺癌颈部肿胀、烦热汗多、心悸消瘦者。

[注意] 猪靥内服量不宜过大。心脏病患者慎服。正在接受甲状腺素治疗者禁服。

### 7. 海马枸杞煎

[组成] 海马10克，枸杞子20克，猪脊骨约300克。

[用法] 先将海马用温水洗净，浸泡10分钟。猪脊骨斩细，然后将海

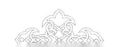

马、枸杞子、猪脊骨一起放入锅内，加适量清水煎煮至熟烂，和盐调味，饮汤食肉。

[功效] 补肾滋阴，消肿散结。

海马为海龙科动物克氏海马的全体，味甘、咸，性温，入肝、肾经，有补肾壮阳、散结消肿的作用。《本草纲目》谓："暖水脏，壮阳道，消瘕块，治疗疮肿毒。"《品汇精要》谓："调气和血。"《宝庆本草折衷》谓："能补元阳。"枸杞子为枸杞成熟的果实，味甘性平，入肝、肾经，有滋肝肾、补虚损的功效。枸杞子含甜菜碱、胡萝卜素及维生素B、维生素C等，药理研究发现对体外实验性肿瘤有一定抑制作用。《食疗本草》谓："坚筋耐老，除风，补益筋骨，能益人，去虚劳。"《本草经疏》谓："枸杞子，润而滋补，兼能退热，而专于补肾、润肺、生津、益气，为肝肾真阴不足、劳乏内热，补益之要药。"猪脊骨为猪科动物猪的脊骨，连髓带肉，味甘性平，入肾经，有滋阴润燥、补脾益髓的功效。《本草纲目》谓："服之补骨髓，益虚劳。"《随息居饮食谱》谓："补髓养阴……宜为衰老之馔。"《本草求原》谓："通督命，补精髓。"

[适用人群] 甲状腺癌虚弱短气、眩晕消瘦者。

### 8. 沙参玉竹水鱼汤

[组成] 沙参30克，玉竹30克，水鱼1只约400克。

[用法] 先用热水烫水鱼，使其排尿后切开洗净，去肠脏，然后将水鱼肉与壳一起连同沙参、玉竹放入锅内，加水文火焖煮1小时以上，调味后饮汤食肉。

[功效] 滋阴清热，消瘕散结。

沙参味甘性微寒，入肺、胃经，含生物碱、淀粉、沙参素等。有滋阴清肺、养胃生津的功效。《本草从新》谓："专补肺阴清肺火。"《本草便读》谓："补肺阴之不足……肃清上热。"《饮片新参》谓："养肺胃阴，治劳咳痰血。"玉竹味甘性微寒，入肺、胃经，有养阴润燥、清热生津、润肠通便的

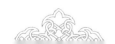

功效。《日华子本草》谓："除烦热，止渴，润心肺，补五劳七伤、虚损。"《四声本草》谓："补中益气。"《本草便读》谓："质润之品，培养肺、脾之阴，是其所长。"水鱼为鳖科动物，味甘性平，肉鲜美，入肝经，有滋阴凉血、补血益气的功效。《本草图经》谓："补虚，去血热。"《随息居饮食谱》谓："滋肝肾之阴，清虚劳之热，主脱肛、崩带、瘰疬、癥瘕。"《名医别录》谓："主伤中益气，补不足。"《日用本草》谓："补劳伤，壮阳气，大补阳之不足。"

[**适用人群**] 甲状腺癌、甲状腺腺瘤肿痛，形体虚弱、烦热纳呆者。

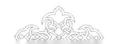

第五章

# 泌尿系统癌瘤

泌尿系统包括肾脏、输尿管、膀胱和尿道四部分。泌尿系统的功能是产生尿液、贮存尿液、排出尿液，因此，泌尿系统的各种肿瘤皆与尿的生成、尿液成分、排尿功能等有关。泌尿系统癌瘤常见症状为血尿、尿急或尿痛、腰部或下腹疼痛、肿块等。泌尿系统恶性肿瘤中以肾癌、膀胱癌较为常见，膀胱癌与中医学的"溺血""血淋"有相似之处。《素问》谓："胞移热于膀胱，则癃溺血。"《诸病源候论》谓："血淋者，是热淋之甚者，即尿血，谓之血淋。"《类证治裁》谓："溺血与血淋异，痛为血淋，不痛为溺血，痛属火盛，不痛属虚。"泌尿系统癌瘤中医饮食调理原则为清热利湿，滋阴补肾。

## 一、肾癌

肾癌又称肾细胞癌，其临床表现为无痛性血尿、腰痛、腰部或上腹部肿块。早期肾癌多以无痛性血尿为主，一旦发生疼痛则多属晚期，疼痛以腰部钝痛为多见，若有血块肿瘤组织阻塞输尿管时，则引起肾绞痛。肾癌晚期患者可表现为贫血、乏力、发热、消瘦等症状，可发生骨骼、肺脏和肝脏等转移。肾癌归属于中医学里"尿血""腰痛""肾积""癥积"等疾病范畴。《素问》谓："少阴……涩则病积溲血。"《金匮要略》曰："肾着之病腰以下冷痛，腰重如带五千钱。"本病的病机为肝肾阴虚，邪凝毒聚日久成积所致。饮食调理原则为补益肝肾，利湿解毒。

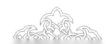

### 1. 竹蔗茅根绿豆水

[组成] 竹蔗400克，白茅根100克，绿豆100克。

[用法] 竹蔗斩细块，并打破。白茅根切小段，用纱布包裹。前两物与绿豆加水同煮至绿豆熟烂，去竹蔗、白茅根，饮绿豆汤，亦可调入适量冰糖。

[功效] 清热解毒，利水通淋。

竹蔗即甘蔗，味甘性寒，入肺、胃经，有清热利水、生津润燥的功效。《随息居饮食谱》谓："清热和胃润肠……大补脾阴。榨浆名天生复脉汤，以皮青、围大、节稀、形如竹竿者胜，故一名竹蔗，亦作竿蔗。"《本草再新》谓："和中清火，平肝健脾，生津止渴……解疮火诸毒。"白茅根为禾本科植物白茅的根茎，味甘性寒，入肺、胃、小肠经，有凉血止血、清热利尿的功效，宋代《圣惠方》单用一味白茅根煎水频服治小便出血。《神农本草经》谓："主劳伤虚羸，补中益气，除瘀血、血闭寒热，利小便。"《滇南本草》谓："止吐血，衄血，治血淋，利小便。"绿豆味甘性寒，入心、胃经，有清热解毒、利水消肿的功效。《开宝本草》谓："主丹毒烦热……消肿下气，清热解毒。"《随息居饮食谱》谓："煮食清胆养胃……消浮肿，利小便。"

[适用人群] 膀胱癌、肾癌等血尿尤甚、尿道涩痛、小便不利者。

### 2. 葡萄藕汁生地饮

[组成] 鲜葡萄榨汁100克，鲜莲藕榨汁100克，鲜生地黄榨汁60克。

[用法] 将以上三物搅匀生饮，亦可一同放瓦煲中煮沸，调入适量蜜糖温服，或加入适量开水冲稀服。

[功效] 清热利尿，凉血祛瘀。

葡萄藕汁生地饮脱胎于宋代《太平圣惠方》所载"葡萄煎"，谓"治热淋，小便涩少，碜痛沥血"。葡萄为葡萄科藤本植物葡萄的果实，味甘、酸、性平，入肺、脾、肾经，富含糖类、果酸、维生素、微量元素等营养物质，有补气血、强筋骨、利小便的功效。《名医别录》谓："逐水，利小便。"《药

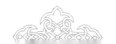

性论》谓："除肠间水气，调中治淋，通小便。"《本草再新》谓："破血积瘕瘤。"莲藕味甘性寒，入心、脾、胃经，有清热散瘀、凉血止血的功效。《药性论》谓："藕汁，能消瘀血不散。"《日用本草》谓："清热除烦，凡呕血、吐血、瘀血、败血，一切血证宜食之。"生地黄为地黄的新鲜根茎，味甘、苦，性凉，入心、肝、肾经，有清热凉血、滋阴润燥的功效。《神农本草经》谓："作汤除寒热积聚……生有尤良。"《名医别录》谓："破恶血、溺血，利大小肠，去胃中宿食，补五脏内伤不足，通血脉，益气力。"

［适用人群］膀胱癌、肾癌等泌尿系统肿瘤溺血、尿痛、小便短涩者。

### 3. 苡米荠菜田鸡汤

［组成］苡米100克，荠菜60克，田鸡约250克。

［用法］苡米洗净。荠菜洗净切细。田鸡去皮及肠脏。将以上三物一起加水煮熟，和盐调味，饮汤或佐膳。

［功效］清热利水，滋阴补虚。

苡米即薏苡仁，味甘、淡，性凉，入肺、脾、肾经，有清热利水、健脾祛湿的功效。药理研究证实苡米对实验性动物肿瘤细胞有抑制作用。《药性论》谓："煎服之破五溪毒肿。"《本草纲目》谓："健脾益胃……煎饮，利小便热淋。"《本草新编》谓："薏仁最善利水，不至损耗真阴之气，凡湿盛在下身者，最宜用之。"荠菜味甘性平，入肝经，有清热解毒、凉肝止血的功效。荠菜属十字花科植物，是一种日常蔬菜，含有丰富的营养素、维生素和微量元素等，荠菜中的荠菜酸则有止血的作用。《名医别录》谓："主利肝气，和中。"《千金食治》谓："杀诸毒。"《陆川本草》谓："消肿解毒，治疮疖。"田鸡即青蛙，味甘性凉，肉质鲜嫩，入膀胱、肺、脾经，有利水消肿、解毒补虚的功效。《本草纲目》谓："利水消肿。"《随息居饮食谱》谓："清热，行水，杀虫，解毒，愈疮。"

［适用人群］膀胱癌、肾癌或泌尿系统肿瘤手术后的患者。

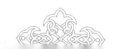

### 4. 杜仲煲猪脊骨

[组成] 杜仲15克，猪脊骨连骨带肉300克，大枣20克。

[用法] 杜仲洗净。大枣洗净去核。猪脊骨连骨带肉洗净斩块。将以上三物一起加水适量熬2小时，和盐调味，饮汤或佐膳。

[功效] 补肾养血，壮腰止痛。

杜仲又名思仙、木棉，为杜仲科植物杜仲的干燥树皮，味甘性温，入肝、肾经，有补益肝肾、强壮筋骨的功效。杜仲含杜仲胶、糖苷、生物碱、果胶、维生素C、鞣质等。现代药理研究证明有利尿，降血压，改善头晕、失眠的作用。《日华子本草》谓："治肾劳，腰脊挛。"《本草经疏》谓："杜仲，按《神农本草经》所主腰脊痛，益精气，坚筋骨，脚中酸痛，不欲践地者，盖腰为肾之府，内经曰，动摇不能，肾将惫矣。又肾藏精而主骨，肝藏血而主筋，二经虚，则腰脊痛而精气乏，筋骨软而脚不能践地也。"《药品化义》谓："杜仲，沉下入肾，盖肾欲坚，以苦坚之，用此坚肾气，强壮筋骨，主治腰脊酸疼，脚膝行痛，阴下湿痒，小便余沥。"《药性论》谓："治肾冷臀腰痛，腰病人虚而身强直，风也。腰不利而用之。"猪脊骨味甘性平，入心、肾经，既有猪肉滋润养阴之功，又有猪髓补阴益髓之效。清代医家王孟英说："猪肉补肾液，充胃汁，滋肝阴，润肌肤，止消渴。"《随息居饮食谱》称："补肾液，充胃汁，滋肝肾，润肌肤。"《本草纲目》谓："按丹溪治虚损补阴丸，多用猪脊髓和丸，取其通肾命，以骨入骨，以髓补髓也。"《随息居饮食谱》谓："补髓养阴，治骨蒸劳热，带浊遗精，宜为衰老之馔。"

[适用人群] 肾癌体虚眩晕、腰膝痿软疼痛者。

### 5. 海马田七乳鸽汤

[组成] 海马8~10克，田七6克，乳鸽1只。

[用法] 海马用温水洗净，浸泡10分钟。田七打碎。乳鸽去毛及内脏洗净，切块。将三物一起放入锅内，加适量清水，煎煮约2小时，调味后饮汤食乳鸽。

［功效］滋肾壮阳，活血散结。

海马味甘、咸，性温，入肝、肾经，有补肾壮阳、散结消肿的作用。《本草纲目》谓："暖水脏，壮阳道，消瘕块，治疗疮肿毒。"《品汇精要》谓："调气和血。"《宝庆本草折衷》谓："能补元阳。"田七即三七，味甘、微苦，性温，入肝、胃经，有通脉活血、祛瘀消肿的功效。《玉楸药解》谓："和营止血，通脉行瘀，行瘀血而敛新血……痈肿，一切瘀血皆破。"《医学衷中参西录》谓："善化瘀血……凡疮之毒在于骨者，皆可用三七托之外出也。"《本草便读》谓："散血可行伤，入胃行肝。"乳鸽是指孵出不久的幼鸽，肉厚而嫩，滋养性强。含蛋白质、脂肪、矿物质等。乳鸽味咸性平，入肝、肾经，有解毒疗疮、滋肾补虚的功效。《本经逢原》谓："久患虚羸者，食之有益。"《本草再新》谓："治肝风肝火，滋肾益阴。"

［适用人群］肾癌等泌尿系统肿瘤尿痛尿血、体虚纳呆者。

### 6. 兰竹水鱼汤

［组成］泽兰30克，玉竹30克，水鱼1只约400克。

［用法］泽兰、玉竹洗净。水鱼刨净去内脏，斩块。上三物加清水适量，文火炖2小时以上，和盐调味，饮汤食肉。

［功效］滋肾养阴，祛瘀消肿。

泽兰性微温，味苦、辛，入肝、脾经，有活血行水的功效。《神农本草经》谓；"大腹水中，身面四肢浮肿，骨节中水，金疮，痈肿疮脓。"《日华子本草》谓："通九窍，利关脉，养血气，破宿血，消癥瘕……妇人劳瘦，丈夫面黄。"玉竹味甘性微寒，入肺、胃经，有养阴、润燥、除烦、止渴的功效。《名医别录》谓："主心腹结气虚热，湿毒腰痛，茎中寒。"《日华子本草》谓："除烦闷，止渴，润心肺，补五劳七伤、虚损，腰脚疼痛，天行热狂。"水鱼又名鳖、团鱼、甲鱼，味甘性平，入肝经，有滋阴凉血的功效。《名医别录》谓："主伤中益气，补不足。"《日华子本草》谓："益气调中……治血瘕腰痛。"《随息居饮食谱》谓："滋肝肾之阴，清虚劳之热。主

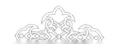

脱肛，崩带，瘰疬，癥瘕。"

[适用人群] 肾癌尿血或小便淋漓、下腹胀痛、排尿困难者。

### 7. 北芪猪腰汤

[组成] 北芪30克，猪腰1个，猪排骨100克。

[用法] 北芪切片洗净，用纱布包扎好。猪腰洗净切成腰花。猪排骨洗净斩块。将北芪、猪排骨一起加入适量清水以文火炖2小时后，放入腰花煮沸15分钟，和盐调味，饮汤或佐膳。

[功效] 补肾助阳，益气利水。

北芪即黄芪，多年生草本植物黄芪的干燥根，味甘性微温，入肺、脾经，有补气升阳，健脾利水的功效。《名医别录》谓："黄芪，无毒。主治妇人子脏风邪气，逐五脏间恶血，补丈夫虚损，五劳羸瘦，止渴，腹痛泄利，益气，利阴气。"《药性论》谓："治发背，内补，主虚喘，肾衰耳聋，疗寒热。"《汤液本草》谓："黄芪，治气虚盗汗并自汗，即皮表之药……又补肾脏元气，为里药。是上中下内外三焦之药。"猪腰即猪肾，味咸性平，入肝、肾经，有补肾疗虚、通利膀胱的功效，常用于治疗肾虚腰痛，水肿，遗精，肾虚耳聋等症。《日华子本草》谓："补水脏，治耳聋。"《名医别录》谓："合理肾气，通利膀胱。"唐代孟诜谓："主入肾虚。"

[适用人群] 肾癌体虚乏力或肾癌术后尿频尿短者。

## 二、膀胱癌

膀胱癌早期可无任何临床症状，当肿瘤坏死、出血、感染或肿瘤发生在膀胱三角区时，可引起尿频、尿急、尿痛等膀胱刺激症状；当癌瘤堵塞输尿管时可出现肾盂及输尿管扩张积水，甚或出现尿潴留、肾功能不全。膀胱癌晚期下腹部可出现触痛或肿块，或可触及淋巴结肿大，以及全身衰竭等。膀胱癌属于中医学"血尿""溺血""癃闭"的范畴。《素问·至真要大论》曰："岁少阳在泉，火淫所胜，民病溺赤，甚则血便。"《金匮要略·五脏风寒积聚

病》认为本病："热在下焦者，则尿血，亦令淋秘不通。"膀胱癌的病机为脾肾亏虚，湿热瘀毒积聚于膀胱。中医饮食调理原则为补脾益肾，清热利湿。

### 1. 马鞭草苦瓜排骨汤

[组成] 鲜马鞭草60克（干品30克），鲜苦瓜500克，猪排骨250克。

[用法] 马鞭草洗净切成小段，用纱布包。苦瓜去瓤切成方块。猪排骨斩细。将三物加水适量煮至熟烂，去马鞭草渣，和盐调味，温热服食。

[功效] 清热解毒，活血散瘀。

马鞭草为马鞭草科马鞭草属植物马鞭草的干燥地上部分，味苦性凉，入肝、脾、肾经，有清热解毒、活血祛瘀的功效。《名医别录》谓："主下部䘌疮。"《本草经疏》谓："马鞭草本是凉血破血之药。下部䘌疮者，血热之极。兼之湿热，故血污浊而成疮，且有虫也。"《本草拾遗》谓："主瘕癖血痕……破血。"苦瓜又称凉瓜，为闽粤居民日常喜爱之蔬菜。味苦性寒，略带甘香，入心、脾、肝经。有清热、解毒、消疮的功效。《滇南本草》谓："治丹火毒气，疗恶疮结毒。"《随息居饮食谱》谓："青则苦寒涤热……熟则色赤，味甘性平，养血滋肝，润脾补肾。"猪排骨兼具猪肉与猪髓的功效，有滋阴、养血、补肾的功用。《千金食治》谓："宜肾；补肾气虚竭。"《本草图经》谓猪髓"主扑损恶疮"。

[适用人群] 膀胱癌等泌尿系统肿瘤尿痛频数者。

[注意] 马鞭草孕妇忌服，脾胃虚弱者慎服。《本草经疏》认为："脾阴虚而胃气弱者勿服。"《本草从新》谓："疮症久而虚者，斟酌用之。"

### 2. 莲藕旱莲汁

[组成] 鲜莲藕、鲜旱莲草各150克，蜂蜜15克。

[用法] 鲜莲藕洗净切块，榨汁。旱莲草用凉开水洗净、切细，捣烂，放纱布袋中榨汁，倒出药汁，加入鲜莲藕汁，搅拌均匀，入蜂蜜调味，直接饮用，也可以小火加温，趁温热时喝。

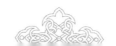

[功效] 利水解毒，凉血止血。

鲜莲藕汁味甘性寒，入心、脾、胃经，有清热生津、凉血散瘀的功效。《日用本草》谓："清热除烦，凡呕血，吐血，瘀血，败血，一切血证宜食之。"《药性论》谓："藕汁，能消瘀血不散。"《名医别录》谓："多服润肠肺，生津液。"《本草从新》谓："凉血散瘀，止渴除烦，解酒毒蟹毒，治上焦痰热。"《饮膳正要》谓："主补中养神，益气除疾，消热渴散血。"旱莲草即墨旱莲，为菊科植物醴肠全草，味甘、酸，性凉，入肝、肾经，含鞣质、皂苷、烟酸、维生素A等，有凉血止血、补肾益阴的功效。《分类草药性》谓："止血、补肾、退火、消肿。"《本草纲目》谓："乌须发，益肾阴。"《本草正义》谓："为凉血止血之品，又清热血痈肿。"蜂蜜又名石蜜、石饴（《神农本草经》）、食蜜（《伤寒论》）、蜜糖（《本草蒙筌》）等，为蜜蜂科昆虫中华蜜蜂或意大利蜜蜂等工蜂所酿造的蜜糖，味甘性平，入肺、脾、大肠经，有润肺止咳、补中缓急、通便解毒之效。《神农本草经》谓："味甘，平。主心腹邪气，诸惊痫痉，安五脏诸不足，益气补中，止痛解毒，除众病，和百药。久服，强志轻身，不饥不老。"《本草纲目》谓："和营卫，润脏腑，通三焦，调脾胃。""蜂蜜，其入药之功有五：清热也，补中也，解毒也，润燥也，止痛也。"

[适用人群] 膀胱癌等泌尿系统肿瘤尿痛、尿少或溺血淋沥者。

### 3. 马齿苋煲猪小肚汤

[组成] 鲜马齿苋120克，猪小肚2～3个。

[用法] 鲜马齿苋洗净切碎，猪小肚洗净，然后一起加水煮至猪小肚熟烂，和盐调味，饮汤或佐膳。

[功效] 清热利水，固涩补肾。

马齿苋又称瓜子菜，为马齿苋科马齿苋属植物马齿苋的干燥全草。味酸性寒，入大肠、肝、脾经，有清热解毒、散血消肿的功效。《唐本草》谓："主诸肿痿疣目……诸淋，金疮血流，破血癖癥瘕。"《开宝本草》谓："利

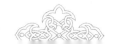

大小便，去寒热，杀诸虫，止渴，破癥结痈疮。"《本草纲目》谓："散血消肿……解毒通淋。"猪小肚又称猪脬，为猪的膀胱，有固涩补肾的功效。《本草纲目》谓："治梦中遗溺，疝气坠痛，阴囊湿痒，玉茎生疮。"

[适用人群]膀胱癌、肾癌等泌尿系统肿瘤溺血、尿痛及腰腹疼痛者。

### 4. 金钱草老鸭汤

[组成]金钱草60克，老鸭半只（去皮脂后约200克）。

[用法]金钱草切段、洗净、用纱布包扎。老鸭去皮脂、洗净切块，与金钱草一起加入适量的水炖至熟烂，去金钱草药渣，和盐调味服食。

[功效]滋阴补肾，通淋散结。

金钱草，唇形科植物活血丹的全草，包括报春花科植物过路黄草的全草或带根全草，味微甘，性微寒，具有利湿退黄、利尿通淋、解毒消肿之效。《本草纲目拾遗》谓："祛风散毒，煎汤洗一切疮疥。"《采药志》谓："治脑漏，白浊热淋，玉茎肿漏。"《四川中药志》谓："清血热，清肺止咳，消水肿。治肾结石、胆结石、跌打损伤及疟疾。""微苦、咸，凉。除湿退黄，利尿通淋，清热解毒。用于湿热黄疸，小便淋沥，水肿，恶疮肿毒，毒蛇咬伤，目赤肿痛。常用于胆结石，尿路结石。"老鸭为老家鸭的全体，味甘、咸，性平，肉质鲜腴，入肺、胃、肾经，有滋阴补虚、利水消肿的功效。《随息居饮食谱》谓："补脾肾、行水，调营，祛风邪，善解诸毒。""滋五脏之阴，清虚劳之热，补血行水，养胃生津。"《名医别录》谓："补虚除热，和脏腑，利水道。"《本草从新》谓："入肺肾血分，补阴除蒸，止嗽，利水治热痢，化虚痰。"

[适用人群]膀胱癌纳呆、体虚、小便淋沥者。

### 5. 赤小豆兔肉粥

[组成]赤小豆80克，兔肉200克，粳米80克。

[用法]赤小豆洗净。兔肉洗净切成块，粳米洗净，加水适量炖至各物

熟烂，和盐调味，温热服食。

[功效] 凉血解毒，利水排脓。

赤小豆为豆科植物赤小豆和赤豆的种子，味甘、酸，性平，入心、小肠经，有利水祛湿、止痢排脓的功效。《神农本草经》谓："主下水，排痈肿胀血。"《药性论》谓："消热毒痈肿，散恶血不尽……健脾胃。"《本草纲目》谓："赤小豆，其性下行，通乎小肠，能入阴分，治有形之病，故行津液，利小便，消胀除肿，止吐而治下痢肠癖。"兔肉为兔科动物蒙古兔、东北兔、高原兔、华南兔、家兔等的肉，味甘性凉，肉质鲜美，入肝经，有补中益气、凉血解毒的功效。《名医别录》谓："主补中益气。"《本草纲目》谓："凉血，解热毒，利大肠。"《随息居饮食谱》谓："凉血，祛湿，疗疮，解热毒。"粳米即稻米，为植物稻（粳稻）的种仁，味甘性平，有健脾和胃、补虚益气的功效。《千金食治》谓："平胃气，长肌肉。"

[适用人群] 膀胱癌等泌尿系统肿瘤溺血、尿痛、溺短肢肿者。

## 6. 党参虫草水鱼汤

[组成] 党参30克，冬虫夏草10克，水鱼1只300~400克。

[用法] 党参切细。水鱼宰杀后去肠脏，切方块。将以上三物加水适量（勿太多水）炖至熟烂，和盐调味，饮汤或佐膳。

[功效] 补中益气，填精养血。

党参味甘性平，入肺、脾经，有健脾补中、益气生津的功效。《本草从新》谓："补中益气，和脾胃，除烦渴。"又谓："补中益气，和脾胃，除烦渴。"《本草正义》谓："力能补脾养胃，润肺生津，健运中气，本与人参不甚相远。尤其可贵者，则健脾运而不燥，滋胃阴而不湿，润肺而不犯寒凉，养血而不偏滋腻。"冬虫夏草味甘性温，入肺、肾经，含蛋白质、碳水化合物、虫草酸、虫草素等，有补虚益肾、填精止血的功效。冬虫夏草具有一定的抗肿瘤作用。《药性考》谓："秘精益气，专补命门。"《本草纲目拾遗》谓："性温暖，补肾益髓。"水鱼即鳖，鳖肉味甘性平，入肝、脾经，鳖肉含丰富

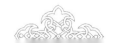

蛋白质、氨基酸及维生素，有滋阴补虚、濡养肝肾的功效。《名医别录》谓："主伤中益气，补不足。"《日用本草》谓："补劳伤……大补阴之不足。"《本草图经》谓："补虚，去血热。"《随息居饮食谱》谓："甘平，滋肝肾之阴，清虚劳之热，主脱肛，崩带，瘰疬，癥瘕。"

［适用人群］膀胱癌等泌尿系统肿瘤血虚气弱、纳呆消瘦者。

### 7. 车前土茯苓乌龟汤

［组成］新鲜车前草90克，土茯苓200克，乌龟1只。

［用法］乌龟宰后去肠脏，连龟甲同用，斩碎。先将土茯苓、乌龟煎3小时以上，再放入车前草（用纱布包），武火煮沸30分钟，去车前草渣，和盐调味后饮汤食龟肉。

［功效］解毒利尿，滋阴补肾。

车前草为车前草科车前属多年生草本植物车前或大车前的干燥全草，味甘性寒，入肝、脾、小肠经，含车前苷、熊果酸、维生素$B_1$、维生素C等，有清热解毒、利水祛痰的功效。《药性论》谓："治血尿……明目，利小便，通五淋。"《滇南本草》谓："清胃热，利小便，消水肿。"土茯苓味甘、淡，性平，入肝、胃经，有清利湿热、解毒利尿的功效。《本草纲目》谓："健脾胃，强筋骨……止泄泻。治拘挛骨痛，恶疮痈肿。"《补本草备要》谓："利小便，止泄泻。"《本草正》谓："疗痈肿……恶疮。"龟甲味甘性平，入肝、肾经，有滋阴潜阳、益肾健骨的功效。龟肉味甘、酸，性温，入肝、肾经，龟肉味鲜美，含丰富的蛋白质，有滋肾补血的功效。《名医别录》谓："肉作羹，大补。"《日用本草》谓："大补阴虚，作羹。"《本草蒙筌》谓："专补阴衰，善滋肾损。"

［适用人群］膀胱癌等泌尿系统肿瘤溺血、膏淋及尿频、尿急、尿痛者。

### 8. 龙蛇猪骨饮

［组成］龙葵30克，蛇莓60克，大枣15克，猪脊骨（带肉）250克。

[**用法**] 龙葵洗净切断。蛇莓洗净，用纱布包扎。大枣去核。猪脊骨连骨带肉洗净斩块。将以上四物一起加水适量熬2小时，去龙葵、蛇莓，和盐调味，饮汤或佐膳。

[**功效**] 清热解毒，祛瘀利尿。

龙葵又名黑茄、苦菜，为茄科植物龙葵的全草，味苦性寒，有清热解毒、利水消肿的功效。药理研究证明龙葵具有抗肿瘤、消炎、抗休克等作用。《药性论》谓："能明目轻身。"《新修本草》谓："食之解劳少睡，去虚热肿。"《现代实用中药》谓："利尿消炎。"蛇莓是蔷薇科蛇莓属植物蛇莓的全草，味甘、苦，性寒，归肺、肝、大肠经，有清热解毒、凉血消肿的功效。现代研究表明蛇莓有提高免疫力、抗癌、抗菌、降血压等作用。《名医别录》谓："主胸腹大热不止。"《日华子本草》谓："通月经，焙疮肿，敷蛇虫咬。"大枣味甘性温，入脾、胃经，有健脾和胃、益气养血、调和营卫的功效。唐代孟诜曰："主补津液，洗心腹邪气，和百药毒，通九窍，补不足气，煮食补肠胃，肥中益气第一。"《本草纲目》谓："为脾经血分药也。"《食疗本草》谓："主补津液，强志。"猪脊骨味甘性平，入心、肾经，既有猪肉滋润养阴之功，又有猪髓补阴益髓之效。《本草备要》指出："猪肉，其味隽永，食之润肠胃，生津液，丰肌体，泽皮肤，固其所也。"《药性初用》谓："补虚润燥。"《千金要方》谓："凡猪肉，宜肾，补肾气虚竭。"《本草纲目》谓："服之补骨髓，益虚劳。"《本草便读》谓："凡阴虚骨蒸、五心夜热、脊痛脊凸等证，皆可用之。"

[**适用人群**] 膀胱癌等泌尿系统肿瘤、下腹或下阴肿瘤尿频尿急者。

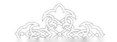

## 第六章

# 男性生殖系统癌瘤

男性生殖系统包括阴茎、阴囊、睾丸、附睾、输精管、精囊、前列腺和尿道球腺等。男性生殖系统常见恶性肿瘤有阴茎癌、睾丸癌、前列腺癌等。男性生殖系统癌瘤的常见症状为腰膝酸痛、会阴部疼痛、排尿困难、肿块、肿物破溃翻花、流血水等。这类癌瘤共同病机多为肝肾亏虚，湿毒瘀结。其病位多与肝、肾有关。中医饮食调理原则为补益肝肾、解毒祛湿。

阴茎癌的主症是阴茎龟头溃烂、渗液、呈菜花状并有恶臭分泌物、疼痛等。中医学称为"肾岩""肾岩翻花""翻花下疳"等。《疡医心得集》谓："夫肾者翻花者，俗名翻花下疳……由其人肝肾素亏，或又郁虑忧思，相火内灼，水不涵木，肝经血燥，而络脉空虚，久之损者愈损，阴精消涸，火邪郁结，遂遘疾于肝肾部分，初起马口之内，生肉一粒，如竖肉之状，坚硬而痒，即有脂水，延至一两年或五六载，时觉疼痛应心，玉茎渐渐肿胀，其马口之胬肉处，翻花若榴子样，此肾岩已成也。渐至龟头破烂，凸出凹进，痛楚难胜，甚或鲜血流注，斯时必脾胃衰弱，饮食不思，即食亦无味，形神困惫，或血流至两三次，则玉茎尽为烂去。"谓"此与舌疳（指舌癌）、失营（指鼻咽癌）、乳岩（指乳癌）为四大绝症"。阴茎癌的病机为肝肾素亏，湿毒瘀结。中医饮食调理原则为解毒散结，养肝补肾。

前列腺癌临床表现主要是小便淋沥，排尿困难，前列腺硬结，会阴部疼痛等，归属于中医"癃闭""血淋"范畴。如《素问·气厥第三十七》曰："胞热移于膀胱，则癃溺血。"又如《灵枢·九针论》曰："四时八风之客于经络之中，为瘤病者也"。宋元时期朱丹溪《丹溪心法·小便不通》对其病因

则有"小便不通，有气虚、血虚、有痰、风闭、实热"的描述，并将探吐一法运用于临床，"譬之滴水之器，闭其上窍，则下窍不通，开其上窍，则下窍必利"。对于前列腺癌等恶性肿瘤的预后，《景岳全书》有谓："小水不通是为癃闭，此最危最急证之一；不辨其所致之本，无怪其多不治也。"前列腺癌病位在精室和肾，与脾、肝及膀胱气化关系密切；其病机是肾气亏虚，阴阳失调，湿热痰浊瘀滞于会阴部，正所谓"诸淋者，由肾虚而膀胱热也"。中医饮食调理原则为补益肝肾、解毒祛湿。

### 1. 玉竹田七猪腰汤

[组成] 玉竹30克，田七6克，猪腰约150克。

[用法] 玉竹洗净，田七切片，猪腰开边和细盐淘洗净后切块。上三物加入清水适量，文火煲汤，和盐调味，饮汤或佐膳。

[功效] 滋阴补肾，祛瘀通络。

玉竹味甘性微寒，入肺、胃经，有养阴润燥、生津止渴的功效。《名医别录》谓："主心腹结气虚热，湿毒腰痛，茎中寒。"《日华子本草》谓："除烦闷，止渴，润心肺，补五劳七伤、虚损，腰脚疼痛，天行热狂。"《本草纲目》谓："主风温自汗灼热，及劳疟寒热，脾胃虚乏，男子小便频数，失精，一切虚损。"田七即三七，味微苦性温，入肝、胃、大肠经，有止血散瘀、消肿定痛的功效。《本草纲目》谓："金刃箭伤，跌扑杖疮，血出不止者……亦主吐血，衄血，下血，血痢……血运，血痛，赤目，痈肿，虎咬，蛇伤诸病。"《玉楸药解》谓："和营止血，通脉行瘀，行瘀血而敛新血。凡产后、经期、跌打、痈肿，一切瘀血皆破……"猪腰为猪肾，又名猪腰子，味咸性平，入肾经。可治肾虚腰痛、水肿、遗精、盗汗、老人耳聋等症。《名医别录》谓："和理肾气，通利膀胱。"孟诜谓："主入肾虚。"

[适用人群] 男性生殖系统肿瘤见腰膝酸痛、潮热盗汗，或浮肿尿血者。

### 2. 猪小肚杞子大麦粥

［组成］猪小肚3～4个，枸杞子20克，大麦100克。

［用法］猪小肚用粗盐搓擦、洗净，放入开水中浸泡2分钟，捞出用冷水洗净，切块，加入枸杞子、大麦，清水适量，猛火煮沸后慢火煮半小时，和盐调味服食。

［功效］利水解毒，滋阴补肾。

猪小肚又称猪脬，为猪的膀胱，有固涩补肾的功效。《本草纲目》谓："治梦中遗溺，疝气坠痛，阴囊湿痒，玉茎生疮。"枸杞子为枸杞成熟的果实，味甘性平，入肝、肾经，有滋肝肾、补虚损的功效。枸杞子含甜菜碱、胡萝卜素及维生素B、维生素C等，药理研究发现对体外实验性肿瘤有一定抑制作用。《食疗本草》谓："坚筋耐老，除风，补益筋骨，能益人，去虚劳。"《本草经疏》谓："枸杞子，润而滋补，兼能退热，而专于补肾、润肺、生津、益气，为肝肾真阴不足、劳乏内热补益之要药。"大麦为禾本科植物大麦的果实，味甘、咸，性凉，入脾、胃经，有补中和胃、消食利水的功效。《本草纲目》谓："宽胸下气，凉血，消积，进食。"《长沙药解》谓："大麦粥利水泄湿，生津润燥，化谷消胀，下气宽胸，消中有补者也。"

［适用人群］阴茎癌等生殖系统恶性肿瘤胃纳欠佳、小便不利、夜寐不安者。

### 3. 党参鱼肚鸡丝羹

［组成］党参20克，鱼肚60克（浸泡好湿品），鸡肉100克。

［用法］党参切细用纱布包扎。鱼肚、鸡肉切细丝。将以上三物一起加水适量煮熟烂，去党参渣，和盐调味作羹。

［功效］补中益气，滋阴补肾。

党参味甘性平，入肺、脾经，有健脾补中、益气生津的功效。《本草从新》谓："补中益气，和脾胃，除烦渴。"《本草正义》曰："党参力能补脾养胃，润肺生津，健运中气，本与人参不甚相远……故凡古今成方之所用人参，无不可以潞党参当之。"鱼肚即鱼鳔，又称鱼胶，味甘性平，入肾经，有

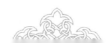

补肾益精、散瘀止血的功效。《海药本草》谓："主月蚀疮，阴疮，痔疮。"
《随息居饮食谱》谓："煨烂食之，补气填精，止遗带，大益虚损。"《本草
新编》谓："鱼鳔胶稠，入肾补精，恐性腻滞，加入人参，以气行于其中，则
精更益生，而无胶结之弊。"故用党参配鱼肚，补而不滞。鸡肉味甘性温，入
脾、胃经，有补中益气、填精添髓的功效。《本草拾遗》谓："白鸡，利小
便，去丹毒风。"《随息居饮食谱》谓："补虚暖胃，强筋骨，续绝伤，活血
调经……乌骨鸡滋补功优。"

［**适用人群**］前列腺癌等男性生殖系统癌瘤头晕目眩、疲倦纳呆者。

### 4. 核桃人参乳

［**组成**］核桃仁15克，人参10克，牛奶150毫升。

［**用法**］核桃仁搅拌成泥，人参切片。将人参加适量清水煮沸后慢火炖1
小时约为50毫升，去渣，加入核桃泥、牛奶煮沸，调糖温服。

［**功效**］滋阴益气，和中安神。

核桃即胡桃，味甘性温，质润，入肾、肺经，含丰富的植物油、蛋白
质、维生素等，有补肾固精、滋润血脉的功效。《本草拾遗》谓："食之令人
肥健。"《本草纲目》谓："补气益血，润燥化痰，益命门，利三焦，温肺润
肠。"《医学衷中参西录》谓："胡桃，为滋补肝肾、强健筋骨之要药。"人
参味甘、微苦，性微温，入脾、肺经，有大补元气、健脾生津的功效。《神农
本草经》谓："主补五脏，安精神，止惊悸，除邪气。"《药性论》谓："主
五脏气不足，五劳七伤，虚损瘦弱，吐逆不下食，止霍乱烦闷呕哕，补五脏六
腑，保中守神。"《本草汇言》谓："人参，补气生血，助精养神之药也。故
真气衰弱，短促气虚，以此补之；如营卫空虚，用之可治也；惊悸怔忡，健忘
恍惚，以此宁之；元神不足，虚羸乏力，以此培之；如中气衰陷，用之可升
也；又若汗下过多，津液失守，用之可以生津而止渴；脾胃衰落，饮食减常，
或吐或呕，用之可以和中而健脾。"牛奶味甘性微寒，有补益虚损、滋阴养
血的功效。《滇南本草》谓："补虚弱，止渴，养心血，治反胃而利大肠。"

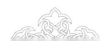

《本草经疏》谓：“牛奶乃牛之血液所化，其味甘，其气微寒无毒，甘寒能养血脉，滋润五脏，故主补虚羸，止渴。”唐代《千金要方》用一味牛奶“治大病后不足，万病虚劳”。

[适用人群] 前列腺癌、阴茎癌等生殖系统恶性肿瘤体质虚衰、心烦不寐、腰酸梦遗者。

### 5. 田七土茯苓炖鸡

[组成] 田七6克，土茯苓200克，黄雌鸡1只约500克。

[用法] 田七打碎。土茯苓砍小块。黄雌鸡去毛及内脏洗净切成块，与田七、土茯苓一起加入适量清水炖至熟烂，去土茯苓渣，调味后饮汤食鸡肉。

[功效] 解毒散瘀，填精补虚。

田七即三七，味甘、微苦，性温，入肝、胃经，有通脉行瘀、消肿止痛的功效。《本草便读》谓：“散血可和伤……行瘀并止痛。”《玉楸药解》谓：“和营止血，通脉行瘀，行瘀血而敛新血……痈肿，一切瘀血皆破。”《医学衷中参西录》谓：“善化瘀血……凡疮之毒在于骨者，皆可用三七托之外出也。”土茯苓味甘、淡，性平，入肝、胃经，有清利湿热、解毒利尿的功效。《本草纲目》谓：“健脾胃，强筋骨……止泄泻。治拘挛骨痛，恶疮痈肿。”《增补本草备要》谓：“利小便，止泄泻。”《本草正》谓：“疗痈肿……恶疮。”鸡肉味甘性温，药用一般用未产卵的雌鸡为宜，入脾、胃经，有健脾益气、填精补髓的功效。《日华子本草》谓：“黄雌鸡，止劳劣，添髓补精。”《名医别录》谓：“补益五脏，续绝伤，疗劳，益气力。”《食物本草备考》谓：“补五脏，益气力，壮阳道，填精髓。”

[适用人群] 阴茎癌、睾丸癌等生殖系统恶性肿瘤溃烂肿痛、小便短涩者。

### 6. 葵树子煲兔肉

[组成] 葵树子100克，兔肉300克。

[用法] 葵树子打破硬壳，兔肉洗净切块与葵树子一起加水适量慢火煎

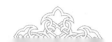

煮2～3小时，和盐调味，饮汤食肉。

[功效] 软坚散结，凉血解毒。

葵树子又称蒲葵子，为棕榈科植物蒲葵的种子，味甘、涩，性平，含酚类、还原糖、鞣质及甘油三酯等，有活血化瘀、软坚散结的功效。现代药理研究证明葵树子醇提取物对细胞增殖有抑制作用，因此葵树子有一定的抗癌活性。民间常用葵树子煮水治疗各种癌瘤和肿块，有软坚散结的功效。广州部队《常用中草药手册》谓："抗癌。"《香港中草药》谓："抗癌；软坚散结。"兔肉味甘性凉，肉质鲜美，入肝经，有补中益气、凉血解毒的功效。《名医别录》谓："主补中益气。"《本草纲目》谓："凉血，解热毒，利大肠。"《随息居饮食谱》谓："凉血，祛湿，疗疮，解热毒。"

[适用人群] 阴茎癌、睾丸癌等生殖系统恶性肿瘤消瘦纳呆、肿块疼痛者。

### 7. 虫草冬菇鸡

[组成] 冬虫夏草10克，香菇20克，黄雌鸡1只。

[用法] 香菇剪去菇蒂后用清水浸泡。黄雌鸡宰杀后去毛及肠脏，纳香菇、冬虫夏草入鸡腹，竹签缝口，然后加水适量炖约2小时，和盐调味，饮汤或佐膳。

[功效] 健脾补肾，滋阴生血。

冬虫夏草为麦角菌科植物冬虫夏草菌的子座及其寄主蝙蝠蛾科昆虫虫草蝙蝠蛾等的幼蛹体的复合体，味甘性温，入肺、肾经，有补虚益肾、填精止血的功效。冬虫夏草含粗蛋白、脂肪、碳水化合物、虫草酸和虫草素，有报道称冬虫夏草提取物有一定的抗肿瘤作用。《本草纲目拾遗》谓："性温暖，补肾益髓。"《药性考》谓："秘精益气，专补命门。"香菇即香蕈，味甘性平，入胃经，有益胃健脾的功效。药理研究证实香菇中所含的香菇多糖能增强机体的细胞免疫和体液免疫功能。《本经逢原》谓："大益胃气。"《本草求真》谓："香蕈，食中佳品……大能益胃助食。"鸡肉味甘性温，一般用未产卵的

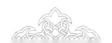

雌鸡为宜，入脾、胃经，有健脾益气、填精补髓的功效。《日华子本草》谓："黄雌鸡，止劳劣，添髓补精。"《名医别录》谓："补益五脏，续绝伤，疗劳，益气力。"《食物本草备考》谓："补五脏，益气力，壮阳道，填精髓。"

[适用人群] 男性生殖系统癌瘤形体虚衰、腰酸目眩、口干口苦者。

### 8. 乌骨藤煲排骨

[组成] 乌骨藤50克，猪排骨250克。

[用法] 乌骨藤洗净，猪排骨洗净斩块，加入清水适量，文火炖2小时，和盐调味，饮汤或佐膳。

[功效] 益气托毒，养阴润燥。

乌骨藤又名通光散、通光藤（《滇南本草》）、黄木香、下奶藤、奶浆藤等，是萝摩科牛奶菜属植物通光藤的茎、根或叶，味辛、苦、涩，性微寒，有活血祛风、解毒通络的功效。《云南思茅中草药选》谓："清热解毒，消炎止痛。"猪肉味甘、咸，性平，入脾、胃经，有滋阴、润燥的功效。《千金食治》谓："宜肾，补肾气虚竭。""去惊痫，寒热，五癃。"《本经逢原》谓："精者补肝益血。"《随息居饮食谱》谓："猪肉，补肾液，充胃汁，滋肝阴。"猪骨治下痢、疮癣。《本草纲目》谓："颊骨煎汁服，解丹药毒。"

[适用人群] 男性生殖系统癌瘤腰膝重坠疼痛或局部肿瘤坏死溃烂者。

### 9. 黄豆煲猪尾

[组成] 黄豆150克，龙眼肉15克，猪尾1条约150克。

[用法] 猪尾洗净斩段与黄豆、龙眼肉一起加水适量熬2小时，和盐调味，饮汤或佐膳。

[功效] 健脾补肾，益气疗虚。

黄豆为豆科草本植物大豆的黄色种皮的种子，甘味性平，入脾、大肠经，有健脾消积、利水消肿的功效。大豆含异黄酮等植物雌激素，含人体必需

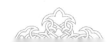

的3种氨基酸，多种维生素及微量元素，对于依赖雄激素生长的前列腺癌有一定的抑制作用。《食物本草会纂》谓："宽中下气，利大肠，消水肿毒。"龙眼肉为无患子科龙眼属植物龙眼的假种皮，味甘性温，入心、脾经，有养血益脾，补心安神的功效。《随息居饮食谱》谓："补心气，安志定神，益脾阴，滋营充液。"《滇南本草》谓："养血安神，长智敛汗，开胃益脾。"《得配本草》谓："益脾胃，葆心血，润五脏，治怔忡。"猪尾即猪尾巴，以猪皮及猪骨为主，味甘性凉，归肺、肾经，有清热养阴，养血止血的功效。《随息居饮食谱》谓："猪皮即肤也，猪肤甘凉清虚热，治下利、心烦、咽痛。"《长沙药解》谓："猪肤，利咽喉而消肿痛，清心肺而除烦满。"

[适用人群]前列腺癌等男性生殖系统肿瘤乏力短气、消瘦纳呆者。

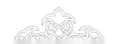

中医肿瘤食疗学
*Zhongyi Zhongliu Shiliaoxue*

# 第七章

# 女性生殖系统癌瘤

女性生殖系统癌瘤包括女性内生殖器和外生殖器的恶性肿瘤。内生殖器包括卵巢、输卵管、子宫、阴道；外生殖器包括阴阜、大小阴唇、阴蒂、前庭、前庭大腺和会阴等，统称为女阴。女性生殖系统癌瘤中，以子宫颈癌最为多发，是女性最常见的恶性肿瘤之一，卵巢癌次之，而卵巢癌又是女性癌瘤中恶性度最高的肿瘤。其他女性生殖系统恶性肿瘤发病情况依次为子宫滋养叶细胞癌、恶性葡萄胎、子宫体癌、女阴癌、阴道及输卵管恶性肿瘤等。

## 一、子宫颈癌、子宫内膜癌、阴道癌

子宫颈癌主要临床表现为不规则阴道出血、白带增多、有恶臭或流血污、下腹或腰部疼痛，甚则有直肠阴道瘘使粪便从阴道漏出等，与中医学中的五色带下、崩中等疾病有相似之处，《千金要方》谓："崩中漏下，赤白青黑，腐臭不可近，令人面黑无颜色，皮骨相连，月经失度，往来无常……食不生肌肤，令人偏枯，气息乏少。"元代朱丹溪描述了直肠阴道瘘或阴道直肠瘘的病状，谓一妇人"糟粕出前窍，溲尿山后窍，六脉皆沉涩，三月后必死"。子宫颈癌的病机以正虚冲任失调为本，湿热瘀毒聚结为标，其中医饮食调理原则为疏肝滋肾，利湿解毒。

子宫内膜癌的临床表现多为阴道不规则流血，绝经后出血；阴道排液，早期仅有少量血性分泌物，如感染坏死，可大量排液，为黄色恶臭或脓血样液；宫腔积血或积脓刺激子宫不规则宫缩，或侵犯宫旁组织，淋巴结组织压迫神经引起下腹部疼痛。中医学认为本病的发生，多因素体肝肾阴虚，或抑

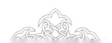

郁化热，或湿毒郁结而成。子宫内膜癌的中医饮食调理原则为疏肝滋肾，利湿解毒。

阴道癌最常见的临床症状是阴道出血及阴道分泌物增多，可表现为不规则阴道出血、接触性出血、绝经后出血等；分泌物增多可表现为白带增多，甚至阴道有水样、血性分泌物并伴有恶臭。阴道癌的病机为肝肾亏虚，湿热瘀结。中医饮食调理原则为疏肝补肾，清热解毒。

### 1. 鳖甲淮山炖白鸽

[组成] 醋炙鳖甲20克，淮山30克，白鸽1只约250克。

[用法] 醋炙鳖甲打碎。淮山洗净。白鸽去毛及肠脏。将三物一起加水炖熟烂，和盐调味，饮汤或佐膳。

[功效] 清肝健脾，软坚散结。

鳖甲为鳖科动物中华鳖的甲壳，味咸性平，入肝、脾经，有清热养阴、软坚散结、疏肝止带的功效。《神农本草经》谓："主心腹癥瘕坚积、寒热，去痞息肉、阴蚀、痔、恶肉。"《药性论》谓："主宿食、瘕块……治妇人漏下五色羸瘦者。"《本草衍义补遗》谓："补阴补气。"《肘后方》单用一味鳖甲炒黄研末酒调服，治"妇人漏下五色，羸瘦，骨节间痛"。淮山即山药，味甘性平，入肺、脾、肾经，有健脾养胃、补虚固肾的功效。《神农本草经》谓："主伤中，补虚羸，除寒热邪气，补中，益气力，长肌肉，强阴。"《本草正》谓："山药，能健脾补虚，滋精固肾，治诸虚百损，疗五劳七伤。"《本草求真》谓："山药，本属食物，古人用入汤剂，谓其补脾益气除热。"白鸽即家鸽，味咸性平，鸽肉鲜腴，有滋肾益气、解毒疗疮的功效。《本经逢原》谓："久患虚羸者，食之有益。"《本草再新》谓："治肝风肝火，滋肾益阴。"《四川中药志》谓："治妇人干血劳，月经闭止。"

[适用人群] 子宫颈癌、子宫内膜癌、滋养叶细胞癌等女性生殖系统癌瘤五色带下、腰膝酸软者。

### 2. 马鞭草煲白鳝

[组成] 鲜马鞭草60克（如用干品则量减半），白鳝约250克。

[用法] 鲜马鞭草用纱布包。白鳝去肠脏。将二物一起加水适量煮1小时以上，去马鞭草，油盐调味，饮汤或佐膳。

[功效] 清热解毒，止带补虚。

马鞭草味苦性凉，入肝、脾、肾经，有清热解毒、活血祛瘀的功效。《名医别录》谓："主下部蛋疮。"《本草经疏》谓："马鞭草本是凉血破血之药。下部蛋疮者，血热之极，兼之湿热，故血污浊而成疮，且有虫也。"《本草拾遗》谓："主癥癖血瘕。"《日华子本草》谓："通月经，治妇人血气肚胀，月候不匀。"白鳝即鳗鲡鱼，又称白鳗，为鳗鲡科动物鳗鲡的全体或肉，味甘性平，肉质肥美，入肝、肾经，有补虚祛湿、止带疗疮的功效。《食疗本草》谓："疗妇人带下百病，一切风瘙如虫行。"《日华子本草》谓："治劳，补不足，杀虫毒恶疮，暖腰膝，起阳，疗妇人产户疮虫痒。"《随息居饮食谱》谓："补虚损……肥大为佳，蒸食颇益人。"

[适用人群] 子宫颈癌、滋养叶细胞癌及恶性葡萄胎、阴道癌等出现带下红，或带下黄浊者。

### 3. 海螵蛸乌鸡葱白汤

[组成] 海螵蛸30克，乌骨鸡250克，葱白30克。

[用法] 乌骨鸡洗净切方块。先将海螵蛸及乌骨鸡放入锅中，加水适量煮至鸡熟烂，和盐调味，再放入葱白煮15分钟即可，饮汤或佐膳。

[功效] 除湿敛疮，补虚滋肾。

海螵蛸为乌贼科动物乌贼属海产软体动物金乌贼及针乌贼或曼氏乌贼等的贝壳，味咸性平，有除湿敛疮、止血止带的功效。《神农本草经》谓："主女子漏下赤白经汁，血闭，阴蚀肿痛，寒热癥瘕。"《药性论》谓："止妇人漏血。"《本草拾遗》谓："主妇人血瘕，杀小虫。"乌骨鸡味甘性平，入肝、肾经，有滋肾养阴、健脾止带的功效。《本草纲目》谓："补虚劳羸

弱……治女人崩中带下虚损诸病。"《本草再新》谓:"平肝祛风,除烦热,益肾养阴。"葱白为百合科植物葱的鳞茎,是日常蔬菜,味辛性温,入肺、胃经,有解毒疗疮的功效。葱白含挥发油,油中主要成分为葱素。葱白对人宫颈癌细胞有抑制作用,日本民间用以治疗各种癌症。《本草纲目》谓:"除风湿,身痛麻痹……阴毒腹痛……散乳痈。"

[适用人群]子宫颈癌或阴道癌等出现带下腥臭、腰酸羸弱者。

### 4. 黄花鱼木耳汤

[组成]黄花鱼1条300～400克,木耳20克。

[用法]黄花鱼去肠脏、洗净,木耳清水浸泡洗净,将黄花鱼放油锅中炸至微黄,去油,放入木耳,加适量清水煮熟,和盐调味,温热服食。

[功效]清热利湿,凉血通阴。

黄花鱼又叫小黄鱼,为鱼纲石首鱼科动物。其肉味甘性平,有补气填精、开胃安神的功效。《开宝本草》谓:"与莼菜作羹,开胃益气。"《本草纲目》谓:"止呕血,散瘀血,消肿毒。"木耳味甘性平,入胃、大肠经,含糖、纤维素、蛋白质和多种微量元素,有润燥补中、凉血止血的功效。《食疗本草》谓:"利五脏,宣肠胃气拥,毒气。"《药性论》谓:"能治风,破血,益力。"《随息居饮食谱》谓:"补气、耐饥、活血……常食可疗……荤素皆佳。"《日用本草》谓:"治癖下血,又凉血。"

[适用人群]子宫颈癌、子宫内膜癌、阴道癌等出现下阴血污量多、纳呆体虚者。

### 5. 当归黄鳝汤

[组成]当归10克,黄鳝300克。

[用法]黄鳝去肠脏、洗净,放入少许细盐拌匀,再放入锅中加少许花生油加热煎10分钟,放入当归,加水适量煮半小时,加密盖煎煮至熟烂,和油盐调味,饮汤食肉。

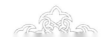

［功效］补血调经，祛瘀止痛。

当归为伞形科植物当归的干燥根，味辛、苦，性温，入肝、脾、心经，含挥发油、水溶性不挥发性生物碱、蔗糖、维生素$B_{12}$等，有补血调经、活血止痛的功效，是中医历来的妇科要药。《日华子本草》谓："治一切风，一切血，补一切劳，破恶血，养新血及主癥癖。"《药性论》谓："主女子崩中……主女子沥血腰痛。"《本草经》认为当归可治"妇人漏下，绝子"。黄鳝味甘性温，入肝、脾、肾经，含蛋白质、脂肪、磷、钙、铁等，有补虚损、强筋骨的功效。《名医别录》谓："主补中益气。"《本草拾遗》谓："补虚损，妇人产后淋沥，气血不调，羸瘦。"《本草经疏》谓："鳝鱼，甘温俱足，所以能补中益血。"

［适用人群］子宫颈癌、子宫内膜癌等下腹冷痛、腰酸纳呆者。

### 6. 山药芡实白果粥

［组成］鲜山药150克，芡实30克，白果肉（去壳、膜，切开去芯，浸泡好）30克，粳米100克。

［用法］鲜山药削去外皮，切成小丁。粳米淘洗干净，下入清水锅中烧开，放入山药丁、芡实、白果肉，煮至熟烂、粥稠，出锅盛入汤碗即成。

［功效］补脾益肾，固精止遗。

山药，味甘性平，有益气养阴、健脾补肺的功效，为平补气阴之良药，适用于气阴不足之证。《神农本草经》谓："主伤中，补虚羸，除寒热邪气，补中、益气力，长肌肉，强阴。"《本草正》谓："山药能健脾补虚，治诸虚百损，疗五劳七伤……"芡实，味甘补益，涩能收敛，入脾、肾经，性质平和，为药食两用之佳品，既能补脾益肾，又能固精止遗、涩肠止泻，尚有除湿止带之功。《神农本草经》谓："主治湿痹腰脊膝痛，补中除暴疾，益精气，强志，令耳目聪明。"白果，味甘、苦，性平，涩敛而降，入肺、肾经，有敛肺定喘、收涩止带、固精缩尿的功效。《滇南本草》谓："与核桃捣烂为膏服之，治噎食反胃，白浊、冷淋。"《本草再新》谓："补气养心，益肾滋阴，

止咳除烦，生肌长肉，排脓拔毒，消疮疗疽瘤。"白果提取物是一种较强的自由基清除剂，能起到抗衰老和抑瘤作用。粳米，味甘性平，能益脾胃，除烦渴，用于呕吐、泻痢或温热病所致的脾胃阴伤、胃气不足、口干渴等。唐代医药学家孙思邈在《千金食治》中强调说，粳米能养胃气、长肌肉。《食鉴本草》也认为，粳米有补脾胃、养五脏、壮气力的良好功效。

[适用人群] 子宫内膜癌、子宫颈癌、阴道癌等出现带下淋漓、腹泻、纳呆者。

### 7. 益母草猪红汤

[组成] 鲜益母草250克，猪红100克，猪瘦肉100克。

[用法] 鲜益母草捣烂，放纱布内绞汁备用。猪红洗净后切块。猪瘦肉洗净、切小块、飞水去除血水。后两物放入瓦煲中加适量开水煮开，放入益母草汁后煮沸10分钟，和盐调味温服。

[功效] 活血祛瘀，补血滋阴。

益母草，味苦、辛，性微寒。入肝、心、膀胱经，有活血祛瘀、利水消肿、清热解毒的功效，对水瘀互结之水肿及瘀热阻滞之热毒疮肿等，用之亦宜。《新修本草》曰："敷疔肿，服汁肿毒内消。"《本草纲目》曰："活血破血，调经解毒。治胎漏，产难，胎衣不下……崩中漏下。"猪红，味甘、苦，性温，有解毒清肠、补血养颜的功效。猪红富含维生素$B_2$、维生素C、蛋白质、铁、磷、钙、烟酸等营养成分。猪红中的血浆蛋白被人体内的胃酸分解后，产生一种解毒、清肠分解物，能够与侵入人体内的粉尘、有害金属微粒发生化合反应，助毒素排出体外。另外，猪红富含铁，对贫血而面色苍白者有改善作用，堪称"养血之王"。《日华子本草》言："生血，疗奔豚气。"猪肉味甘、咸，性平，具补虚强身、滋阴润燥的功效。

[适用人群] 子宫颈癌、阴道癌等出现面色无华、形体消瘦、阴道出血者。

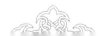

### 8. 参芪龟板羹

[组成] 党参30克，黄芪30克，龟板胶20克，猪瘦肉60克。

[用法] 龟板胶打粉，党参切丝，黄芪洗净，猪瘦肉剁末备用。将党参、黄芪加水600毫升慢火煮剩200毫升，去党参、黄芪渣，调入龟板胶（搅拌渗入），加猪瘦肉末煮熟成羹，和盐调味温服。

[功效] 健脾益肺，滋阴补血。

党参味甘性平，力较平和，不腻不燥，入脾、肺经，既补中气，又善益肺气，为治肺脾气虚证最常用之品。《本草从新》曰："主补中益气，和脾胃，除烦渴，中气微弱，用以调补，甚为平妥。"黄芪味甘性温，入脾、肺经，既善补益脾肺之气，有"补气之长"的美称，又擅升举阳气，常用于肺脾气虚诸证，而对脾阳不升、中气下陷，症见久泻脱肛、内脏下垂者尤为适宜。《本草纲目》谓："元素曰：黄芪甘温纯阳，其用有五：补诸虚不足，一也；益元气，二也；壮脾胃，三也；去肌热，四也；排脓止痛，活血生血，内托阴疽，为疮家圣药，五也。"龟板胶，味甘、咸，性寒，有滋补肾阴、平肝潜阳、养血补心之功效。《神农本草经》谓："主漏下赤白，破癥瘕疟疾，五痔阴蚀。"《本草求真》谓："龟板，经板煎就，气味益阴，故《本草》载板不如胶之说。"《本草汇言》谓："主阴虚不足……妇人崩带淋漏，赤白频来，皆一切阴虚血虚之证，并皆治之。"猪瘦肉，味甘、咸，性平，入脾、胃、肾经，有滋阴润燥之功效，治热病伤津、消渴羸瘦、燥咳、便秘。《本草备要》谓："猪肉，生精液，丰肌体，泽皮肤，故其所也，惟多食则助热生痰，动风作湿，伤风寒及病初愈人为大忌耳。"

[适用人群] 子宫颈癌、子宫内膜癌、外阴癌等出现头晕乏力、手足心热、消瘦纳呆或下阴出血者。

### 9. 当归田七脊骨汤

[组成] 当归12克，田七6克，猪脊骨500克。

[用法] 三物洗净，田七（打碎）、当归浸泡1小时；猪脊骨连骨带髓斩

成块状；三物一起放进瓦煲内，加入清水2000毫升（10碗量），武火滚沸后改文火煲2小时，调盐和味便可食用。

[**功效**] 补血养肝，化瘀消肿。

当归，味甘、辛，性温，入肝、心、脾经，有补血活血、调经止痛的功效，诚血中气药，适用于血虚诸证。《神农本草经》谓："主咳逆上气……妇人漏下，绝子，诸恶疮疡、金疮。"《日华子本草》谓："破恶血，养心血，及主癥癖，肠胃冷。"《本草纲目》谓："主头痛、心腹诸痛，润胃肠筋骨皮肤。主痈疽，排脓止痛，和血补血。"田七即三七，味甘、微苦，性温，入肝、胃经，有化瘀止血、消肿止痛功效；既擅止血，又善化瘀；有止血不留瘀、化瘀不伤正之特点。《玉楸药解》谓："和营止血，通脉行瘀。行瘀血而敛新血。凡产后、经期，跌打、痛肿，一切瘀血皆破；凡吐衄、崩漏、刀伤、箭射，一切新血皆止。"猪脊骨，味甘性微温，入肾经，有滋补肾阴，填补精髓之功。《本草纲目》谓："服之补骨髓，益虚劳。"

[**适用人群**] 子宫颈癌、阴道癌等出现阴道出血，腹块胀痛，形体消瘦者。

## 二、卵巢癌

卵巢癌常发生在绝经期前后，早期可无特殊表现，或仅有腰部或下腹不适，或于小腹一侧摸到包块，晚期可有消瘦与贫血，甚则有剧痛、发热、胸腔积液、咳嗽等。当出现不明原因的胃肠道症状、消瘦、下腹疼痛或不适、腹部包块、不规则阴道出血等，应引起重视。卵巢癌与中医学的"肠覃""瘕"病有相似之处，《灵枢》谓："肠覃者，寒气客于肠外，与卫气相搏，气不得营，因有所系，癖而内著，恶气乃起，息肉乃生，其始生也，大如鸡卵，稍以益大，至其成，如怀子之状，久者离岁，按之则坚，推之则移，月事以时下，此其候也。"《诸病源候论》谓："瘕者，由寒温失节，致脏腑之气虚弱，而食饮不消，聚结在内，染渐生长块段，盘牢不移动者，是瘕也，言其形状可征验也。"卵巢癌病机为肝脾肾功能失调，痰瘀阻于冲任督带，结聚胞宫。其中医饮食调理原则为利湿解毒，养肝滋肾。

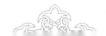

### 1. 扁豆苡米猪骨汤

[组成] 扁豆60克，苡米60克，猪骨连肉带髓250克。

[用法] 将以上三物一起加水适量熬2~3小时，和盐调味服食。

[功效] 健脾祛湿，滋肾补虚。

扁豆为豆科植物扁豆的白色种子，扁豆仁及嫩荚皆可作日常蔬菜，味甘性平，入脾、胃经，有健脾和中、化湿止带的功效。扁豆富含蛋白质、碳水化合物和多种微量元素。《本草图经》谓："主行风气，女子带下。"《日华子本草》谓："补五脏。"《永类钤方》及《随息居饮食谱》皆以白扁豆为末，米饮调服，"治赤白带下"。苡米即薏苡仁，味甘、淡，性凉，入脾、肺、肾经，有健脾祛湿、利水止带的功效。《名医别录》谓："除筋骨邪气不仁，利肠胃，消水肿，令人能食。"《本草新编》谓："薏仁最善利水，不至损耗真阴之气，凡湿盛在下身者，最宜用之。"猪骨髓味甘性寒，有滋阴补虚的功效。《本草图经》谓："主扑损恶疮。"《随息居饮食谱》谓："补虚养阴，治骨蒸劳热，带浊遗精，宜为衰老之馔。"

[适用人群] 卵巢癌及子宫内膜癌等妇科癌瘤出现月经不调、带下赤白者。

### 2. 艾叶杞子炖鸡汁

[组成] 艾叶20克，枸杞子20克，未生蛋小母鸡1只约400克。

[用法] 艾叶洗净捣蓉，用纱布包扎。枸杞子洗净。未生蛋小母鸡去毛及肠脏，纳艾叶及枸杞子入鸡腹，竹签缝合，加水炖烂，去艾叶及竹签，和盐调味，饮鸡汁或食鸡肉。

[功效] 补血调经，健脾滋肾。

艾叶为菊科植物艾的叶片，性微温，味苦、辛，入脾、肝、肾经，有理气调经、止血止带的功效。《名医别录》谓："止下痢、吐血，下部䘌疮，妇人漏血。"《药性论》谓："止赤白痢及五脏痔泻血。"《本草再新》谓："调经开郁，里气行血。"枸杞子味甘性平，入肝、肾经，有强壮精气、补益肝肾的功效。枸杞子含甜菜碱和多种维生素，体外实验发现对人宫颈癌细胞有

抑制作用，而且对各种癌瘤放射或化学治疗后的白细胞减少有较好的疗效。《食疗本草》谓："坚筋耐老，除风，补益筋骨，能益人，去虚劳。"陶弘景认为能"补益精气，强盛阴道"。鸡肉味甘性温，入脾、胃经，有补中益气、填精添髓的功效。《日华子本草》谓："黄雌鸡……添髓补精……黑雌鸡……补心血，补产后虚赢，益色助气。"《随息居饮食谱》谓："活血调经，拓痈疽，止崩带。"

[适用人群] 卵巢癌、滋养叶细胞癌等女性生殖系统癌瘤出现带下白浊、眩晕纳呆者。

### 3. 瘦肉鱼胶糯米粥

[组成] 猪瘦肉60克，鱼胶30克，糯米60克。

[用法] 猪瘦肉切细丝。鱼胶用清水浸泡1天后切细丝。将以上三物一起加水适量煮至米烂成粥，和盐调味服食。

[功效] 补中益气，养血滋肾。

猪瘦肉味甘性平，入脾、肾经，有滋阴补虚的功效。《千金食治》谓："宜肾，补肾气虚竭。"《本经逢原》谓："精者补肝益血。"鱼胶为鱼鳔，又称鱼肚，为菜肴上品，入山珍海味之列，味甘性平，入肾经，有补血、滋肾、益精的功效。《海药本草》谓："主月蚀疮，阴疮，痔疮。"《本草新编》谓："补精益血。"《本草求原》谓："养筋脉……固精。"糯米味甘性温，入脾、胃、肺经，有补中益气的功效。《本草纲目》谓："暖脾胃，止虚寒泄痢，缩小便，收自汗。"《本经逢原》谓："糯米，益气补脾肺。"用鱼胶配糯米，能补益脾肾，调经止带。《医学从众录》谓："……鱼胶糯米散，治妇人白带。"

[适用人群] 卵巢癌等女性生殖系统癌瘤出现消瘦、纳呆便溏者。

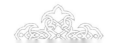

**4. 阿胶鸡蛋羹**

[组成] 阿胶15克，鸡蛋2个，甜酒、冰糖适量。

[用法] 先将鸡蛋打入碗内，用筷子搅匀。将阿胶打碎，加100毫升清水，在锅内浸泡，加入甜酒、冰糖适量，用小火煮，待胶化后，调入鸡蛋搅拌，稍煮片刻即可食用。

[功效] 补血止血，滋肾养阴。

阿胶，为马科动物驴的皮，经煎煮、浓缩制成的固体胶，主产于山东、浙江等地，山东省东阿县的产品最著名。其味甘性平，归肺、肝、肾经，有补血止血、滋阴润燥之功效。《神农本草经》谓："主心腹内崩……女子下血，安胎。"《本草纲目》谓："疗吐血、衄血、血淋、尿血，肠风下痢。女人血痛、血枯，经血不调，无子，崩中，带下，胎前产后诸疾。"阿胶能促进健康人淋巴细胞转化，加快血红蛋白及红细胞的增长速度，对癌性贫血有升高红细胞、血红蛋白、白细胞的作用。鸡蛋分鸡子白、鸡子黄。鸡子白味甘性凉，润肺利咽，清热解毒。鸡子黄味甘性平，入心、肾、脾经，滋阴养血，润燥熄风。李时珍谓："鸡子黄，气味俱厚，阴中之阴，故能补形。昔人其与阿胶同工，正是此意也。"甜酒，又称江米酒、酒酿、醪糟，主要原料为糯米，有"百药之长"的美称，其酿制工艺简单，口味香甜醇美，乙醇含量极少，深受人们喜爱。甜酒与鸡蛋、冰糖同煮，有温中益气、补气养颜之功效，对体质虚衰、元气降损、贫血等有疗效。

[适用人群] 卵巢癌等患者出现倦怠乏力、心悸气短或腹痛绵绵者。

**5. 小茴香猪肚汤**

[组成] 小茴香籽（炒）30克，大猪肚1个。

[用法] 先将猪肚外翻，用细盐搓洗干净，然后将小茴香籽装入猪肚，最后用竹签或粗线缝上猪肚避免里面的药材漏出，和冷水一起放入砂锅，水开后，中小火炖约2小时，直至猪肚熟透。和盐调味食用，可把猪肚切小块分食。

[功效] 散寒止痛，温肾养胃。

小茴香味辛性温，入肝经，能散寒理气以止痛；兼入肾经，能助阳补火以温肾；入胃经，能理气和中以开胃。既为治疗寒疝腹痛、睾丸偏坠胀痛之佳品，又常治肝经受寒之少腹冷痛，冲任虚寒之痛经，中寒气滞所致脘腹胀痛等证。《开宝本草》谓："治干、湿脚气病肾劳颓疝气，开胃下食，治膀胱痛，阴痛。"猪肚味甘性微温，补虚损，健脾胃，用于虚劳消瘦，脾胃虚腹泻，尿频或遗尿，小儿疳积。《本草经疏》说："猪肚，为补脾之要品。脾胃得补，则中气益，利自止矣……补益脾胃，则精血自生，虚劳自愈。"故补中益气的食疗方多用之。

[适用人群] 卵巢癌、子宫内膜癌等出现腹水胀满、脘腹隐痛、消瘦纳呆者。

## 6. 黄芪大枣饴糖膏

[组成] 黄芪30克，大枣20枚，饴糖50克。

[用法] 将去核、切碎的大枣、黄芪放入瓦罐中，加水400毫升煮至50～80毫升，去渣取汁，调入饴糖适量，隔水炖成胶状，炼膏，不拘时频频含咽服。

[功效] 健脾益气，养胃补血。

黄芪味甘性温，入脾、肺经，既善补益脾肺之气，有"补气之长"的美称，又擅升举阳气，常用于肺脾气虚诸证，而对脾阳不升、中气下陷，症见久泻脱肛、内脏下垂者尤为适宜。《本草纲目》谓："脾胃一虚，肺气先绝，必用黄芪温分肉、益皮毛、实腠理，不令汗出，以益元气而补三焦。"大枣味甘性温，入心、肺、脾、胃经，有益气补中、养血安神、缓和药性等功效。《神农本草经》谓："主心腹邪气，安中养脾，助十二经。平胃气，通九窍，补少气、少津液，身中不足，大惊，四肢重，和百药。"药理研究提示大枣有增强免疫力、增加肌力、护肝等作用。饴糖，味甘性温，入脾、胃、肺经，有补中益气、缓解疼痛、润肺止咳功效。《名医别录》谓："主补虚乏，止渴，去血。"《本草蒙筌》谓："和脾，润肺，止渴，消痰。"《长沙药解》谓：

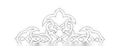

"补脾精，化胃气，生津，养血，缓里急，止腹痛。"

［适用人群］卵巢癌、子宫颈癌等出现贫血消瘦、纳呆短气者。

### 7. 荷叶杞子蒸田鸡

［组成］鲜荷叶一张，枸杞子20克，田鸡300克。

［用法］鲜荷叶洗净。枸杞子拣洗干净。田鸡刨净去皮爪，和油盐调匀备用。用鲜荷叶包枸杞子、田鸡，上笼蒸熟服食。

［功效］清热利湿，滋阴补虚。

鲜荷叶味苦、涩，性平，入心、肝、脾经，有升发清阳、散瘀止血的功效。《本草拾遗》谓："主血胀腹痛，产后胞衣不下。"《本草纲目》谓："生发元气，补助脾胃……散瘀血，消水肿，痈肿。治……下血，溺血，血淋，崩中，产后恶血。"《本草从新》谓："能散瘀血，留好血。"枸杞子为枸杞成熟的果实，味甘性平，入肝、肾经，有滋肝肾、补虚损的功效。枸杞子含甜菜碱、胡萝卜素及维生素B、维生素C等。《食疗本草》谓："坚筋耐老，除风，补益筋骨，能益人、去虚劳。"《本草经疏》谓："枸杞子，润而滋补，兼能退热，而专于补肾、润肺、生津、益气，为肝肾真阴不足、劳乏内热补益之要药。"田鸡即青蛙，味甘性凉，蛙肉细嫩鲜美，富含蛋白质、维生素、微量元素等多种营养素，有清热解毒、滋阴降火的功效。《本草纲目》谓："利水消肿。"《随息居饮食谱》谓："清热，行水，杀虫，解毒，愈疮。"

［适用人群］卵巢癌等女性生殖系统癌瘤出现头晕目眩、下腹隐痛者。

### 8. 木耳益母草煲猪肝

［组成］鲜益母草250克，木耳15克，猪肝150克。

［用法］鲜益母草捣烂，放纱布内绞汁备用。木耳温水浸泡半小时后洗净切丝备用。猪肝洗净切薄片调油盐。用适量开水煎开，放入木耳和益母草汁后煮沸，再放入猪肝煮10分钟，调味温服。

[**功效**] 活血养血，调经通瘀。

益母草味辛、苦，性凉，入心包、肝经，有活血、祛瘀、调经、消水的功效。《本草纲目》谓："活血、破血、调经、解毒。"《本草求原》谓："清热凉血、解毒。"《本草蒙筌》谓："行瘀血，生新血。"木耳为木耳科植物木耳的子实体，味甘性平，入胃、大肠经，有润燥补中、凉血的功效。《食疗本草》谓："利五脏，宣肠胃气，排毒气。"《日用本草》谓："治癖下血，又凉血。"《随息居饮食谱》谓："补气耐饥……凡崩淋血痢，痔患肠风，常食可瘳。"猪肝，味甘、苦，性温，入肝、脾、胃经，有补肝养血、补气健脾的功效。《本草纲目》谓："补肝明目，疗肝虚浮肿。"《食医心镜》谓："主脾胃气虚。"又谓："治水气胀满、浮肿。"

[**适用人群**] 卵巢癌等女性生殖系统癌瘤出现消瘦羸弱、腹胀肢肿、口干纳呆者。

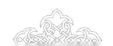

# 第八章

# 血液及淋巴系统肿瘤

造血系统肿瘤包括白血病、真性或原发性红细胞增多症、脾脏肿瘤等，以白血病为多见；淋巴系统肿瘤除淋巴管瘤外，几乎皆为恶性，有原发性和继发性两种。现着重讨论白血病和原发性恶性淋巴瘤的饮食调理。

## 一、白血病

白血病是原发于造血器官的白细胞系统病理性增生，并浸润到肝、脾、淋巴结等组织和脏器，白细胞数增高，且出现幼稚的白细胞，伴有严重贫血和明显的出血倾向。根据白血病发病缓急可分为急性白血病和慢性白血病两大类。前者发病急骤，病程短促，很快危及生命；后者发病缓慢，病程较长。但慢性白血病亦可急性发作。另外，按白细胞形态可分为粒细胞性、淋巴细胞性、单核细胞性等白血病。白血病的主要临床特点为贫血、出血、发热、肝脾及淋巴结肿大等，与中医文献的"虚劳""血证""温病""癥积"等疾病相似。《金匮要略》谓："虚劳里急，悸，衄，腹中痛，梦失精，四肢酸疼，手足烦热，咽干口燥……"《景岳全书·血证》谓："动者多由于火，火盛则逼血妄行；损者多由于气，气伤则血无以存，盖脾统血，脾气虚则不能收摄，脾化血，脾气虚则不能运行，是皆血无所生，因而脱陷妄行。"《血证论》谓："……其离经而来吐出者，是为瘀血。既与好血不相合，反与好血不相能，或壅而成热，或变而为痨，或结瘕，或刺痛。"论述了白血病的相关病机与症状。白血病的中医饮食调理原则，在急性发作期宜凉血止血祛瘀，在慢性缓解期宜补脾滋肾生血。

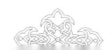

### 1. 生地水鱼汤

[组成] 生地黄30克，水鱼1只约400克，猪瘦肉60克。

[用法] 生地洗净切细。水鱼宰杀后去肠脏，切方块。猪瘦肉切细。将三物一起加水炖煮，熟后和盐调味服。

[功效] 凉血止血，滋阴补肾。

生地黄味甘、苦，性凉，入心、肝、肾经，有滋阴清热、凉血止血的功效。《神农本草经》谓："逐血痹，填骨髓，长肌肉，作汤除寒热积聚。"《药性论》谓："补虚损……主吐血不止。"《本经逢原》谓："干地黄，内专凉血滋阴……病人虚而有热者宜加用之。"水鱼为鳖科动物，味甘性平，肉鲜美，入肝经，有滋阴凉血的功效。《本草图经》谓："补虚，去血热。"《随息居饮食谱》谓："滋肝肾之阴，清虚劳之热，主脱肛、崩带、瘰疬、癥瘕。"猪瘦肉味甘、咸，性平，入脾、胃经，有补脾气、润肠胃、生津液的功效。《本经逢原》谓："精者补肝益血。"《随息居饮食谱》谓："补肾液，充胃汁，滋肝阴，润肌肤。"

[适用人群] 白血病虚热、发斑、大便干结者。

### 2. 旱莲鳖甲猪髓汤

[组成] 鲜旱莲草100克（干者5克），鳖甲50克，猪脊骨（连髓带肉）500克。

[用法] 鲜旱莲草洗净。猪脊骨（连髓带肉）斩碎。将三物一起加水熬3小时，去旱莲草，和盐调味饮汤。

[功效] 清热凉血，滋阴填髓。

旱莲草即墨旱莲，为菊科植物醴肠全草，味甘、酸，性凉，入肝、肾经，含鞣质、皂苷、烟酸、维生素A等，有凉血止血、补肾益阴的功效。《分类草药性》谓："止血、补肾、退火、消肿。"《本草纲目》谓："乌须发，益肾阴。"《本草正义》谓："为凉血止血之品，又清热血痛肿。"鳖甲味咸性平，入肝、脾经，有养阴清热、软坚散结的功效。《神农本草经》谓：

"主心腹癥瘕坚积，寒热，去痞。"《日华子本草》谓："去血气，破癥结，恶血。"猪脊骨味甘性平，有补阴益髓的功效。《本草纲目》谓："服之补骨髓，益虚劳。"《随息居饮食谱》谓："补髓养阴，治骨蒸劳热。"

［适用人群］白血病发热口干、烦躁眠差伴有出血倾向者。

### 3. 乌豆大枣焖塘虱

［组成］乌豆60克，大枣30克，塘虱鱼300～400克。

［用法］乌豆洗净，大枣去核，塘虱鱼去肠脏洗净。将以上三物一起放瓦罐内加水慢火炖熟，调味服食。

［功效］补血健脾，养阴滋肾。

乌豆即黑大豆，味甘性平，入脾、肾经，有清热解毒、活血祛瘀的功效。《名医别录》谓："下瘀血，散五脏结积内寒。"《食经》谓："煮汁饮，疗温毒水肿，除五淋，通大便，去结积。"《本草汇言》谓："黑大豆，解百毒，下热气之药也。"大枣味甘性温，入脾、胃经，有补脾和胃、益气养血的功效。《日华子本草》谓："补五脏，治虚劳损，除肠胃癖气。"《本草汇言》谓："此药甘润膏凝，善补阴阳、气血、津液、脉络、筋俞、骨髓，一切虚损，无不宜之。"塘虱鱼即胡子鲶，为胡子鲶科动物胡子鲶的全体或肉，味甘性平，肉鲜美，有滋阴补血的功效。《本草求原》谓："补血、滋肾、调中、兴阳。"

［适用人群］各类型慢性白血病头晕、耳鸣、面色㿠白、体质虚衰者。

### 4. 党参龙眼兔肉汤

［组成］党参20克，龙眼肉20克，兔肉250克。

［用法］兔肉切块。将以上三物一起加水炖熟烂，油盐调味服食。

［功效］补中益气，健脾生血。

党参味甘性平，入脾经，有补中益气、健脾和胃的功效。《本草从新》谓："补中益气，和脾胃，除烦渴。"《本草正义》谓："党参力能补脾养

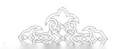

胃，润肺生津，健运中气，本与人参不甚相远。"龙眼肉味甘性温，入心、脾经，有益心脾、补气血的功效。《随息居饮食谱》谓："补心气，安志定神，益脾阴，滋营充液。"《得配本草》谓："益脾胃，葆心血，润五脏，治怔忡。"兔肉味甘性凉，肉质鲜美，入肝经，有补中益气、凉血解毒的功效。《名医别录》谓："主补中益气。"《本草纲目》谓："凉血，解热毒，利大肠。"《随息居饮食谱》谓："凉血，祛湿，疗疮，解热毒。"

[适用人群] 各类型慢性白血病眩晕、心悸、纳呆失眠者。

### 5. 马蹄百合生鱼汤

[组成] 荸荠100克，百合50克，生鱼300～400克。

[用法] 荸荠洗净削皮，百合洗净，生鱼去肠脏洗净。以上三物一起加水煮熟，温热服食。

[功效] 清热凉血，补脾利水。

荸荠又名乌芋、马蹄，味甘性寒，入肺、胃经，含淀粉、蛋白质等，尚含一种不耐热的抗菌成分荸荠英，有清热化痰、凉血消积的功效。《本草再新》谓："清心降火，补肺凉肝，消食化痰，破积滞，利脓血。"《本草新编》谓："乌芋，切片晒干，入药最消痞积。"《得配本草》谓："消坚积，止消渴。"《日华子本草》谓："开胃消食。"百合性凉，味甘、微苦，入心、肺经，有清心润肺、滋阴安神的功效。《神农本草经》谓："利大小便，补中益气。"《本草纲目拾遗》谓："清痰火，补虚损。"《名医别录》谓："除浮肿，胪胀，痞满，寒热，通身疼痛，及乳难，喉痹，止涕泪。"生鱼又名乌鱼、黑鱼、鳢鱼，是鳢科鱼类乌鳢，李时珍谓："鳢首有七星，形长体圆，头尾相等，细鳞，色黑，有斑花纹，颇类蝮蛇，形状可憎，南人珍食之。"其味甘性寒，入脾、肾、心经，有补脾利水的功效。《医林纂要》谓："补心养阴，澄清肾水，行水渗湿。"《本草求真》谓："补脾利水。"

[适用人群] 白血病烦热发斑、心悸口干、二便不利者。

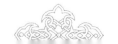

### 6. 仙鹤草鲜莲藕汁

[组成] 鲜仙鹤草300克，鲜莲藕300克。

[用法] 鲜仙鹤草洗净切细榨汁，鲜莲藕洗净打碎榨汁，两汁混匀后80～100毫升，直接饮用或加少许冰糖煮沸（勿过度加热）即饮。

[功效] 清热凉血，止血散瘀。

仙鹤草为蔷薇科植物龙芽草，味苦、涩，性平，入肺、肝、脾经，有收敛止血的功效。《百草镜》谓："下气活血，理百病，散痞满……崩痢。"《贵州草药》谓："安神定志，解热止血。"鲜莲藕汁味甘性寒，入心、脾、胃经，有清热、凉血、散瘀的功效。《日用本草》谓："清热除烦，凡呕血，吐血，瘀血，败血，一切血证宜食之。"《药性论》谓："藕汁，能消瘀血不散。"《名医别录》谓："主热渴，散血。"《滇南本草》谓："多服润肠肺，牛津液。"

[适用人群] 白血病发热发斑、鼻衄便血或出血后口干口苦者。

### 7. 鸡血藤猪脊汤

[组成] 鸡血藤100克，猪脊骨500克，大枣30克。

[用法] 鸡血藤洗净斩细，猪脊骨连骨带髓斩成块状，大枣洗净。将三物加水适量，煮3小时至熟烂，饮汤或佐膳。

[功效] 健脾养血，补精益髓。

鸡血藤为豆科植物密花豆的干燥藤茎，味苦、甘，性温，入心、脾经，有活血止痛的功效。《本草纲目拾遗》谓："活血，暖腰膝，已风瘫。"《饮片新参》谓："去瘀血，生新血，流利经脉。"《广西本草选编》谓："活血补血，通经活络。"《现代实用中药》谓："为强壮性之补血药，适用于贫血性之神经麻痹，如肢体及腰膝酸痛、麻木不仁等。"猪脊骨味甘性平，入肾经，有滋阴润燥、补阴益髓的功效。《本草纲目》谓："服之补骨髓，益虚劳。"《随息居饮食谱》谓："补髓养阴……宜为衰老之馔。"《本草求原》谓："通督命，补精髓。"《本草纲目》谓："服之补骨髓，益虚劳。"

大枣味甘性温，含蛋白质、糖类、枣酸、鞣酸、钙、磷、铁及维生素A、维生素$B_2$、维生素C等，有养血补脾的功效。《本草经》谓："安中养脾，助十二经，平胃气。"《名医别录》谓："补中益气，强力。"

[适用人群] 各类型慢性白血病形体虚弱、眩晕短气、四肢酸痛者。

### 8. 首乌杞子猪肝饮

[组成] 何首乌30克，枸杞子20克，猪肝150克。

[用法] 何首乌、枸杞子加水400毫升，煎1小时，去渣约剩200毫升。取新鲜猪肝，以色润肥巨者为佳，刮泥去筋膜。在炖好的首乌、枸杞子浓汁中调入猪肝泥煮沸，和盐调味饮用。

[功效] 补益肝肾，滋阴养血。

何首乌，性微温，味苦、甘、涩，入肝、肾经，有补肝益肾、养血祛风之功。《何首乌录》谓："主五痔，腰腹中宿疾冷气，长筋益精，能食，益气力，长肤，延年。"《滇南本草》谓："涩精，坚肾气。止赤白便浊，缩小便，入血分，消痰毒。"《药品化义》谓："益肝，敛血，滋阴。"《江西草药》谓："……制熟，补肝肾，益精血。"枸杞子，味甘性平，入肝、肾经，有滋阴润肺、补肝明目之功。陶弘景谓："补益精气，强盛阴道。"《药性论》谓："能补益诸精不足。"《本草述》谓："治中风眩晕，虚劳，诸见血症，嗽血。"猪肝，性温，味甘、苦，入肝经，有补肝、养血、明目之功。治血虚萎黄、夜盲、目赤、浮肿等。《千金食志》谓："主明目。"《本草再新》谓："治肝风。"

[适用人群] 白血病见面色㿠白、贫血昏眩、腰膝酸软者。

### 二、恶性淋巴瘤

恶性淋巴瘤为原发于淋巴组织的恶性肿瘤。淋巴组织遍布全身，颈部、颌下、鼻咽、腋下、腹股沟等处有丰富的淋巴组织且处于体表，易于觉察，故本病常因以上部位出现肿块被发现，而发生于体内的则不易觉察，常常肿瘤巨

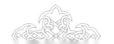

大或误诊他病而行手术治疗后始被确诊。根据病理学鉴别，恶性淋巴瘤可分为霍奇金淋巴瘤及非霍奇金淋巴瘤两大类，各类依其细胞成分及结构之不同又分许多种类型，其临床表现和预后颇为不同。

中医学中对于"石疽""失荣""恶核"等疾病的记载类似恶性淋巴瘤，《证治准绳》谓石疽乃"痈疽肿硬如石，久不作脓是也"，《医宗金鉴》用歌诀描述石疽及失荣："石疽生于颈项旁，坚硬如石色照常，肝郁凝结于经络，溃后法依瘰疬疮。""失荣耳旁及颈间，起如痰核不动坚，皮色如常日渐大，忧思怒郁火凝然，日久气衰形消瘦，越溃越硬现紫斑，腐蚀浸淫流血水，疮口翻花治总难。"《外科证治全生集》认为恶核与失荣相似："不痛而坚，形大如拳者，恶核失荣也。"恶性淋巴瘤中医饮食调理原则为除痰祛瘀，疏肝散结。

### 1. 夏枯川贝煲兔肉

[组成] 夏枯草30克，川贝母10克，兔肉250克。

[用法] 川贝母打碎。将夏枯草、川贝母用布包扎。兔肉切细块。将三物一起加水慢火煲约2小时，去夏枯草、川贝母，和盐调味服食。

[功效] 清热养阴，除痰散结。

夏枯草味辛、苦，性寒，入肝、胆经，有清肝解郁、祛痰散结的功效。《神农本草经》谓："主寒热、瘰疬、鼠瘘、头疮，破癥，散瘿结气。"《本草从新》谓："治瘰疬、鼠瘘、瘿瘤、癥坚、乳痈、乳岩。"《生草药性备要》谓："去痰消脓。"川贝母味苦、甘，性凉，入肺经，有化痰散结的功效。《日华子本草》谓："消痰、润心肺。"《本草正》谓："降胸中因热结胸及乳痈流痰结核。"《本草述》谓："疗肿瘤疡，可以托里护心，收敛解毒。"兔肉味甘性凉，肉味鲜嫩，入肝、大肠经，有凉血解毒、补中益气的功效。《名医别录》谓："主补中益气。"《本草纲目》谓："凉血，解热毒，利大肠。"

[适用人群] 恶性淋巴瘤颈项痰结硬实、烦热口苦者。

### 2. 雪耳苡米田鸡汤

[组成] 雪耳15克，苡米60克，田鸡250克。

[用法] 雪耳清水浸泡，苡米洗拣干净，田鸡去皮及肠脏。将以上三物一起加水煮熟烂，油盐和味，饮汤或佐膳。

[功效] 清热滋阴，除痰散结。

雪耳即白木耳，味甘、淡，性平，含丰富的植物多糖及多糖蛋白、微量元素等，有养胃生津、滋阴润肺的功效。《本草再新》谓："滋阴清肺。"《饮片新参》谓："清补肺阴，滋液，治劳咳。"苡米即薏苡仁，味甘、淡，性凉，入脾、肺、肾经，有健脾祛湿、清热排脓的功效。《药性论》谓："煎服之破五溪毒肿。"《本草纲目》谓："健脾益胃，补肺清热。"田鸡即青蛙，味甘性凉，蛙肉细嫩鲜美，富含蛋白质、维生素、微量元素等多种营养素，有清热解毒、滋阴降火的功效。《本草纲目》谓："利水消肿。"《随息居饮食谱》谓："清热，行水，杀虫，解毒，愈疮。"

[适用人群] 恶性淋巴瘤见口苦溺黄、肿块焮热，或恶性淋巴瘤放射治疗中口干咽燥者。

### 3. 田七炖老鸭

[组成] 田七6克，老鸭1只，玉竹20克。

[用法] 田七打破，玉竹洗净。老鸭去毛及肠脏，纳田七、玉竹入鸭腹内，竹签缝紧，加水慢火炖3小时，去竹签，和盐调味，饮汤或佐膳。

[功效] 滋阴解毒，祛瘀散结。

田七即三七，味甘、微苦，性温，入肝、胃经，含刺五加皂苷A、刺五加皂苷B和葡萄糖，有通脉活血、祛瘀消肿的功效。《玉楸药解》谓："和营止血，通脉行瘀，行瘀血而敛新血……痈肿，一切瘀血皆破。"《医学衷中参西录》谓："善化瘀血……凡疮之毒在于骨者，皆可用三七托之外出也。"《本草便读》谓："散血可行伤，入胃行肝。"老鸭为老家鸭的全体，味甘、咸，性平，入肺、胃、肾经，有滋阴养胃、利水消肿的功效。《名医别录》谓：

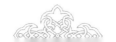

"补虚除热，和脏腑，利水道。"《本草通玄》谓："主虚劳骨蒸。"《随息居饮食谱》谓："滋五脏之阴，清虚劳之热，补血行水，养胃生津。"玉竹为百合科植物玉竹的根茎，味甘性微寒，入肺、胃经，含铃兰苦苷、铃兰苷以及槲皮醇苷和维生素A等，有养阴润肺、养胃生津、润肠通便的功效。《日华子本草》谓："除烦热，止渴，润心肺，补五劳七伤、虚损。"《本草拾遗》谓："调血气，令人强壮。"《长沙药解》谓："清肺金而润燥，滋肝木而清风，清金利水。"

［适用人群］晚期恶性淋巴瘤疼痛纳呆或肿块溃破、体质虚衰者。

### 4. 海星瘦肉汤

［组成］鲜海星50克，猪瘦肉150克，莲子30克。

［用法］鲜海星洗净打碎。猪瘦肉切块。将以上三物一起加水适量慢火煎煮2小时以上，饮汤。

［功效］软坚散结，滋阴补虚。

海星为槭海星科动物镶边海星及其他种海星的干燥全体，味咸性平，有软坚散结的功效。《中国药用动物志》谓："软坚。"《海洋药物》谓："主治瘰疬。"《中国海洋药物》谓："软坚散结，制酸止痛。"猪瘦肉味甘性平，入脾、胃经。有补脾气、润肠胃的功效。《本经逢原》谓："精者补肝益血。"莲子为睡莲科植物莲的成熟种子，味甘、涩，性平，入心、脾、肾经，含多量的淀粉、棉子糖、蛋白质等，有补脾益气、开胃止呕的功效。《神农本草经》谓："主补中，养神，益气力。"《本草备要》谓："清心除烦，开胃进食。"《王氏医案》谓："莲子，最补胃气而镇虚逆，若反胃由于胃虚，而气冲不纳者，但日以干莲子细嚼而咽之，胜于他药多矣。"《本草纲目》谓："交心肾，厚肠胃，固精气，强筋骨，补虚损。"

［适用人群］恶性淋巴瘤肿结硬实、纳呆消瘦者。

### 5. 鳖鱼肉丝汤

［组成］鳖约300克，猪瘦肉200克。

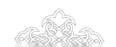

[用法] 将鳖洗净切成小块。猪瘦肉洗净切成丝状。将二物一起放入锅中加适量清水，先武火后文火炖至各物熟烂，和盐调味，饮汤食肉。

[功效] 补中益气，滋阴凉血。

鳖味甘性平，入肝、脾经，含丰富蛋白质、氨基酸及多种维生素，有滋阴补虚、濡养肝肾的功效。《随息居饮食谱》谓："甘平，滋肝肾之阴，清虚劳之热，主脱肛，崩带，瘰疬，癥瘕。"《名医别录》谓："主伤中益气，补不足。"《日用本草》谓："补劳伤……大补阴之不足。"《本草图经》谓："补虚，去血热。"猪瘦肉味甘、咸，性平，入脾、胃经，有补脾气、润肠胃、生津液的功效。《本经逢原》谓："精者补肝益血。"《随息居饮食谱》谓："补肾液，充胃汁，滋肝阴，润肌肤。"

[适用人群] 晚期恶性淋巴瘤体质虚衰、眩晕短气、不思饮食者。

### 6. 竹荪银耳羹

[组成] 竹荪30克，银耳15克，猪瘦肉100克。

[用法] 竹荪、银耳浸泡松软。猪瘦肉切细为肉末。用猪骨汤煮竹荪、银耳至熟烂，调入猪瘦肉末成肉羹，和盐调味，服食。

[功效] 滋阴润肺，清热利湿。

竹荪又名竹肉，为鬼笔科真菌竹荪、短裙竹荪的子实体，味甘、微苦，性凉，有补气养阴、润肺、清热利湿的功效。《中华本草》谓："用于抗肿瘤的辅助治疗。"银耳又称雪耳、白木耳，味甘性凉，富含植物多糖及蛋白质，有滋阴润肺、生津养胃的功效。《本草再新》谓："润肺滋阴。"《增订伪药条辨》谓："治肺热肺燥，干咳痰嗽，衄血，咯血，痰中带血。"《饮片新参》谓："清补肺阴，滋液。"猪瘦肉味甘性平，有补肝肾、滋阴血的功效。《本经逢原》谓："精者补肝益血。"

[适用人群] 恶性淋巴瘤红热肿痛或溃后腐蚀浸淫流血水者。

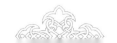

### 7. 杏仁雪哈膏

[组成] 南杏仁15克，哈士蟆5克，冰糖适量。

[用法] 哈士蟆拣净，去血筋及卵子，清水浸泡，剪小方块备用。南杏仁去皮尖，磨粉。清水适量煮哈士蟆成胶状，调入南杏仁及冰糖，温服。

[功效] 消痰润肺，滋阴补虚。

南杏仁为蔷薇科植物山杏的成熟种子，味甘性平，入肺、大肠经，有祛痰止咳、平喘、润肠的功效。《本草求真》谓："杏仁，既有发散风寒之能，复有下气除喘之力。"《药性论》谓："疗肺气咳嗽，上气喘促。"因杏仁含脂肪油比较丰富（约50%以上），故润燥之功较好。《滇南本草》谓："消痰润肺，润肠胃。"哈士蟆为蛙科动物中国林蛙或黑龙江林蛙雌性的干燥输卵管和卵巢，味甘、咸，性平，入肺、肾经，有补肾益精、润肺养阴的功效。《饮片新参》谓："养肺、肾阴，治虚劳咳嗽。"《中药志》谓："补虚，退热，治体虚、精力不足。"冰糖味甘性平，入肺、脾经，有润肺养胃解毒的功效。《本草再新》谓："补中益气，和胃润肺。"

[适用人群] 晚期恶性淋巴瘤消瘦乏力、口干纳呆者。

### 8. 菱角炆生鱼

[组成] 菱角肉80克，生鱼（乌鱼）1条约200克。

[用法] 菱角肉洗净，生鱼去肠脏洗净，二物一起加水适量约炆2小时，和盐调味，饮汤或佐膳。

[功效] 健脾益气，除痰散结。

菱角又名水栗、菱实，是一年生草本水生植物菱的果实，味甘性凉，入脾、胃经，有健脾益胃、除烦止咳的功效。药理研究发现菱种子的醇浸水液有抗癌作用，菱壳的水浸物对艾氏腹水癌有显著的抑制作用。《名医别录》谓："主安中补脏。"《随息居饮食谱》谓："菱甘平，充饥代谷，亦可补气厚肠胃。"《全国中草药汇编》谓："健脾止痢，抗癌。"《本草纲目拾遗》谓菱粉有"补脾胃，强脚膝，健力益气，行水，祛暑，解毒"的功效。生鱼又名黑

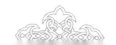

鱼、乌鱼、乌鳢，味甘性凉，入脾、胃、肺、肾经，有补脾益胃、利水消肿的功效。《食物本草》谓："疗五毒，治湿痒，面目浮肿，下大水。利大小便，壅塞气。"《滇南本草》谓："大补气血，治妇女干血痨症。"《本草再新》谓："强阳养阴，退风祛湿。"《本草求真》谓其可"补脾利水"。

[适用人群] 恶性淋巴瘤痰结硬实、消瘦纳呆者。

### 9. 猫爪草煲乳鸽

[组成] 猫爪草30克，乳鸽1只约200克。

[用法] 猫爪草洗净备用。乳鸽去毛及内脏洗净，切小块。将上二物加入适量清水煮熟，和油盐调味，饮汤食肉。

[功效] 消肿散结，滋肾补虚。

猫爪草为毛茛科植物小毛茛的块根，味甘、辛，性温，入肝、肺经，具有消肿散结的功效。《中药材手册》谓："治颈上瘰疬结核。"《河南中草药手册》谓："消肿……治瘰疬。"乳鸽是指孵出不久的幼鸽，既未换毛又未会飞翔者，味咸性平，鸽肉味嫩美，入肝、肾经，有解毒疗疮、滋肾补虚的功效。《本经逢原》谓："久患虚羸者，食之有益。"《本草再新》谓："治肝风肝火，滋肾益阴。"

[适用人群] 恶性淋巴瘤痰结成串、倦怠纳呆者。

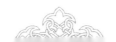

第九章

# 皮肤癌、软组织肉瘤及骨肿瘤

## 一、皮肤癌

皮肤恶性肿瘤包括皮肤表皮癌、皮肤附件癌、黑色素瘤、肉瘤及转移癌等，以皮肤癌最为多见。皮肤癌初起多为表浅的疣状突起或小结节，随后溃烂而经久不愈，溃疡边缘隆起外翻、质硬或呈菜花状，或呈局部侵蚀性浸润破坏。某些创伤经久不愈或"老烂疮"亦可癌变形成皮肤癌。在中医文献中，皮肤癌相当于"翻花疮""反花疮""恶疮"，《诸病源候论》谓："反花疮者，由风毒相搏所为，初生如饭粒，其头破则血出，便生恶肉，渐大有根，脓汁出，肉反生如花状，因名反花疮。凡诸恶疮，久不瘥者，及头大而蒂细，细者如豆，大者如菌，无苦无疼，揩损每流鲜血，久亦虚人。"《薛氏医案》谓："翻花疮者由疮疡溃后、肝火血燥生风所致，或疮口胬肉突出如菌大小不同，或出如蛇头长短不一，治法当滋肝补气。"中医学认为皮肤癌的发病与血热风燥、湿毒瘀结、肝阴亏损有关。中医饮食调理原则是着重清热祛湿，养血润燥。

### 1. 玉竹蚝豉猪肉汤

[组成] 玉竹30克，蚝豉（牡蛎肉）20克，猪瘦肉150克。

[用法] 玉竹、蚝豉洗净，猪瘦肉切块。将以上三物加清水适量煮汤，和盐调味佐膳。

[功效] 滋阴润燥，养血生肌。

玉竹味甘性微寒，质润多液，入肺、胃经，有养阴润燥、补中益气的功

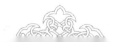

效。《日华子本草》谓："除烦热，止渴，润心肺，补五劳七伤、虚损。"《日用本草》谓："补中益气。"《本草便读》谓："质润之品，培养肺、脾之阴，是其所长。"蚝豉即牡蛎肉晒干，又称牡黄，味甘、咸，性平，味鲜美，有滋阴养血的功效。《本草拾遗》谓："煮食，主虚损。"《随息居饮食谱》谓："甘平，补五脏，调中……活血，充肌。味极鲜腴。"《医林纂要》谓："清肺补心，滋阴养血。"猪瘦肉味甘、咸，性平，入脾、胃经，有滋阴润燥生肌功效。《随息居饮食谱》谓："补肾液，充胃汁，滋肝阴。"

[适用人群] 皮肤癌形体虚弱、疮面翻花、久不收口者。

[注意] 脾虚大便溏者勿服。

### 2. 北芪炖猪蹄

[组成] 北芪60克，猪前蹄1只约500克。

[用法] 北芪洗净，用纱布包扎好。猪前蹄斩四五大方块。将二物加水慢火炖至猪蹄熟烂，去北芪渣，和盐调味，饮汤或佐膳。

[功效] 补气益血，健脾生肌。

北芪即黄芪，味甘性微温，入肺、脾经，含蔗糖、葡萄糖醛酸、黏液质、氨基酸、生物碱等，有补中益气、消疮生肌的功效。《日华子本草》谓："黄芪助气壮筋骨，长肉补血，破癥癖。"《神农本草经》谓："主痈疽，久败疮，排脓止痛……补虚。"《本草正义》谓："黄芪，补益中土，温养脾胃。"猪蹄甘温补虚。《本草纲目》谓："煮清汁，洗痈疽，清热毒，消毒气，去恶肉。"《随息居饮食谱》谓："甘咸平，填肾精而健腰脚，滋胃液以滑皮肤，长肌肉可愈漏疡，助血脉能充乳汁。"

[适用人群] 皮肤癌病久气血两虚、溃疡苍白、难以收口者。

### 3. 猪皮黑豆汁

[组成] 猪皮300克，黑豆50克，猪瘦肉100克。

[用法] 猪皮、猪瘦肉、黑豆洗净加水适量同煎煮至熟烂，和盐调

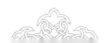

味，服食。

［功效］清肺滋肾，解毒敛疮。

猪皮味甘性凉，入肾经，有清热养阴的功效。药理研究发现新鲜猪皮制取的胶原有促进皮肤黏膜损伤愈合的作用。《山东药用动物》谓："和血脉，润肌肤。"《随息居饮食谱》谓："清虚热。"黑豆又称乌豆，味甘性平，入脾、肾经，富含蛋白、脂肪及多种维生素，有清热解毒、养阴利水的功效。《本草纲目》谓："黑豆入肾功多，故能治水，消胀，下气，制内热而活血解毒。"《食经》谓："煮汁饮，疗温毒水肿，除五淋，通大便，去结积。"《食物本草会纂》谓："散五脏结积，除胃热，逐水气，消肿胀，散瘀血。"《神农本草经》谓："除痈肿煮汁饮，止痛。"《日华子本草》谓："调中下气，通经脉。"

［适用人群］皮肤癌焮热肿痛、溃烂渗液者。

### 4. 土茯苓田鸡汤

［组成］土茯苓100克，田鸡250克。

［用法］田鸡去皮及肠脏，先将土茯苓用水煮1小时，滤出汁，再重复煎1小时；合并药液至500毫升，将田鸡放入土茯苓汁中煮至熟烂，和盐调味，饮汤食肉。

［功效］清热解毒，利水消肿。

土茯苓味甘、淡，性平，入肝、胃经，有清热利湿、解毒利尿的功效。《本草纲目》谓："健脾胃，强筋骨，去风湿，利关节，止泄泻。治拘挛骨痛，恶疮痈肿。"《本草正》谓："疗痈肿……除周身寒湿，恶疮。"田鸡即青蛙，味甘性凉，富含蛋白质、维生素、微量元素等多种营养素，有清热解毒、滋阴降火的功效。《本草纲目》谓："利水消肿。"《随息居饮食谱》谓："清热，行水，杀虫，解毒，愈疮。"

［适用人群］皮肤癌红肿热痛、溃烂流血渗液者。

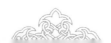

### 5. 百合田七猪肺汤

[组成] 百合50克，田七6克，猪肺300～400克。

[用法] 田七打碎，百合洗净，将猪肺切成片状，用手挤洗去猪肺气管中的泡沫，放入细盐约半茶匙，搓匀，淘洗干净，然后与百合、田七一起放入锅中，加适量清水，煮至各物熟烂，饮汤或佐膳。

[功效] 养阴清热，去瘀补虚。

田七即三七，味甘、微苦，性温，入肝、胃、大肠经，有止血、止痛、散瘀、消肿的功效。药理研究发现田七能缩短凝血时间，并能增加血小板，因而有止血作用。《本草纲目》谓："止血，散血，定痛。"《玉楸药解》谓："和营止血，通脉行瘀，行瘀血而敛新血。"百合味甘、微苦，性寒，入心、肺经，有清心润肺、滋阴安神的功效。《日华子本草》谓："安心，定胆，益志，养五脏。"《本草纲目拾遗》谓："清痰火，补虚损。"《名医别录》谓："除浮肿胪胀，痞满，寒热，通身疼痛。"猪肺味甘性平，有补肺、止血的功效。《得配本草》谓："甘、微寒，补肺。"《随息居饮食谱》谓："治肺痿，咳血，上消诸症。"

[适用人群] 皮肤癌肿痛失眠、形体虚弱者。

### 6. 鲫鱼煲葛菜

[组成] 葛花菜150克，鲫鱼1条。

[用法] 将鲫鱼去鳞及内脏，洗净，处理好，用油煎至微黄。用清水浸泡葛花菜片刻，然后洗干净待用。将鲫鱼和葛花菜一起放入瓦煲，文火煲2小时，下盐调味，饮汤食鱼。

[功效] 清热凉血，健脾利湿。

葛花菜即葛蕈，为蛇菇科植物蛇菇的全草，味苦、涩，性寒，入肺、大肠经，有凉血止血、清热解毒的功效。《本草纲目拾遗》谓："解肌热，散风火及阳明风热斑疹。"《福建药物志》谓："清热凉血，解毒消肿，治咳嗽，咯血。"《四川中药志》谓："清肺热，解热毒。治咳嗽，吐血，血崩及痔疮

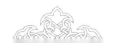

肿痛。"鲫鱼，又名鲋，为鲤科动物，味甘性平，入脾、胃、大肠经，有健脾和胃、祛湿止痢的功效。《本草图经》谓："鲫鱼，亦有大者重二三斤，性温无毒，诸鱼中最可食。"以大而雄者为佳。鲫鱼营养丰富，肉厚味美，尤宜虚人调养。《名医别录》谓："主诸疮，烧，以酱汁和敷之，或取猪脂煎用；又主肠痈。"《本草经疏》谓"入胃、大肠""鲫鱼入胃，治胃弱不下食；入大肠，治赤白久痢、肠痈。脾胃主肌肉，甘温能益脾生肌，故主诸疮久不瘥也"。《本草拾遗》谓："主虚羸，熟煮食之。"《滇南本草》谓："和五脏，通血脉，消积。"《医林纂要》谓："鲫鱼性和缓，能行水而不燥，能补脾而不濡，所以可贵耳。"

［适用人群］皮肤癌血热湿毒、皮肤红斑样皮损或糜烂潮红，伴有渗液、出血、脓臭、溃而难收者。

### 7. 鱼腥草鹧鸪汤

［组成］鲜鱼腥草150克，鹧鸪1只。

［用法］鱼腥草洗净切成小段。鹧鸪去毛和肠脏后切成块状，与鱼腥草一起放入锅内，加适量清水，炖至熟烂，和盐调味，饮汤食肉。

［功效］清热解毒，消肿除痰。

鱼腥草又称狗贴耳，味辛性寒，入肺、脾、肝经，有清热解毒、利尿消肿的功效。《本草纲目》谓："散热毒痈肿。"《医林纂要》谓："行水，攻坚……溃痈疽，去瘀血。"鹧鸪味甘性温，入脾、胃、心经，有补五脏、益心力、消痰积的功效。《食物本草备考》谓："鹧鸪，形如鸡，头如鹑，臆前有白圆点如珍珠，背毛有紫赤浪纹。"又谓："味甘性温无毒，主补五脏，益心力，能消痰积，祛温疟，解野葛、蛇、菌毒及瘟瘴病。"《医林纂要》谓："补中消痰。"

［适用人群］皮肤癌红肿热痛将溃或淋巴结肿痛者。

［注意］《食物本草备考》谓鹧鸪"不可与竹笋同食，自死者不可食"。

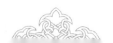

## 二、软组织肉瘤

软组织肉瘤指软组织的恶性肿瘤，发生于身体任何具有间叶组织的地方。较常见的软组织恶性肿瘤有纤维肉瘤、脂肪肉瘤、横纹肌肉瘤、滑膜肉瘤等，以纤维肉瘤较为多见。肉瘤的临床表现一般为无痛性逐渐长大的肿块，边界不清，具有局部浸润破坏及容易复发的特点。软组织恶性肿瘤与中医学中"肉瘤""阴疽""痰核"等疾病有相似之处，唐代《千金要方》谓肉瘤"勿疗，疗之杀人，慎之又慎"，指出"肉瘤"的恶性程度较高、预后较差。《外科证治全生集》谓："阴疽之症，皮色皆同，然有肿与不肿，有痛与不痛，有坚硬难移，有柔软如绵……此等证候，尽属阴虚，无论平塌大小，毒发五脏，皆曰阴疽，如其初起疼痛者易消，重按不痛而坚者，毒根深固，消之难速。"《类证治裁》谓痰结"专由肝胆经气郁痰结毒根深固"。软组织肉瘤的中医饮食调理原则为除痰散结，托里消瘤。

### 1. 田七苡米水鱼汤

[组成] 田七6克，苡米60克，水鱼1只约500克。

[用法] 田七打碎。苡米洗净。水鱼去内脏洗净切方块。将三物一起加水慢火炖熟，油盐调味，饮汤或佐膳。

[功效] 祛痰散结，健脾育阴。

田七即三七，味甘、微苦，性温，入肝、胃经，有通脉行瘀、消肿止痛的功效。《玉楸药解》谓："和营止血，通脉行瘀，行瘀血而敛新血。"《本草便读》谓："散血可和伤……行瘀并止痛。"苡米即薏苡仁，味甘、淡，性微凉，入肺、脾、肾经，含碳水化合物、蛋白质等多种营养素，有清热利湿、健脾祛痰的功效。《药品化义》谓："苡米，味甘气和，清中浊品，能健脾阴，大益肠胃。"《本草便读》谓："清寒降肺，甘淡益脾……痛、痿、胸痹、咳喘愈。"水鱼味甘性平，味鲜美，有滋补肝肾、濡养阴血的功效。《随息居饮食谱》谓："滋肝肾之阴，清虚劳之热……瘰疬、癥瘕。"

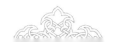

［适用人群］软组织肉瘤漫肿无头、结块疼痛者。

### 2. 慈姑木耳兔肉汤

［组成］慈姑60克，木耳15克，兔肉200克。

［用法］慈姑洗净切块，木耳浸洗干净，兔肉切块。将三物一起加水慢火炖熟烂，油盐和味调服。

［功效］祛瘀散结，滋阴补血。

慈姑即茨菰，为日常菜肴，味甘、苦，性微寒，入脾、肝经，含丰富的碳水化合物、维生素B、胰蛋白酶抑制物等，有破血消疮的功效。《随息居饮食谱》谓："专攻破血、通淋、滑胎、利窍。"《唐本草》谓："主百毒。"《滇南本草》谓："厚肠胃，止咳嗽、痰中带血或咳血。"木耳味甘性平，入胃、肠经，含糖、纤维素、蛋白质和多种微量元素，有凉血止血的功效。《随息居饮食谱》谓："补气耐饥、活血。"《本草便读》谓："性属甘平，滋养营阴治吐衄……善疗痔漏止肠红。"兔肉味甘性凉，入肝、大肠经，有补中益气、凉血解毒的功效。《名医别录》谓："主补中益气。"《本草纲目》谓："凉血，解热毒，利大肠。"《随息居饮食谱》谓："凉血，祛湿，疗疮，解热毒，利大肠。"

［适用人群］软组织肉瘤溃破出血、烦热便结者。

### 3. 海带白鸽汤

［组成］海带干30克，白鸽1只约300克。

［用法］海带干剪碎浸泡，白鸽洗净切块。将二物一起加水炖熟，和盐调味服食。

［功效］解毒散结，养阴补虚。

海带又称海草，味咸性寒，有软坚散结、清热除痰的功效。《随息居饮食谱》谓："软坚散结，行水化湿……瘿瘤、瘰疬、痈肿、瘘疮，并能治之。"《医林纂要》谓："补心、行水、消痰、软坚。消瘿瘤结核，攻寒热瘕

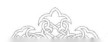

疝，治脚气水肿，通噎膈。"白鸽味甘、咸，性平，肉鲜美，富含蛋白质，入肝、肾经，有滋养肝肾、补虚益气的功效。《本经逢原》谓："久患虚赢者，食之有益。"《随息居饮食谱》谓："甘平清热，解毒愈疮。"《本草便读》谓："解药毒以补虚赢。性禀咸平益血脉。"

[适用人群] 软组织肉瘤见肿结成串、痰热便结者。

### 4. 核桃海参瘦肉羹

[组成] 核桃仁20克，海参50克（或已发透之湿品约150克），猪瘦肉100克。

[用法] 核桃仁捣蓉。海参清水浸泡一天，洗净肠腔，切块备用。猪瘦肉剁成肉末。先用姜、葱煨海参去灰味后去姜、葱，将核桃仁、海参放入鸡汤或猪骨汤中熬2~3小时至熟烂。调入猪瘦肉末，和盐调味服食。

[功效] 补肾填精，健脾养血。

核桃即胡桃，味甘性温，质润，入肾、肺经，含丰富的植物油、蛋白质、维生素等，有补肾精、润血脉的功效。《本草拾遗》谓："食之令人肥健。"《医学衷中参西录》谓："为滋补肝肾、强健筋骨之要药。"海参味甘、咸，性温，入心、肾经，富含蛋白质，有补肾益精、养血润燥的功效。《食物宜忌》谓："补肾经，益精髓，消痰涎，摄小便。"《本草求原》谓："润五脏。"《随息居饮食谱》谓："滋阴，补血……宜同火腿或猪羊肉煨食之。"猪瘦肉味甘性平，有补脾胃、滋肝肾的功效。《本草备要》谓："食之润肠胃，生津液。"

[适用人群] 软组织肉瘤病久虚衰、乏力纳呆者。

### 5. 川贝百合煲鱼头

[组成] 川贝母12克，百合60克，鲢鱼头约400克。

[用法] 川贝母打碎，用纱布包。鲢鱼头去鳃洗净，用姜、葱、油慢火煎香，去油，加川贝母、百合、水适量，慢火炖至熟烂，去川贝母，饮

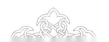

汤或佐膳。

［功效］清热散结，养阴化痰。

川贝母味苦、甘，性凉，入肺经，有润肺、化痰散结的功效。《日华子本草》谓："消痰，润心肺。"《本草正》谓："降胸中因热结及乳痈流痰结核。"《本草经》谓："疗肿瘤疡，可以托里护心，收敛解毒。"百合性寒，味甘、微苦，入心、肺经，有清心润肺、滋阴安神的功效。《神农本草经》谓："利大小便，补中益气。"《本草纲目拾遗》谓："清痰火，补虚损。"《名医别录》谓："除浮肿，胪胀，痞满，寒热，通身疼痛，及乳难，喉痹，止涕泪。"《日华子本草》谓："安心，定胆，益志，养五脏。"鲢鱼头味甘性温，入脾、胃经，有温中益气、利水的功效。《本草纲目》谓："温中益气。"《随息居饮食谱》谓："暖胃，补气，泽肤。"《药性切用》谓："调中益气。"《中国动物药志》谓："利水。"

［适用人群］软组织肉瘤红热肿痛、痰壅便结者。


### 6. 夏枯枸杞煲乌鸡

［组成］夏枯草30克，枸杞子20克，老乌雌鸡半只至1只。

［用法］将老乌雌鸡宰杀去肠脏，洗净切成块。夏枯草用纱布包扎。枸杞子洗净。将夏枯草、枸杞子、鸡肉一起放入锅中，加入适量清水，煮至熟烂，去夏枯草，和盐调味，饮汤食肉。

［功效］祛瘀散结，滋阴补虚。

夏枯草味辛、苦，性寒，入肝、胆经，有清热泻肝、消瘰散结的功效。《神农本草经》谓："主寒热、瘰疬、鼠瘘、头疮，破癥，散瘿结气。"《本草从新》谓："治瘰疬、鼠瘘、瘿瘤、瘕坚、乳痈、乳岩。"《生草药性备要》谓："去痰消脓。"枸杞子味甘性平，入肝、肾经，有滋肝肾、补虚损的功效，含甜菜碱、胡萝卜素及维生素B、维生素C等，药理研究发现对体外实验性肿瘤有一定抑制作用。《食疗本草》谓："坚筋耐老，除风，补益筋骨，能益人，去虚劳。"《本草经疏》谓："枸杞子，润而滋补，兼能退热，而专

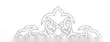

于补肾、润肺、生津、益气，为肝肾真阴不足、劳乏内热补益之要药。"老乌雌鸡味甘性温，入脾、胃经，有温中益气、补精填髓的功效。《随息居饮食谱》谓："暖胃，强筋骨……活血调经，拓痈疽。"《本草求真》谓："补虚温中。"《日华子本草》谓："安心，定志，除邪，辟恶气，治血邪，破心中宿血，及治痈疽，排脓，补新血……益气，助气。"《食物中药与便方》谓："补益五脏，治脾胃虚弱。"

[适用人群] 软组织肉瘤肿块红热肿痛、消瘦纳呆者。

### 7. 肿节风兔肉煲

[组成] 肿节风60克，兔肉300克。

[用法] 兔肉切块，肿节风纱布包煎，二物加适量清水煎煮2小时以上，去肿节风，和油盐调味服食。

[功效] 活血解毒，消肿止痛。

肿节风又名观音茶，为金粟兰科草珊瑚属植物草珊瑚的根或全草，味辛、苦，性平，入肝、大肠经，有活血散瘀、清热解毒、祛风除湿的功效。《生草药性备要》谓："煲水饮，退热。"《福建药物志》谓："活血散瘀，清热解毒，消肿止痛。"兔肉味甘性凉，入肝经，有补中益气、凉血解毒的功效。《名医别录》谓："主补中益气。"《本草纲目》谓："凉血，解热毒，利大肠。"《随息居饮食谱》谓："凉血，祛湿，疗疮，解热毒。"

[适用人群] 软组织肉瘤见漫肿胀痛、口苦便结者。

## 三、骨肿瘤

发生于骨内的肿瘤统称为骨肿瘤。原发性骨肿瘤指发生于骨骼及其附属组织的肿瘤，良性者多见，预后好；恶性者病程短，预后差。继发性骨肿瘤较原发性多见，主要由乳腺、甲状腺、肺、肝、前列腺、血液及淋巴组织或器官的恶性肿瘤转移至骨质而形成。常见原发恶性骨肿瘤有骨肉瘤、软骨肉瘤、骨纤维肉瘤等，常见原发恶性骨附属组织肿瘤有尤文氏瘤、骨网织细胞肉

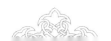

瘤、骨髓瘤等。骨肿瘤主要症状为局部疼痛、骨肿胀畸形或骨质破坏、继发性病理骨折等。

骨肿瘤在中医文献中属于"骨瘤"的范畴，早在唐宋时期已提出此病名，如《千金翼方》谓："陷脉散主二十、三十年瘿瘤及骨瘤……"《三因方》谓："瘤则有六：骨瘤、脂瘤、气瘤、肉瘤、脓瘤、血瘤。"《外科枢要》谓："若劳伤肾水，不能劳骨而为肿者，其白骨肿起，按之坚硬，名曰骨瘤。"《医宗金鉴》谓："肾主骨，恣欲伤肾，肾火郁遏，骨无荣养，致生石瘿骨瘤……骨瘤尤宜补肾散坚，利瘀利窍。"骨肿瘤中医饮食调理原则为祛瘀散结，养血补肾。

### 1. 田七蔓椒煲猪髓

[**组成**] 干蔓椒根20克（鲜根用40克），田七6克，猪骨500克（选扁骨多骨髓者，勿用长骨）或猪脊骨500克。

[**用法**] 干蔓椒根切细。田七打碎。猪骨或猪脊骨斩碎。将三物一起加水熬煮熟烂，调味饮汤。

[**功效**] 祛瘀止痛，补血填髓。

田七即三七，味甘、微苦，性温，有活血散瘀、消肿止痛的功效。《本草纲目》谓："止血、散血、定痛。"《本草求真》谓："三七，世人仅知功能止血住痛，殊不知痛因血瘀则疼作，血因敷散则血止，三七气味苦温，能于血分化其血瘀。"蔓椒即入地金牛，又称两面针，为芸香科植物两面针的干燥根或根皮，味辛、苦，性温，有小毒，根含光叶花椒碱、光叶花椒碱酮等，有消肿止痛、祛风通络的功效。《本经逢原》谓："能通经脉，去风毒、湿痹。"《陆川本草》谓："接骨，消肿，止痛，祛瘀，治跌打骨折。"猪骨味甘性平，有补阴益髓的功效。《本草图经》谓："主扑损恶疮。"《本草纲目》谓："服之补骨髓，益虚劳。"《随息居饮食谱》谓："补髓养阴……宜为衰老之馔。"

[**适用人群**] 原发恶性骨肿瘤或转移性骨癌肿胀不适、痛有定处者。

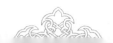

## 2. 杞子核桃炖乌龟

[组成] 枸杞子20克，核桃肉30克，乌龟1只约500克。

[用法] 枸杞子洗净，核桃肉搅细，乌龟理净切块，亦可放猪骨250克，将四物一起加水炖，和油盐调味，饮汤或佐膳。

[功效] 养血填精，滋阴补肾。

枸杞子味甘性平，入肝、肾经，含有丰富的多种维生素、β-谷甾醇、亚油酸、甜菜碱等，有滋肾润肺、补血养肝的功效。《食疗本草》谓："坚筋耐老，除风，补益筋骨，能益人，去虚劳。"《本草通玄》谓："枸杞子，补肾益精，水旺则骨强，而消渴、目昏、腰疼膝痛无不愈矣。"核桃肉甘温多脂质润，入肾、肺经，含脂肪、蛋白质、糖、维生素等多种营养素，有补肾固精、滋润血脉的功效。《本草纲目》谓："补气益血，润燥化痰，益命门，利三焦，温肺润肠。"《医学衷中参西录》谓："胡桃，为滋补肝肾、强健筋骨之要药，故善治腰疼腿疼，一切筋骨疼痛。"乌龟味甘、咸，性平，龟肉味鲜美，含丰富的蛋白质，有滋肾精、补阴血的功效。《名医别录》谓："肉作大补。"《日用本草》谓："大补阴虚；作羹。"

[适用人群] 原发恶性骨肿瘤或转移性骨癌伴腰膝酸软、患处隐痛不适者。

## 3. 石莲桑椹猪蹄汤

[组成] 石莲子肉100克，桑椹300克，猪蹄1只（前蹄并除去肥肉）。

[用法] 石莲子打破去硬壳，取肉洗净。桑椹洗净。猪蹄斩方块。将三物一起加水熬煮，和盐调味服食。

[功效] 健脾益气，滋肾补血。

莲子经霜老熟后跌落于塘泥中，久而变成带有灰黑色果壳的石莲子，其味甘、涩，性平，入心、脾、肾经，含多量的淀粉、棉子糖、蛋白质等，有养心益肾、补脾涩肠的功效。《神农本草经》谓："主补中，养神，益气力。"《本草纲目》谓："交心肾，厚肠胃，固精气，强筋骨，补虚损……"《本草便读》谓："开胃气而清心降浊。"桑椹为桑科植物桑的干燥果实，味甘性

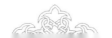

寒，入肝、肾经，含糖、鞣酸、苹果酸和多种维生素，有养阴补血、滋润肝肾的功效。《本草经疏》谓："桑椹，甘寒益血而除热，为凉血补血益阴之药。"《随息居饮食谱》谓："滋肝肾，充血液……可生啖，可饮汁，或熬以成膏，或曝干为末。"猪蹄味甘、咸，性平，有补血滋阴、生肌托疮的功效。《名医别录》谓："主伤挞诸败疮，下乳汁。"《随息居饮食谱》谓："填肾精而健腰脚……长肌肉可愈漏疡。"

　　[适用人群] 原发恶性骨肿瘤或转移性骨癌纳呆便溏、短气乏力者。

### 4. 补骨脂猪脊黄鳝汤

　　[组成] 补骨脂15克，猪脊骨300克，黄鳝300克。

　　[用法] 补骨脂用棉布包好。猪脊骨连骨带肉洗净斩成块状。黄鳝宰后去肠脏切块。将补骨脂、猪脊骨放入锅内，加适量清水煎煮2小时，去补骨脂，放入黄鳝煮半小时，和盐调味，饮汤食肉。

　　[功效] 补肾益髓，健脾养血。

　　补骨脂为豆科补骨脂属植物补骨脂的种子，味辛、苦，性温，入肾、脾经，有补肾助阳、温脾止泻的功效。《开宝本草》谓："主五劳七伤……骨髓伤败。"《玉楸药解》谓："温暖水土，消化饮食，升达肝脾。"《药性论》谓："主腰疼，膝冷……逐诸冷痹顽。"猪脊骨味甘性平，入肾经，有滋阴润燥、补阴益髓的功效。《本草纲目》谓："服之补骨髓，益虚劳。"《随息居饮食谱》谓："补髓养阴……宜为衰老之馔。"黄鳝又称鳝鱼，味甘性温，入肝、脾、肾经，有补虚损、强筋骨的功效。《名医别录》谓："主补中益血。"《滇南本草》谓："添精益髓，壮筋骨。"《本草衍义补遗》谓："善补气。"《本草经疏》谓："鳝鱼，甘温俱足，所以能补中益血。"

　　[适用人群] 原发恶性骨肿瘤或转移性骨癌伴羸弱短气、腰膝酸软者。

### 5. 杜仲大枣猪腰汤

　　[组成] 杜仲15克，大枣15枚，猪腰150克，猪骨300克。

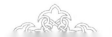

［**用法**］杜仲、大枣洗净。猪骨洗净斩细。猪腰切成腰花，和油盐调匀。将杜仲、大枣、猪骨加清水放入锅中煮2小时，滤出汤液500毫升，放入腰花煮沸15分钟，调味温服。

［**功效**］补益肝肾，坚强筋骨。

杜仲，味甘、微辛，性温，入肝、肾经，有补肝肾、强筋骨的功效。《本草经》谓："主腰脊痛，补中益精气，坚筋骨。"《玉楸药解》谓："益肝肾，养筋骨，去关节湿淫，治腰膝酸痛，腿足拘挛。"《本草纲目》谓："润肝燥，补肝经风虚。"大枣味甘性温，含蛋白质、糖类、枣酸、鞣酸、钙、磷、铁，以及维生素A、维生素$B_2$、维生素C等，有养血补脾的功效。《本草经》谓："安中养脾，助十二经，平胃气。"《名医别录》谓："补中益气，强力。"猪腰即猪肾，味咸性平，入肾经，有补肾益阴的功效。《日华子本草》谓："利水脏，暖腰膝，补膀胱。"《本草求原》谓："泻肾虚热……阳痿腰痛。"《名医别录》谓："和理肾气，通利膀胱。"

［**适用人群**］原发恶性骨肿瘤或转移性骨癌消瘦乏力、腰酸纳少者。

### 6. 首乌炖鸡汁

［**组成**］何首乌60克，乌骨鸡半只至1只。

［**用法**］乌骨鸡去毛及肠脏，勿斩细，与何首乌一起加水同煮至熟烂，和盐调味，饮汤食肉。

［**功效**］补益肝肾，生精养血。

何首乌为蓼科植物何首乌的干燥块根，味苦、甘、涩，性温，入肝、肾经，有补肝肾、益精血、滋阴强壮、祛风解毒的功效。《滇南本草》谓："涩精，坚肾气。"《开宝本草》谓："消痈肿……益血气，黑髭鬓，悦颜色。"《何首乌传》谓："治腰膝之病痰癖长筋骨，益精髓，壮气，驻颜。"《药性切用》谓："为平补阴血之良药。"《药性通考》谓："养血祛风。"乌骨鸡味甘性平，入肝、肾经，有养阴益血、滋补肝肾的功效。《本草纲目》谓："补虚劳羸弱。"《随息居饮食谱》谓："补虚暖胃，强筋骨，续绝伤……乌

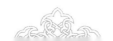

骨鸡滋补功优。"《本草再新》谓："益肾养阴。"《本草经疏》谓："乌骨鸡，补血益阴。"

[适用人群] 原发恶性骨肿瘤或转移性骨癌见头晕目眩、纳呆眠差者。

### 7. 松子核桃芝麻膏

[组成] 松子仁20克，核桃仁40克，芝麻15克，粳米粉20克，白糖适量。

[用法] 松子仁、核桃仁、芝麻炒香后皆用搅拌机搅碎，粳米粉调入100毫升水备用，先将松子仁、核桃仁、芝麻、白糖加水200毫升煮开，趁热调入粳米粉水，边调边搅拌，煮熟后服用。

[功效] 滋肾益髓，健脾补中。

松子仁为松科植物红松的种子，味甘性微温，入肝、肺、大肠经，有养血补中、润燥滑肠的功效。《海药本草》谓："松子温胃肠，久服轻身，延年益寿。"在人们心目中，松子被视为"长寿果"，又被称为"坚果中的鲜品"。《日华子本草》谓："虚羸少气，补不足，润皮肤，肥五脏。"《本草通玄》谓："益肺止咳，补气养血，润肠止渴，温中搜风……阴虚多燥者珍为神丹。"《药性切用》谓："醒脾开胃，解郁润肠。"核桃仁味甘性温，质润，入肾、肺经，含丰富的植物油、蛋白质、维生素等，有补肾精、润血脉的功效。《本草拾遗》谓："食之令人肥健。"《医学衷中参西录》谓："为滋补肝肾、强健筋骨之要药。"芝麻为胡麻科草本植物芝麻的种子，味甘性平，入肝、肾经，有补肝肾、润五脏的功效。《本草备要》谓："补肺气，益肝肾，润五脏，填精髓，坚筋骨，明耳目，耐饥渴，乌髭发。"《名医别录》谓："补益精液，润肝脏，养血舒筋。"粳米即大米，味甘性平，入脾、胃经，有补中益气、健脾养胃的功效。《随息居饮食谱》谓："粳米甘平，宜煮粥食……故贫人患虚证，以浓米汤代参汤。"《本草经疏》谓："为五谷之长，人相赖以为命也。"

[适用人群] 恶性骨肿瘤见羸弱眩晕、消瘦不思饮食者。

### 8. 羊藿叶猪肝汤

[组成] 淫羊藿叶30克，猪肝100克，猪瘦肉100克。

[用法] 淫羊藿叶及猪瘦肉洗净，猪肝切薄片和油盐备用。将淫羊藿叶、猪肉加水煎煮1小时，滤出药汁约300毫升，加猪肝煮沸约15分钟，调味后温服。

[功效] 温养心肾，壮骨补血。

淫羊藿叶为小檗科植物淫羊藿、箭叶淫羊藿、心叶淫羊藿的干燥茎叶，味辛、甘，性微温，入肾、肝经，有补肾壮阳、强筋健骨、祛风除湿的功效。《日华子本草》谓："补腰膝，强心力……筋骨挛急，四肢不任。"《医林纂要》谓："补命门肝肾，能壮阳益精，亦去寒痹。"《名医别录》谓："坚筋骨，消赤痛。"猪肝，味甘、苦，性温，入肝、脾、胃经，有补肝养血、补气健脾的功效。《本草纲目》谓："补肝明目，疗肝虚浮肿。"《食医心镜》谓："主脾胃气虚。"

[适用人群] 原发恶性骨肿瘤或转移性骨癌见形寒肢冷、消瘦贫血、不思饮食者。

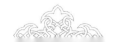

# 第十章

# 恶性肿瘤术后的营养疗法

　　外科手术在肿瘤的治疗中占有重要的位置。良性肿瘤采用手术切除常可彻底治愈。恶性肿瘤除属于全身性疾患的白血病等外，其余癌瘤处于初期阶段、病灶比较局限时，皆有手术治疗的机会。近代医学科学技术的成就促进了肿瘤外科学的发展，使恶性肿瘤的手术治疗率和治愈率逐渐提高。癌症患者经手术治疗后，其癌块虽被切除，但其体质是否复原，能否参加生产劳动，癌瘤有否复发可能等，常因人因病而异，说明手术后仍有必要进行积极的康复治疗。饮食调理可以在康复治疗中发挥重要的作用。

　　中医认为手术治疗必将导致伤气耗阴失血。手术过程的出血和体液丢失、组织器官创伤，可能影响机体的神经和内分泌功能；手术后的禁食和胃肠减压等，可能使消化腺和胃肠道产生功能紊乱。所以，手术后常表现为脾胃失调、气血亏损或气阴两伤的病机，是消极地等待机体自然恢复，抑或积极地采取一些调整机体功能、促使组织修复的治疗措施，将给病者带来不同的后果。恶性肿瘤手术后中医饮食调理原则是健脾养胃、益气育阴、滋肾补血。

## 1. 羊奶冰糖煮鸡蛋

　　［组成］羊奶250毫升，冰糖适量，鸡蛋1～2个。

　　［用法］冰糖打碎，先用清水少许煮溶冰糖，倒入羊奶煮沸，即放鸡蛋，拌匀将沸时即可。

　　［功效］补中和胃，润燥养血。

　　羊奶为牛科动物山羊或绵羊的乳汁，味甘性温，有润肺养胃、补益虚损

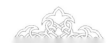

的功效。羊奶中含有丰富的蛋白质和矿物质，其蛋白质又较不容易引起过敏反应，适于手术后胃肠功能疲弱之患者。《食疗本草》谓："补肺、肾气，和小肠……治虚劳，益精气。"《本草纲目》谓："反胃人宜时时饮之，取其开胃脘、大肠之燥也。"冰糖味甘性平，入肺、脾经，有润肺养胃解毒的功效。《本草再新》谓："补中益气，和胃润肺。"鸡蛋味甘性平，有滋阴润燥，养血补虚的功效。鸡蛋的蛋白质含量极高，除缺乏维生素C外，各种营养素较齐全，与奶类配合，是病后调养的最佳补品。《日华子本草》谓："镇心、安五脏。"《本草便读》谓："鸡子内黄外白，入心肺，宁神定魄……亦能补益脾胃。"

[适用人群] 各种癌症手术后脾胃虚弱、纳呆乏力者。

## 2. 人参鸡肉鱼肚羹

[组成] 人参10克，鸡肉150克，鱼肚50克。

[用法] 人参切片。鸡肉去皮及筋条，切细丝。鱼肚清水浸漂至柔软后切细。将三物加水适量煮熟，相和作羹，调味服食。

[功效] 健脾益气，补肾生血。

人参味甘、微苦，性微温，入脾、肺经，有大补元气、健脾生津的功效。《神农本草经》谓："主补五脏，安精神，止惊悸，除邪气。"《本草汇言》谓："人参，补气生血，助精养神之药也。故真气衰弱，短促气虚，以此补之；如营卫空虚，用之可治也；惊悸怔忡，健忘恍惚，以此宁之；元神不足，虚羸乏力，以此培之；如中气衰陷，用之可升也；又若汗下过多，津液失守，用之可以生津而止渴；脾胃衰落，饮食减常，或吐或呕，用之可以和中而健脾。"《十药神书》中的"独参汤"用人参与大枣同煮作为出血后之滋补剂。人参中的某些成分有明显的抗肿瘤作用。商品人参药材的品种繁多，以野山参价昂贵，园参最逊。高丽参补气而偏热，洋参益气而偏凉。鸡肉味甘性温，有补中益气、滋肾生血的功效。《随息居饮食谱》谓："补虚暖胃，强筋骨，续绝伤。"鱼肚即鱼鳔，又称鱼胶，味甘性平，入肾经，有补肾填精、止

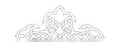

血生血的功效。《本草纲目》谓："鳔，止折伤血出不止。"《本草新编》谓："补精益血""鱼鳔胶稠，入肾补精，恐性腻滞，加入人参，以气行于其中，则精更益生，而无胶结之弊也。"

[适用人群] 癌症手术治疗后消瘦纳呆、目眩短气者。

### 3. 鲜蚝肉末粥

[组成] 鲜蚝（小粒）100克，猪瘦肉50克，粳米50克，胡椒、细盐适量。

[用法] 猪瘦肉切碎。粳米淘洗干净，放入砂锅内，加猪瘦肉和适量水煮至米烂粥成，加入鲜蚝煮沸即可，胡椒、细盐适量调味，温热食服。

[功效] 健脾养胃，益气补血。

鲜蚝肉为牡蛎科近江牡蛎的新鲜肉，《本草纲目》谓："蚌蛤之属，皆有胎生卵生，独此化生，纯雄无雌，故得牡名，曰蛎曰蚝，言其粗大也……肉治虚损，解酒后烦热……滑皮肤。"《本草拾遗》谓："煮食，主虚损……调中，结丹毒。"猪瘦肉味甘性平，有滋阴润燥、补益脾胃的功效。《随息居饮食谱》谓："补肾液，充胃汁，滋肝阴，润肌肤。"《本草备要》谓："食之润肠胃，生津液，丰肌体，泽皮肤。"粳米即大米，味甘性平，入脾、胃经，有补中益气、健脾养胃的功效。《随息居饮食谱》谓："粳米甘平，宜煮粥食……以浓米汤代参汤。"胡椒为胡椒科植物胡椒的果实，原产于印度，味辛性热，入胃、肠经，有温中下气、止呕消痰的功效。《唐本草》谓："主下气，温中，去痰，除脏腑中风冷。"《本草纲目》谓："暖肠胃，除寒湿反胃。"《本草衍义》谓："胡椒，去胃中寒痰吐水，食已即吐，其验。"《圣惠方》用胡椒配生姜"治反胃呕哕吐食，数日不定"。

[适用人群] 各种癌症手术后形体虚弱、不思纳食者。

### 4. 龙眼猪骨炖乌龟

[组成] 龙眼肉30克，猪脊骨连肉带髓300~400克，乌龟1只约400克。

[用法] 龙眼肉洗净。猪脊骨连肉带髓斩碎。乌龟宰杀后去肠脏切细。

将三物一起加水适量久熬，和盐调味服食。

[**功效**] 健脾生血，滋肾养阴。

龙眼肉味甘性温，入心、脾经，有益心脾、补气血的功效。《神农本草经》谓："主五脏邪气，安志厌食，久服强魂聪明。"《得配本草》谓："益脾胃，葆心血，润五脏，治怔忡。"猪脊骨味甘性平，有补血滋肾的功效，既有猪肉滋阴补血之功，又兼猪髓补阴益髓之效，最适宜手术后体虚之调养。《千金食治》谓："宜肾，补肾气虚竭。"《随息居饮食谱》谓："补髓养阴……宜为衰老之馔。"乌龟性平，味甘、咸，入肝、肾经，有益阴补血、滋肾健骨的功效。《名医别录》谓："肉作羹，大补。"《本草蒙筌》谓："专补阴衰，善滋肾损。"

[**适用人群**] 各种癌症手术后短气乏力、心悸纳呆者。

### 5. 杞子瘦肉水鱼汤

[**组成**] 枸杞子20克，猪瘦肉100克，水鱼1只约500克。

[**用法**] 枸杞子洗净。猪瘦肉切细。水鱼宰杀去肠脏后切方块。将三物加水适量炖熟烂，和盐调味服食。

[**功效**] 滋阴养血，补益肝肾。

枸杞子味甘性平，入肝、肾经，有补血明目、滋养肝肾的功效。《食疗本草》谓："坚筋耐老，除风，补益筋骨，能益人，去虚劳。"《本草经疏》谓："枸杞子，润而滋补……为肝肾真阴不足、劳乏内热补益之要药。"《重庆堂随笔》谓："枸杞子，圣济以一味治短气，余谓其专补血，非他药所能及也。"猪瘦肉味甘性平，有补肝肾、滋阴血的功效。《本经逢原》谓："精者补肝益血。"水鱼即鳖，又称团鱼，味甘性平，有滋阴、补血、益气的功效。《名医别录》谓："主伤中益气，补不足。"《日用本草》谓："补劳伤，壮阳气，大补阳之不足。"

[**适用人群**] 各种癌症手术治疗后消瘦贫血、心悸短气者。

### 6. 北芪虫草炖老鸭

[组成] 北芪30克，冬虫夏草15克，老鸭1只。

[用法] 北芪切片洗净纱布包扎。冬虫夏草洗净。老鸭宰杀后去肠脏及膏油，纳入北芪、冬虫夏草于鸭腹，竹签缝合，加水适量炖至鸭熟烂，和盐调味，去竹签及北芪，饮汤或佐膳。

[功效] 补中益气，滋阴生血。

北芪即黄芪，味甘性微温，入肺、脾经，有补中健脾、益气生肌的功效。黄芪是一种良好的强壮补益中药，研究显示其可显著延长原代人胎肾细胞、原代金黄地鼠及小鼠肾细胞、人胎肺二倍体细胞的生长寿命，使动物多种酶的活性增加，体力增强，可见黄芪能改善细胞及机体的营养与能量代谢；此外，黄芪能促进动物周围血中的白细胞增加，对抗化学药物、放射线或其他原因引起人类的白细胞减少，能显著提高单核巨噬细胞及白细胞的吞噬功能。《日华子本草》谓："黄芪助气壮筋骨，长肉补血，破癥癖，治瘰疬。"《本草备要》谓："多用补中，益元气，温三焦，壮脾胃，生血，生肌，排脓内托，疮痈圣药。"《本草正义》谓："黄芪，补益中土，温养脾胃，凡中气不振，脾土虚弱，清气下陷者最宜。"冬虫夏草味甘性温，入肺、肾经，有补虚益肾、填精止血的功效。《本草从新》谓："保肺益肾，止血化痰。"《药性考》谓："秘精益气，专补命门。"鸭肉味甘性凉，有滋阴补血的功效，而以老鸭滋阴功胜。《随息居饮食谱》谓："滋五脏之阴，清虚劳之热，补血行水，养胃生津……雄而肥大极老者良。"《本草纲目拾遗》即以冬虫夏草合老雄鸭及酱油、酒如常蒸烂食之，"治病后虚损"。

[适用人群] 各种癌症手术治疗后气弱血虚或手术后创口难以愈合者。

### 7. 雪耳鲍鱼瘦肉汤

[组成] 雪耳15克，鲜鲍鱼1~2只（肉重70~80克），猪瘦肉100克。

[用法] 雪耳清水浸泡。鲍鱼洗净去肠脏。猪瘦肉洗净切碎。将三物连鲍鱼壳一起放入锅内加水慢火炖熟，和盐调味温服。

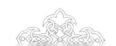

［功效］滋阴润肺，养胃生津。

雪耳即白木耳，味甘、淡，性平，含丰富的植物多糖及多糖蛋白、微量元素等，有养胃生津、滋阴润肺的功效。《本草再新》谓："滋阴清肺。"《饮片新参》谓："清补肺阴，滋液，治劳咳。"鲍鱼即鳆鱼，又称九孔螺，味甘性平，肉鲜美，富含蛋白质及多种氨基酸，有滋阴清热、益精明目的功效。《蜀本草》谓："主咳嗽，啖之明目。"《随息居饮食谱》谓："补肝肾，益精明目，开胃营养。"猪瘦肉，味甘性平，有补脾胃、滋肝肾的功效。

［适用人群］各种癌症手术后消瘦纳呆、干咳无痰者。

## 8. 党参圆蹄汤

［组成］党参30克，大枣20克，猪前蹄约300克。

［用法］猪前蹄洗净斩块，加入洗净之党参、大枣（去核），清水适量，文火炖至猪蹄熟烂，和盐调味，饮汤或佐膳。

［功效］补气养血，安神疗虚。

党参味甘性平，入肺、脾经，有补中、益气、生津的功效。《本草从新》谓："补中益气，和脾胃，除烦渴。"《本草纲目拾遗》谓："治肺虚，益肺气。"《科学的民间药草》谓："补血剂。适用于慢性贫血，萎黄病，白血病，腺病，佝偻病。"大枣味甘性温，入脾、胃经，有补脾和胃、益气生津、调营卫、解药毒的功效。《神农本草经》谓："主心腹邪气，安中养脾，助十二经。平胃气，通九窍，补少气、少津液，身中不足……"《日华子本草》谓："补五脏，治虚劳损，除肠胃癖气。"李杲谓："温以补脾经不足，甘以缓阴血，和阴阳，调营卫，生津液。"猪蹄味甘、咸，性平，入胃经，有补血、通乳、托疮的功效。《随息居饮食谱》谓："填肾精而健腰脚，滋胃液以滑皮肤，长肌肉可愈漏疡，助血脉能充乳汁，较肉尤补。"

［适用人群］各种癌症手术后短气乏力、神疲纳呆者。

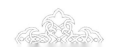

### 9. 杞子海参羹

[组成] 枸杞子30克，海参已发透湿品150克，乌骨鸡1只，鸡蛋1枚。

[用法] 全乌骨鸡去毛及肠脏洗净（勿斩块），海参洗净切细，枸杞子拣选干净，将鸡、海参、枸杞子一起放入锅内，煎至海参熟烂，捞起全鸡（可另食用），趁热放入生鸡蛋后迅速搅匀成羹状，和盐调味服食。

[功效] 补肾益精，滋阴养血。

枸杞子为枸杞成熟的果实，味甘性平，入肝、肾经，有滋肝肾、补虚损的功效。枸杞子含甜菜碱、胡萝卜素及维生素B、维生素C等，药理研究发现对体外实验性肿瘤有一定抑制作用，而且对各种癌瘤放射或化学治疗后的白细胞减少有较好的疗效。《食疗本草》谓："坚筋耐老，除风，补益筋骨，能益人，去虚劳。"《本草经疏》谓："枸杞子，润而滋补，兼能退热，而专于补肾、润肺、生津、益气，为肝肾真阴不足、劳乏内热补益之要药。"《重庆堂随笔》："枸杞子，《圣济》以一味治短气，余谓其专补已血，非他药所能及也。"海参，味咸性温，入心、肾经，有补肾益精、养血润燥的功效。《药性考》谓："降火滋肾，通肠润燥。"《本草求原》谓："润五脏，滋精利水。"《随息居饮食谱》谓："滋阴，补血，健阳，润燥，调经。"鸡蛋味甘性平，有滋阴润燥、养血补虚的功效。鸡蛋的蛋白质含量极高，与奶类配合，是病后调养的最佳补品。《日华子本草》谓："镇心、安五脏。"《本草便读》谓："鸡子内黄外白，入心肺，宁神定魄……亦能补益脾胃。"

[适用人群] 各种癌症手术后羸瘦眩晕、纳呆乏力者。

### 10. 姜汁黄鳝煲

[组成] 生姜50克，黄鳝200～300克。

[用法] 用生姜榨取姜汁10～15毫升。将黄鳝宰后洗净切成段，与生姜汁及适量油盐、生粉拌匀，放入锅中加入适量清水，煮熟后，服食。

[功效] 补血益精，健脾养胃。

黄鳝又称鳝鱼，味甘性温，入肝、脾、肾经，有补虚损、强筋骨的功

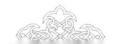

效。《名医别录》谓："主补中益血。"《滇南本草》谓："添精益髓，壮筋骨。"《本草衍义补遗》谓："善补气。"姜汁味辛性温，入肺、脾、胃经，有祛寒、健胃的功效。《得配本草》谓："解郁调中，开寒痰，止呕哕。"《本草拾遗》谓："解毒药，破血调中，去冷除痰，开胃。"

[适用人群] 各种癌症手术后贫血眩晕、胃寒纳呆者。

### 11. 参虫复元饮

[组成] 高丽参12克，冬虫夏草10克，桂圆肉10克，鸡胸肉60克。

[用法] 鸡胸肉切块，高丽参切薄片，冬虫夏草、桂圆肉洗净，上四物放入炖盅加水适量，密盖，隔水炖2小时和盐调味，饮汤或佐膳。

[功效] 补脾益肾，生血复元。

高丽参别名朝鲜参、别直参，为五加科植物人参带根茎的根，经加工蒸制而成。其味甘、微苦，性微温，入脾、肺经，有大补元气、健脾生津的功效。《神农本草经》谓："主补五脏，安精神，止惊悸，除邪气。"《药性论》谓："主五脏气不足，五劳七伤，虚损瘦弱，吐逆不下食，止霍乱烦闷呕哕，补五脏六腑，保中守神。"冬虫夏草为麦角菌科植物冬虫夏草菌的子座及其寄主蝙蝠蛾科昆虫虫草蝙蝠蛾等的幼蜓体的复合体，味甘性温，入肺、肾经，有滋补强壮、益气化痰的功效。冬虫夏草含粗蛋白、脂肪、碳水化合物、虫草酸和虫草素等，有一定的抗肿瘤作用。《本草从新》谓："保肺益肾，止血化痰，已劳嗽。"《本草纲目拾遗》谓："益肠胃，化痰理气。"桂圆肉即龙眼肉，为无患子科植物龙眼的假种皮，味甘性温，能益脾补血。《滇南本草》谓："养血安神……开胃益脾。"鸡肉味甘性温，入脾、胃经，有补中益气、填精益髓的功效。《日华子本草》谓："黄雌鸡……添髓补精……黑雌鸡……补心血。"复元者，恢复元气之谓。元气是人身根本，生于先天肾脏，滋养于后天脾胃。本方能大补脾肾，滋养元气，故称复元饮。

[适用人群] 各种癌症手术后消瘦贫血、短气乏力或虚弱纳呆者。

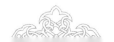

# 第十一章

# 癌症放射治疗期间的营养疗法

　　应用放射线照射肿瘤组织，可以抑制和破坏某些肿瘤细胞。恶性肿瘤经过放射治疗后肿块很快缩小或消失者称为放射敏感性肿瘤，如恶性淋巴瘤、骨髓瘤、上呼吸道的淋巴上皮癌、精原细胞瘤、尤文氏瘤等。有的恶性肿瘤虽经大量的照射，肿瘤仍可继续生长，称为放射抵抗性肿瘤，如软组织恶性肿瘤、黑色素瘤、成骨肉瘤、胃肠道的腺癌等。对放射线的敏感性介乎以上两者之间的称为放射线中度敏感性肿瘤，如头颈部、肺部和食管的鳞状上皮癌。

　　放射治疗虽然能够消减癌细胞，但由于放射线对肿瘤细胞和正常细胞均同时产生生物效应和破坏作用，使正常组织亦受到一定的损害，称为放射副反应，如子宫颈癌放射治疗时可引起放射性直肠炎（腹泻或便血）和放射性膀胱炎（尿频、尿痛或尿血）；肺癌、食管癌、乳腺癌、纵隔肿瘤等的放射治疗中可出现放射性肺炎，表现为咳嗽、气短、发热等。放射的副反应与照射野的大小、照射量的多少及放射疗程的长短有密切的关系。放射线电离辐射产生的生物效应引起的反应症状如果不能完全恢复，则可遗留各种程度不同的后遗症。

　　放射治疗期间可有各种局部和全身的反应症状，主要为皮肤与黏膜、神经、消化及造血系统的副反应。皮肤和黏膜的副反应表现为皮肤红斑、色素沉着或脱屑，瘙痒或毛发脱落，甚至出现水疱或渗液，黏膜有充血，出现白膜、溃烂或出血等。对局部反应要避免抓搔、日光暴晒及外搽刺激性药物。全身反应表现为头晕眼花、疲乏或烦躁、嗜睡或失眠、口干口苦、食欲减退、恶心呕吐、白细胞与血小板减少或贫血等。中医辨证因其处于放射治疗中或放射治疗后而有所不同。一般在放射治疗中常见头晕、烦躁、失眠、口苦、恶心或呕

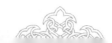

吐，如兼溺黄、大便结、舌苔黄干、脉滑数者，为热伤肺胃，此时饮食调理要求避免烟、酒及刺激性食物，多吃高蛋白质、含丰富维生素和清润滋补的食物。饮食要多样化而又易于消化，宜多饮汤水。中医饮食调理原则为清肺滋阴，养胃健脾。在放射末期或放射治疗后，出现眩晕疲乏、嗜睡口淡、食欲减退或大便溏薄，白细胞减少或有明显贫血症状，舌质晦暗、脉细或细数无力者，为脾肾亏虚。某些患者经放射治疗后可有迟发反应，在放射治疗结束后数周乃至数年出现放射副反应，其病机亦责之脾肾虚损，中医饮食调理原则皆为健脾益气，补肾填髓。对于放射治疗后骨髓抑制而出现贫血或白细胞明显下降者，在饮食调理中适量加入人参、黄芪、女贞子、枸杞子、龙眼肉、大枣等，有补血和提升白细胞的作用。

### 1. 梨汁蔗浆葡萄露

［组成］雪梨汁1份，竹蔗汁2份，葡萄汁1份，每份40～50毫升。

［用法］将以上三物和匀冷服，或适当加热后温服。

［功效］滋阴清肺，增液养胃。

雪梨性凉，味甘，入肺、胃经，有清热润肺、生津止渴的功效。《食疗本草》谓："胸中痞塞热结者可多食好生梨。"《本草纲目》谓："润肺凉心，消痰降火，解疮毒。"《本草通言》谓："生者通六腑之热。"竹蔗味甘性寒，入肺、胃经，有清热养胃、生津止渴的功效。《本草再新》谓："和中清火，平肝健脾，生津止渴……解疮火诸毒。"《本草纲目》谓："蔗，脾之果也，其浆甘寒，能泻火热。"《随息居饮食谱》谓："利咽喉……大补脾阴。"葡萄性平，味甘、酸，入肺、脾、肾经，有补气血、滋阴液的功效。《滇南本草》谓："大补气血。"《随息居饮食谱》谓："补气，滋肾液，益肝阴，强筋骨，止渴。"梨、竹蔗与葡萄含有丰富的多种维生素，对于放射线电离辐射的生物效应和破坏作用，有良好的修复功效。

［适用人群］各种癌症放射治疗期间出现烦躁口干、恶心纳呆、便结溺黄者。

### 2. 百合田七炖兔肉

[组成] 百合50克，田七6克，兔肉250克。

[用法] 百合洗净。田七切片。兔肉斩细。将三物一起加水适量，文火炖熟烂，调味后饮汤或佐膳。

[功效] 清热解毒，滋阴养胃。

百合性凉，味甘、微苦，入心、肺经，有清心润肺、滋阴安神的功效。《神农本草经》谓："利大小便，补中益气。"《本草纲目拾遗》谓："清痰火，补虚损。"田七即三七，性温，味甘、微苦，入肝、胃经，有祛瘀解毒、消肿止痛的作用。《本草纲目》谓："止血、散血、定痛。"《玉楸药解》谓："和营止血，通脉行瘀……一切瘀血皆破。"药理研究表明田七有明显增加冠状动脉血流量的作用，从而改善血液循环，临床观察到放射治疗中口服田七有一定的增敏效果，可能由于田七改善血液循环、保证氧供应继而提高癌细胞敏感性，因而增强电离辐射的灭癌效应。兔肉味甘性凉，入肝、大肠经，有凉血解毒、补中益气的功效。《神农本草经》谓："主补中益气。"《随息居饮食谱》谓："凉血，祛湿，疗疮，解热毒。"

[适用人群] 各种癌症放射治疗期间肿块焮热、烦躁眠差者。

### 3. 雪哈马蹄羹

[组成] 雪哈5克，鲜马蹄100克，马蹄粉10克，冰糖适量。

[用法] 把鲜马蹄洗净，去皮，切碎；雪哈用温水发透、发胀，去黑籽及筋膜、剪成细件；冰糖打碎；马蹄粉调清水50毫升，待用。把鲜马蹄、雪哈同放炖杯内，放入冰糖，加清水150毫升，先煎煮30分钟后趁热搅拌调入马蹄粉水至滚开成羹即可食用。

[功效] 滋肾润肺，凉血解毒。

马蹄，为莎草科植物荸荠的球茎，味甘性寒，入肺、胃经，含淀粉、蛋白质等，尚含一种不耐热的抗菌成分荸荠英，有清热化痰、凉血消积的功效。《本草再新》谓："清心降火，补肺凉肝，消食化痰，破积滞，利脓血。"

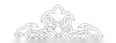

《本草新编》谓："乌芋，切片晒干，入药最消痞积。"《得配本草》谓："消坚积，止消渴。"《日华子本草》谓："开胃消食。"《本草从新》谓："消食攻积，除胸中实热，治五种噎膈。"《疾病饮食指南》谓："消痰热宽胸膈。"《本草汇编》谓："疗五种膈气，消宿食，饭后宜食之。"雪哈又名哈士蟆，为蛙科动物中国林蛙或黑龙江林蛙雌性的干燥输卵管和卵巢，味甘、咸，性平，入肺、肾经，有补肾益精、润肺养阴的功效。《饮片新参》谓："养肺、肾阴，治虚劳咳嗽。"《中药志》谓："补虚，退热，治体虚、精力不足。"冰糖性平，味甘，入肺、脾经，有润肺养胃解毒的功效。《本草再新》谓："补中益气，和胃润肺。"

[适用人群] 头颈肿瘤及肺、纵隔等胸部肿瘤放射治疗后眩晕乏力、口干咽燥、干咳纳呆者。

### 4. 燕窝雪耳羹

[组成] 燕窝5克，雪耳20克，蜜糖15～24克。

[用法] 燕窝拣洗干净。雪耳清水浸泡。将燕窝、雪耳一起加水适量，慢火久煮至燕窝与雪耳溶解，调入蜜糖温服。

[功效] 滋阴补虚，润肺养胃。

燕窝味甘性平，入肺、胃、肾经，有滋阴养血、补中益气的功效。《食物宜忌》谓："壮阳益气，和中开胃，添精补髓，润肺。"《本草再新》谓："大补元气，润肺滋阴。"《本经逢原》谓："调补虚劳。"雪耳即白木耳，性平，味甘、淡，有滋阴润肺、养胃生津之功效。《本草再新》谓："润肺滋阴。"《饮片新参》谓："清补肺阴，滋液，治劳咳。"蜜糖味甘性平，入肺、脾、大肠经，有增液润燥、补中益气的作用。《神农本草经》谓："安五脏诸不足，益气补中，止痛解毒，和百药。"《本草纲目》谓："和营卫，润脏腑，通三焦，调脾胃。"

[适用人群] 各种癌症放射治疗期间咽喉热痛、干咳痰少或治疗后出现皮肤黏膜溃破、口干烦渴者。

### 5. 北芪杞子煲水鱼

[组成] 北芪30克，枸杞子20克，水鱼1只约500克（亦可和猪瘦肉60克）。

[用法] 北芪切片，纱布包扎。枸杞子洗净。水鱼宰杀去肠脏后斩细。将三物一起加水适量炖熟烂，去北芪渣，油盐调味服食，亦可和入猪瘦肉调味。

[功效] 补中益气，滋阴生血。

北芪即黄芪，味甘性微温，入肺、脾经，有补中益气、健脾生肌的功效。《日华子本草》谓："黄芪助气壮筋骨，长肉补血。"《本草正义》谓："黄芪，补益中土，温养脾胃，凡中气不振、脾土虚弱、清气下陷者最宜。"枸杞子味甘性平，入肝、肾经，有滋补肝肾、填精生血的功效。《药性论》谓："能补益诸精不足。"《食疗本草》谓："坚筋耐老，除风，补益筋骨，能益人，去虚劳。"《重庆堂随笔》谓："枸杞子…余谓其专补血，非他药所能及也。"水鱼即鳖，鳖肉味甘性平，有滋阴补虚、濡养肝肾的功效。《名医别录》谓："主伤中益气，补不足。"《随息居饮食谱》谓："滋肝肾之阴，清虚劳之热。"

[适用人群] 各种癌症放射治疗期间或治疗后眩晕贫血，或白细胞减少、疲乏无力者。

### 6. 乌龟猪蹄人参汤

[组成] 乌龟1只约400克，猪蹄250克，人参10克（可用边条参或吉林参）。

[用法] 乌龟宰杀后斩方块，猪蹄斩细件，人参切片，将以上三物加水适量，慢火煮熟烂。和盐调味服食。

[功效] 益气生血，大补虚损。

乌龟性平，味甘、咸，入肝、肾经，有益阴补血、滋养肝肾的功效。《名医别录》谓："肉作羹，大补。"《日用本草》谓："大补阴虚。"《本草蒙筌》谓："大补阴衰，善滋肾损。"猪蹄味甘性平，有补血生肌的功效。《名医别录》谓："主伤挞诸疮，下乳汁。"《随息居饮食谱》谓："填肾精而健腰脚，滋胃液以滑皮肤，长肌肉可愈漏疡，助血脉能充乳汁，较肉尤

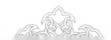

补。"人参性微温，味微苦而甘，入脾、肺经，有健脾生血、补益虚损的功效。《药性论》谓："主五脏气不足，五劳七伤，虚损瘦弱。"《日华子本草》谓："调中治气，消食开胃。"《本草汇言》谓："人参，补气生血，助精养神之药也。"

［适用人群］各种癌症放射治疗后头晕短气、神疲纳呆者。


### 7. 人参柿饼乌枣饮

［组成］人参10克，柿饼3个约100克，大枣15枚。

［用法］人参切细片或剁细，柿饼去蒂、核后切细丝，大枣肉切碎。将以上三物捣烂如泥，加少量清水慢火炖1～2小时，饮汁食枣泥。

［功效］健脾润肺，益气生津。

人参性微温，味甘、微苦，入脾、肺经，有健脾养胃、大补元气的功效。《药性论》谓："主五脏气不足，五劳七伤，虚损瘦弱，吐逆不下食，止霍乱烦闷呕哕，补五脏六腑，保中守神。"《日华子本草》谓："调中治气，消食开胃。"《本草汇言》谓："人参，补气生血，助精养神之药也，故真气衰弱，短促气虚。以此补之……脾胃衰薄，饮食减常，或吐或呕，用之可以和中而健脾。"柿饼性寒，味甘、微涩，有健脾止泻、润肺养胃的功效。《嘉祐本草》谓："厚肠胃，涩中，健脾胃气，消宿血。"《本草纲目》谓："柿乃脾、肺血分之果也，其味甘而气平，性涩而能收，故有健脾涩肠、治嗽止血之功。"《本草通玄》谓："止胃热口干，润心肺，消痰。"《本草拾遗》谓："火干者，人服药口苦及欲吐逆，食少许立止。"大枣为鼠李科植物枣的果实，味甘性温，入脾、胃经，有补脾和胃、益气生津的功效。《本草经》谓："安中养脾，助十二经，和胃气。"金代名医李杲曰："温以补诸经不足，甘以缓阴血，和阴阳。"

［适用人群］各种癌症放射治疗后神疲短气、痿软无力、不思饮食者。

### 8. 鲍鱼炖青榄

[组成] 鲜鲍鱼2~3只（肉70~80克），青榄3~4枚，猪瘦肉30克。

[用法] 猪瘦肉洗净、切块。新鲜青榄洗净打破。鲜鲍鱼先用刀刮起壳内的杂物，用竹刷刷洗干净，去掉肠物。将鲜鲍鱼（连壳）、猪瘦肉，青榄一起放入炖盅，加入200毫升清水（如有高汤则更佳），隔水炖2小时，和盐调味食用。

[功效] 健脾益肺，解毒利咽。

橄榄即青果，为橄榄科植物橄榄的新鲜果实，味甘、涩、酸，性平，入肺、胃经，含碳水化合物、蛋白质及维生素C等，有解毒清肺、利咽生津的功效。《滇南本草》谓："治一切喉火上炎，大头瘟症……生津止渴，利痰。"《本草纲目》谓："治咽喉痛，咀嚼咽汁，能解一切鱼蟹毒。"《疾病饮食指南》谓："清肺，开胃生津，卜气除痰，除烦，喉病甚佳。"《随息居饮食谱》谓："开胃生津，化痰涤浊，除烦止渴，凉胆息惊，清利咽喉。"《本草再新》谓："平肝开胃，润肺滋阴，消痰理气。"鲍鱼为鲍科动物皱纹盘鲍或耳鲍、羊鲍的肉，即鳆鱼，又称九孔螺，味甘性平，肉鲜美，富含蛋白质及多种氨基酸，有滋阴清热、益精明目的功效。《蜀本草》谓："主咳嗽，啖之明目。"《随息居饮食谱》谓："补肝肾，益精明目，开胃营养。"猪瘦肉味甘性平，有滋肝润燥、健脾补血的功效。《本草备要》谓："食之润肠胃，生津液，丰肌体，泽皮肤。"《本经逢原》谓："精者补肝益血。"《随息居饮食谱》谓："补肾液，充胃汁，滋肝阴，润肌肤，利二便，止消渴。"《千金食治》谓："宜肾，补胃气虚竭。"

[适用人群] 鼻咽癌、口腔癌等头颈部癌放射治疗后口腔溃破、口咽疼痛或咽干声嘶者。

### 9. 川贝雪梨炖猪肺

[组成] 川贝母10克，雪梨100克，猪肺约300克。

[用法] 川贝母打碎。雪梨连皮切成块，去核。猪肺切成片状，和细盐适量搓揉，用手挤去泡沫，清水淘洗净。将川贝母、雪梨、猪肺加适量清水一

起煮至熟烂，和盐调味，饮汤食猪肺。

[功效] 清肺散结，生津润燥。

川贝母为百合科植物川贝母、暗紫贝母、梭砂贝母、太白贝母或瓦布贝母的干燥鳞茎，味苦、甘，性凉，入肺经，有润肺散结、止嗽化痰的功效。《日华子本草》谓："除痰，润心肺。"《本草正》谓："降胸中因热结及乳痈流痰结核。"雪梨为蔷薇科植物白梨、沙梨或秋子梨等的成熟果实，味甘、微酸，性凉，能生津润燥化痰。《增补食物秘书》谓："解毒……疗胃中痞塞热结。"猪肺为猪科动物猪的肺脏，味甘性平，有补肺的功效。《随息居饮食谱》谓："治肺痿咳血，上消诸症。"《本草纲目》谓："疗肺虚咳嗽、咳血。"《本草图经》谓："补肺。"

[适用人群] 各种癌症放射治疗后出现口干咽燥、黏膜溃破、咳嗽咯血者。

### 10. 珠母白果粥

[组成] 珍珠母6克，白果50克，粳米80克，猪瘦肉100克。

[用法] 珍珠母打成粉。白果去壳开边去心，清水浸泡半天。猪瘦肉洗净切3～4块。将白果、粳米、猪瘦肉、珍珠母粉加水煮成黏粥，和盐调味，温热服食。

[功效] 平肝潜阳，益气止咳。

珍珠母味咸性凉，入心、肝经，有平肝潜阳、镇惊止血的功效。《中国医学大辞典》谓："滋肝阴，清肝火。"《饮片新参》谓："平肝潜阳，安神魂。"《吉林中草药》谓："止血。"白果又名银杏，为银杏科植物银杏的种仁，味甘、苦、涩，性平，入肺、肾经，有温肺益气、镇咳止喘、缩小便的功效。《医学入门》谓："消肺胃浊气，化痰定喘，止咳。"《本草纲目》谓："熟食温肺益气，定喘嗽，缩小便。"粳米即稻米，为禾本科植物稻（粳稻）的种仁，味甘性平，有健脾和胃、补虚益气的功效。《千金食治》谓："平胃气，长肌肉。"

[适用人群] 各种癌症放射治疗后出现夜寐不安、咳嗽纳呆者。

第十二章

# 癌症化学药物治疗期间的营养疗法

　　肿瘤的化学药物治疗在抗癌综合措施中发挥着重要的作用。近年来有大量的新药投入临床，加上用药方法的研究和改进，特别是中西药物配合应用，使化学药物的疗效有了相当大的提高。化学药物对肿瘤细胞有一定的杀伤和抑制作用，同时亦可对机体正常组织产生不同程度的损害。某些抗癌药的治疗剂量和中毒剂量十分接近，可对体内各个系统产生毒性，特别对生长旺盛的细胞如骨髓细胞、胃肠道黏膜上皮细胞、生殖细胞、毛发等损害较为明显。

　　化学药物的毒性作用和不良反应常常因不同的药物而造成机体某系统的明显损害，如多数药物对造血系统有抑制作用，以烷化剂如氮芥类（卡莫司汀环己亚硝脲等）、丝裂霉素等对白细胞系统的影响最大；化学药物亦常对消化系统产生毒副反应，如氮芥、环磷酰胺引起食欲减退几乎达90%，亦引起恶心呕吐；氟尿嘧啶类常引起腹泻、恶心及食欲不振；氨甲蝶呤常引起口腔溃疡或出血；丝裂霉素、氟尿嘧啶及氨甲蝶呤皆可损害肝脏而出现黄疸或转氨酶增高。其他如斑蝥素、异环磷酰胺可引起尿痛及血尿；阿霉素、三尖杉酯碱有心脏毒作用；长春新碱及长春花碱可引起外周神经炎；大剂量博莱霉素可致肺纤维化，甚至产生致命的严重过敏反应；环磷酰胺、阿霉素等多数化学药物可致脱发及皮肤色素沉着。某些化学治疗药如使用不当，还可能有致畸胎或致癌的远期毒性反应，如氨甲蝶呤、白消安、6-硫基嘌呤、羟基脲等可有致畸胎作用，甲基苄肼、长春新碱等可能有致癌作用。

　　化学药物对造血系统不良反应，表现为白细胞减少，也可见红细胞及血红蛋白减少、血小板下降，有出血倾向，甚至出现明显的贫血症状，如兼烦热

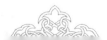

口干、易怒失眠，舌光无苔、舌质红，脉细数者，中医辨证为邪入营血、阴虚内热，治宜凉血养阴；如兼见气短自汗、疲倦便溏，舌苔白薄、舌质胖嫩有齿印，脉细缓无力者，为肾阳亏虚、脾气不足，治宜温肾益气。某些中药对造血系统抑制有较好的治疗作用，提升白细胞的有黄芪、黄精、女贞子、枸杞子、菟丝子等；提升红细胞的有党参、当归、大枣、龙眼肉、阿胶、枸杞子、人参等；提升血小板的有女贞子、山萸肉、大枣、龟胶、黑大豆等，皆可在食物调养中适当选用。化学药物对消化系统的不良反应表现为食欲不振、恶心呕吐、胸闷脘痛、大便滞下等，甚至出现口腔溃烂、低热或黄疸。如纳呆呕恶兼口干不欲饮，舌苔厚腻、舌质胖，脉濡滑者，中医辨证为脾虚蕴湿、痰浊内阻，治宜健脾祛湿；如兼见口干苦喜饮、口腔溃烂、咽痛或便血，舌中剥苔、舌质红，脉濡数者，为胃热津伤、肾阴受灼，治宜养阴清胃；如兼胁肋不适、烦躁溺黄或黄疸，为肝胆湿热，治宜泻热退黄养阴。化学药物对其他系统的不良反应亦可按中医脏腑学说及辨证论治原则进行治疗。

　　恶性肿瘤患者在化学药物治疗期间，由于常有胃肠反应、食欲不振，癌瘤所致的癌热和化学药物对机体各系统产生的毒性作用，使身体相对虚弱，一般给予高蛋白、高热量、富含维生素而又易于消化的食物，并宜少量多餐。中医饮食调理原则为补益虚损，健脾生血；如化学药物治疗中出现造血系统抑制，有白细胞减少乃至明显贫血症状、眩晕心悸、短气乏力等，中医饮食调理原则为填精益髓，滋阴补血；某些化学药物可能引起较为严重的消化系统不良反应，使食欲明显减退，或有恶心呕吐，甚至出现腹痛或腹泻，中医饮食调理原则为补中健脾，消食开胃。

### 1. 杞子海参瘦肉羹

　　[组成] 枸杞子18克，海参（发好的湿品）约150克，猪瘦肉100克，猪骨300克。

　　[用法] 枸杞子洗净。海参切细粒备用。猪瘦肉切末备用。猪骨加清水熬2小时，滤出猪骨汤加入海参、枸杞子煮熟烂，和入猪瘦肉末，和盐调味作羹

服食。

[功效] 滋补脾肾，养阴生血。

枸杞子味甘性平，入肝、肾经，有补益虚损、滋肾养血的功效。《食疗本草》谓："坚筋耐老，除风，补益筋骨，能益人，去虚劳。"《药性论》谓："能补益诸精不足……安神。"《本草经疏》谓："枸杞子，润而滋补，兼能退热，而专于补肾、润肺、生津、益气，为肝肾真阴不足、劳乏内热补益之要药。"海参为生长于浅海的棘皮动物，味甘、咸，性微温，有养血润燥、补肾益精的功效。海参含有丰富的蛋白质和矿物质，而其中的海参毒素和海参酸性多糖分别具有抗肿瘤和增强机体免疫功能的疗效。《食物宜忌》谓："补肾经，益精髓，消痰涎，摄小便，壮阳疗痿。"《本草拾遗》谓："生百脉血。"《随息居饮食谱》谓："滋阴，补血，健阳，润燥……宜同火腿或猪羊肉服食之。"猪瘦肉味甘性平，有健脾益气、滋阴补血的功效，与海参同煮食，有补虚强壮之功。

[适用人群] 癌症化学药物治疗期间见眩晕短气、心悸纳呆者。

### 2. 牛奶蛋清莲子糊

[组成] 鲜牛奶250毫升，鲜鸡蛋2个，石莲子100克，冰糖或白砂糖适量。

[用法] 鲜鸡蛋去蛋黄留蛋清。石莲子去壳磨粉50克。先用水适量煮莲子粉成糊，放入冰糖或白砂糖调味，再倒入牛奶及鸡蛋清拌匀，煮沸即可服食。

[功效] 健脾养胃，补虚生血。

牛奶味甘性平，有补益虚损、滋阴养血的功效。《滇南本草》谓："补虚弱，止渴，养心血，治反胃而利大肠。"《本草经疏》谓："牛奶乃牛之血液所化，其味甘，其气微寒无毒，甘寒能养血脉，滋润五脏，敝主补虚羸，止渴。"唐代《千金要方》用一味牛奶"治大病后不足，万病虚劳"。蛋清即鸡蛋白，味甘性凉，有滋阴润燥养胃的功效。鸡蛋白是优良的蛋白质，含有人体所必需的氨基酸。《本草纲目》谓："卵白，其气清，其性微寒……精不足者，补之以气，故卵白能清气，治伏热、目赤、咽痛诸疾。"《本草便读》

谓："鸡子内黄外白，入心肺，宁神定魄……亦能补益脾胃，生冲服之，可以养心营，可以退虚热。"石莲子为经霜老熟或坠入水中、沉于塘泥内的莲的种子，石莲子去除果壳为石莲肉，质坚实，富含淀粉，磨粉可煮糊，味甘、涩，性平，有养心健脾、开胃止呕的功效。《神农本草经》谓："主补中，养神，益气力。"《本草备要》谓："清心除烦，开胃进食。"《王氏医案》谓："莲子，最补胃气而镇虚逆，若反胃由于胃虚，而气冲不纳者，但日以干莲子细嚼而咽之，胜于他药多矣。"

[适用人群] 癌症化学药物治疗期间见纳呆呕吐、眩晕疲乏者。

### 3. 龙眼大枣煲鳝鱼

[组成] 龙眼肉20克，大枣60克，鳝鱼250克。

[用法] 龙眼肉洗净。大枣洗净去核。鳝鱼宰杀去肠脏洗净。先用植物油少许和姜丝炒香鳝鱼，再放入龙眼肉、大枣，加水适餐煲1小时，和盐调味，饮汤或佐膳。

[功效] 健脾补中，益气生血。

龙眼肉又称桂圆，味甘性温，入心、脾经，有益心脾、补气血的功效。《神农本草经》谓："主五脏邪气，安志，厌食。久服强魂魄，聪明。"《滇南本草》谓："养血安神，长智敛汗，开胃益脾。"《得配本草》谓："益脾胃，葆心血，润五脏，治怔忡。"大枣味甘性温，入脾、胃经，有健脾和胃、益气补血的功效。《名医别录》谓："补中益气，强力，除烦闷。"《日华子本草》谓："补五脏，治虚劳损，除肠胃癖气。"《本草汇言》谓："此药甘润膏凝，善补阴阳、气血、津液、脉络、筋俞、骨髓，一切虚损，无不宜之。"鳝鱼味甘性温，入脾、肾经，有补虚损、益气血的功效。《名医别录》谓："主补中益气。"《滇南本草》谓："治痨伤，添精益髓，壮筋骨。"《本草经疏》谓："鳝鱼，甘温俱足，所以能补中益血。"

[适用人群] 癌症化学药物治疗期间见贫血眩晕、心悸纳呆者。

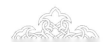

### 4. 乌豆猪髓水鱼汤

［组成］乌豆80克，猪髓连肉带骨300克，水鱼500克。

［用法］乌豆洗净。猪髓连肉带骨斩细。水鱼切方块。将以上三物一起加水适量熬2小时成浓汁，和盐调味，饮汤或佐膳。

［功效］填精生髓，滋阴补血。

乌豆即黑大豆，味甘性平，入脾、肾经，有补肾生血、利水解毒的功效。《日华子本草》谓："调中下气，通经脉。"《本草纲目》谓："治肾病，利水下气，制诸风热，活血。"《食物本草》谓："陶华以黑大豆入盐煮，常时食之，云能补肾。"猪肉味甘、咸，性温，擅长补脾滋肾，猪髓味甘性寒，偏于补肾填髓，《随息居饮食谱》谓："补髓养阴……宜为衰老之馔。"水鱼即鳖，又称团鱼，味甘性平，入肝经，有补益虚损、滋阴养血的功效。《名医别录》谓："主伤中益气，补不足。"《日华子本草》谓："益气调中……治血瘕腰痛。"《日用本草》谓："补劳伤……大补阴之不足。"

［适用人群］癌症化学药物治疗期间见心悸烦躁、腰酸耳鸣者。

### 5. 砂仁淮山炖猪肚

［组成］砂仁15克，淮山80克，猪肚1个300~400克。

［用法］砂仁打破，淮山切细片，猪肚洗净并去除脂肪，纳砂仁入猪肚内，加水适量炖2~3小时至猪肚熟烂，和盐调味，饮汤或佐膳。

［功效］醒脾开胃，补中益气。

砂仁又称缩砂仁，味辛性温，入脾、胃经，有和胃醒脾、行气调中的功效。《本草纲目》谓："补肺醒脾，养胃益肾，理元气，通滞气，散寒饮胀痞，噎膈呕吐。"《玉楸药解》谓："缩砂仁，和中调气，行郁消滞，降胃阴而下食，达脾阳而化谷，呕吐与泄泻皆良，咳嗽与痰饮俱妙，善疗噎膈，能安胎妊。调上焦之腐酸，利下气之秽浊。"淮山即山药，味甘性平，入肺、脾、肾经，有健脾养胃、补益虚损的功效。《神农本草经》谓："主伤中，补虚。除寒热邪气，补中益气力，长肌肉，久服耳目聪明。"《本草正》谓："山

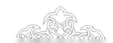

药，能健脾补虚。滋精固肾，治诸虚百损，疗五劳七伤。"《本草求真》谓：
"山药，本属食物，古人用入汤剂，谓其补脾益气除热。"猪肚即猪胃，味甘
性温，有健脾胃、补虚损的功效。《本草经疏》谓："猪肚，为补脾胃之要
品。脾胃得补，则中气益。"《随息居饮食谱》谓："补胃，益气，充饥……
散癥瘕积聚，肉厚者良。"

[适用人群] 癌症化学药物治疗期间出现恶心呕吐、腹胀腹泻、不思饮
食者。

### 6. 人参柿饼粥

[组成] 人参10克，柿饼肉质肥厚者3~4个，粳米60克。

[用法] 人参切片，柿饼去蒂、核后切细丝，粳米洗净。将以上三物一
起加清水适量，慢火煮稠粥调服。

[功效] 健脾养胃，补中益气。

鲜人参洗净日晒至质脆，称生晒参（白干参），味甘、微苦，性微温，
入心、肺、脾经，有大补元气、复脉固脱、补脾益肺、生津止渴、安神益智的
功效，主治劳伤虚损、食少、倦怠、反胃吐食、大便溏泄、虚咳喘促、自汗暴
脱、惊悸、健忘、眩晕头痛、尿频、消渴、妇女崩露、小儿慢惊及久虚不复，
一切气血津液不足之证。《神农本草经》谓："补五脏，安精神，定魂魄，止
惊悸，除邪气。明目，开心益智。"《用药法象》谓："人参甘温，能补肺中
元气，肺气旺则四脏之气皆旺，精自生而形自盛，肺主诸气故也。"柿子为柿
科植物，味甘、涩，性平，入肺、大肠经，有润肺、涩肠、止血的功效。《本
草纲目》谓："柿乃脾、肺血分之果也，其味甘而气平，性涩而收，故有健脾
涩肠，治嗽止血之功。"《本草通玄》谓："止胃热口干，润心肺，消痰"。
《随息居饮食谱》谓："丁柿甘平，健脾补胃……老稚咸宜，果中圣品。"粳
米味甘性平，有健脾和胃、补中益气的功效。《千金食治》谓："平胃气，长
肌肉。"《本草纲目》谓："粳米粥，利小便，止烦渴，养肠胃。"《随息居
饮食谱》谓："粳米甘平，宜煮粥食……至病人、产妇粥养最宜。"

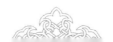

［适用人群］癌症化学药物治疗期间见神疲短气、纳呆恶心者。

### 7. 阿胶红枣泥

［组成］阿胶15克，大枣（去核）60克，山楂（去核）15克，蜜糖15克。

［用法］大枣、山楂去核切细，加清水250毫升熬至100～120毫升，阿胶捣碎，和蜜糖趁热慢慢溶入，熄火后温服。

［功效］补脾生血，开胃止呕。

阿胶为马科驴属动物驴的皮经煎煮浓缩制成的固体胶，味甘性平，入肺、肝、肾经，有补血止血，滋阴润燥的功效。现代药理研究证明阿胶除有促进造血及止血的作用外，还有抗休克、改善动物体内钙平衡、促进淋巴细胞转化的作用。《汤液本草》谓："阿胶益肺气。"《医林纂要》谓："补心和血，散热滋阴。"《日华子本草》谓："治一切风，并鼻洪、吐血、肠风、血痢及崩中带下。"大枣为鼠李科植物枣的果实，味甘性温，入脾、胃经，有健脾和胃、益气养血的功效。《神农本草经》谓："枣主心腹邪气，安中养脾，助十二经，平胃气，通九窍，补少气，少津液，身中不足，大惊、四肢重，和百药。"《本草再新》谓："补中益气，滋肾暖胃。"山楂又名山里红，为蔷薇科山楂属植物山楂的成熟果实，味酸、甘，性微温，入脾、肝经，有消食健胃、行气散瘀的功效。现代药理研究证明山楂有促进消化、降血压，改善心功能、降血脂、抗氧化等作用。《本草通玄》谓："山楂，味中和，消油垢之积。"朱震亨曰："山楂，大能克化饮食。"《滇南本草》谓："消肉积滞，下气；治吞酸，积块。"蜜糖即蜂蜜，是蜜蜂在蜂巢中酿成的糖类物质的精制品，味甘性平，入肺、脾、大肠经，有调补脾胃、缓急止痛、润肠通便的作用。《神农本草经》谓："主心腹邪气。诸惊痫，安五脏诸不足，益气补中，止痛解毒，和百药。"《名医别录》谓："养脾气，除心烦，食饮不下，肌中疼痛，口疮，明耳目。"

［适用人群］癌症化学药物治疗期间贫血眩晕、纳呆呕吐者。

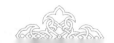

### 8. 生姜乌龙茶

[组成] 生姜50克，乌龙茶15克、红糖20克。

[用法] 生姜洗净打破切片，加入红糖及清水适量放锅中煮沸15分钟，熄火，放入乌龙茶泡3分钟，倒出茶水温服。

[功效] 消食辟秽，止呕健脾。

茶叶又称茗，茶叶因其加工、精制方法的不同而分为红茶、绿茶、乌龙茶等几大类。乌龙茶性凉，味甘、苦，气清香，入心、肺、胃经，有提神利尿、化痰消食的功效。茶叶中含有咖啡因、茶碱、鞣质和少量挥发油，能够兴奋中枢神经，改善循环系统和消化系统功能。《唐本草》谓："利小便，去痰热渴，主下气，消宿食。"《食疗本草》谓："利大肠，去热，解痰。"《日用本草》谓："除烦止渴，解腻治神。"生姜味辛性温，入肺、胃、脾经，有开胃消胀、除痰止呕的功效。《食疗本草》谓："止逆，散烦闷，开胃气。"《本草从新》谓："姜汁，开痰，治噎膈反胃。"杨士瀛谓："姜茶治痢，姜助阳，茶助阴，并能消暑解酒食毒。且一寒一热，调平阴阳，不问赤白冷热，用之皆良。"红糖即赤砂糖，味甘性温，入肝、脾、胃经，有补中缓肝、活血祛瘀的功效。《医林纂要》谓："暖胃，补脾；缓肝，去瘀，活血，润肠。"

[适用人群] 癌症化学药物治疗期间出现呕吐嗳腐、腹痛腹泻、脘腹胀顶者。

### 9. 桂圆灵芝鹧鸪汤

[组成] 桂圆肉20克，灵芝15克，鹧鸪1只约250克。

[用法] 鹧鸪去毛及内脏，洗净切成块，桂圆肉洗净，灵芝切片洗净。上三物加适量清水煎煮至肉烂汁浓，和盐调味，温热服食。

[功效] 健脾益气，安神补血。

桂圆肉即龙眼肉，味甘性温，入心、脾经，有益心脾、补气血、安神的功效。《神农本草经》谓："主五脏邪气，安志，厌食，久服强魂魄，聪明。"《滇南本草》谓："养血安神，开胃益脾。"灵芝味甘性平，有滋养强

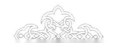

壮、健脑益肾的功效。《神农本草经》谓："益精气，坚筋骨，好颜色。"《本草纲目》谓："疗虚劳。"药理研究表明灵芝水溶液对放、化疗所致的白细胞下降有提高作用。鹧鸪味甘性温，入脾、胃、心经，有补五脏、益心力、消痰积的功效。《食物本草备考》谓："味甘性温无毒，主补五脏，益心力，能消痰积，祛温疟，解野葛、蛇、菌毒及瘟瘴病。"《医林纂要》谓："补中消痰。"《中国动物药》谓："滋养补虚，化痰，治体虚乏力，咳嗽痰多。"

[适用人群] 癌症化学药物治疗期间出现夜寐不安、精神萎靡者。

### 10. 杞枣猪肝补血汤

[组成] 枸杞子15克，大枣30克，猪肝150克。

[用法] 枸杞子洗净。大枣洗净去核。猪肝洗净切成薄片，和油盐拌匀备用。加适量清水煮枸杞子、大枣半小时，调入猪肝煮沸10分钟，调味温热服食。

[功效] 滋肾补肝，益气生血。

枸杞子为茄科植物宁夏枸杞的成熟果实，味甘性平，入肝、肾经，有滋肝肾、补虚损的功效。枸杞子含甜菜碱、胡萝卜素及维生素B、维生素C等，药理研究发现对体外实验性肿瘤有一定抑制作用。《食疗本草》谓："坚筋耐老，除风，补益筋骨，能益人，去虚劳。"《本草经疏》谓："枸杞子，润而滋补，兼能退热，而专于补肾、润肺、生津、益气，为肝肾真阴不足、劳乏内热补益之要药。"猪肝，味甘、苦，性温，入肝、脾、胃经，有补肝养血、补气健脾的功效。《本草纲目》谓："补肝明目，疗肝虚浮肿。"《食医心镜》谓："主脾胃气虚。"大枣味甘性温，入脾、胃经，有健脾和胃、益气补血的功效。《名医别录》谓："补中益气，强力，除烦闷。"《日华子本草》谓："补五脏，治虚劳损，除肠胃癖气。"《本草汇言》谓："此药甘润膏凝，善补阴阳、气血、津液、脉络、筋俞、骨髓，一切虚损，无不宜之。"

[适用人群] 癌症化学药物治疗期间贫血乏力、羸瘦短气者。

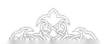

### 11. 五指毛桃乌鸡汤

[**组成**] 五指毛桃60克，乌骨鸡1只约500克。

[**用法**] 五指毛桃洗净切片。乌骨鸡宰后去毛及肠脏，洗净切成块。上二物加水适量煮至熟烂，和盐调味，温热服食。

[**功效**] 健脾补肺，养阴益血。

五指毛桃又名南芪、土黄芪，为桑科植物粗叶榕的根，味辛、甘，性微温，有健脾补肺、行气利湿的功效。《常用中草药手册》谓："健脾化湿，行气止痛，除痰止咳。""益气固表，舒筋活络，行气化湿，治肾痛、胸痛、无名肿毒。"乌骨鸡味甘性平，入肝、肾经，有养阴益血、补肝肾的功效。《本草纲目》谓："补虚劳羸弱。"《随息居饮食谱》谓："补虚暖胃，强筋骨，续绝伤……乌骨鸡滋补功优。"《本草再新》谓："益肾养阴。"《本草经疏》谓："乌骨鸡，补血益阴。"

[**适用人群**] 癌症化学药物治疗期间短气乏力、消瘦纳差者。

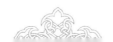

第十三章

# 癌症靶向药物治疗期间的营养疗法

　　进入21世纪以来，以基因、受体、激酶等分子为特定靶点的肿瘤靶向药物逐渐问世，进一步提高了肿瘤治疗的针对性和特异性。随着靶向药物的诞生，人们不再把治疗癌症的目光局限在瘤体的完全消失，癌症的治疗策略从既往的"寻找和破坏"转变为"靶向和控制"，学者们开始注重个体化治疗，追求"与瘤共存"。这种治疗策略转变和疗效特点，与我国传统的中医药疗法有许多相似之处，中药的归经理论是中药"靶向性"的基础，辨证论治则是个体化治疗的鼻祖，中医药治疗肿瘤在减轻临床症状，提高生存质量，延长生存期方面的优势已获得国内外学者的广泛认可。

　　针对基因检测合适的人群，分子靶向药物治疗疗效较好，如伊马替尼，以Bcr/Abl激酶为靶点，补救性治疗慢性粒细胞白血病，仍可获得完全缓解率40%以上，该药用于治疗高度放化疗抗拒的胃肠间质瘤，可达到80%以上临床获益率。吉非替尼和厄洛替尼，以表皮生长因子受体（epidermal growth factor receptor，EGFR）为靶点，对于EGFR基因突变的非小细胞肺癌，临床获益率可达70%～90%。其他大量的分子靶向药物，如索拉菲尼、舒尼替尼、西妥昔单抗、曲妥珠单抗、利妥昔单抗等，已临床广泛用于肝癌、肾癌、大肠癌、乳腺癌、淋巴瘤、头颈部癌等恶性肿瘤的治疗。

　　为肿瘤治疗带来新的希望的同时，靶向药物治疗本身仍有许多问题待解决，如耐药性、不良反应、药物性价比等问题。过去认为，靶向药物的不良反应很少，但随着研究的深入和严重不良反应报道的增加，靶向药物导致的一些特殊的不良反应也已经在临床上引起了广泛的重视。这些不良反应当中以皮肤

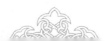

及黏膜反应最常见，其次为消化道反应、骨髓抑制及神经毒性等，严重者常导致治疗中断、生活质量下降、感染等，从而影响治疗效果。虽然靶向药物引起的心血管不良事件及间质性肺疾病的发生率不高，但常导致危及生命的器官功能损伤或后遗症。中医从病因病机出发，通过辨证论治，内服与外用、针灸相结合的手段，可降低不良反应的发生率，减轻治疗相关症状，提高患者的耐受性。

## 一、皮疹

痤疮样皮疹，表现为针头至粟米大小淡红色丘疹或脓疱，分布于颜面、鼻唇周围，甚至颈项、胸背等处，伴有不同程度的瘙痒或触痛。皮肤不良反应是表皮生长因子受体抑制剂（EGFR-TKIs）最常见的不良反应，其中皮疹的发生率高达60%～80%。皮疹的出现一方面是治疗获益的信号，另一方面也影响容颜，降低患者生活质量，严重者迫使药物减量或治疗中断而影响疗效。最常造成皮疹的药物包括选择性表皮生长因子酪氨酸激酶抑制剂（如易瑞沙、特罗凯等）和少数单克隆抗体类药物（如西妥昔单抗等）。皮疹一般发生于服用EGFR-TKIs后两周内。根据CTCAE V4.0皮疹（痤疮样皮疹/斑丘疹）分级可划分为：

1级：丘疹和脓包/斑丘疹小于10%体表面积，伴有或不伴有症状（瘙痒、敏感、发热等）。

2级：丘疹和脓包/斑丘疹达10%～30%体表面积，伴有或不伴有症状，有心理障碍，影响工具性日常工作。

3级：丘疹和脓包/斑丘疹大于30%体表面积，伴有或不伴有症状，个人处理能力受限，需口服抗生素等药物。

4级：丘疹和脓包覆盖在任何体表面积，伴有或不伴有症状，需服用抗生素等药物，危及生命。

5级：死亡。

也可根据皮疹的范围和对患者主观症状将皮疹粗略地分为轻度、中度、重度三类。轻度皮疹：局限于头面和上躯干部，几乎无主观症状，对日常生活

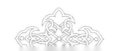

无影响，无继发感染。中度皮疹：范围比较广泛，主观症状轻，对日常生活有轻微的影响，无继发感染的征象。重度皮疹：范围广泛，主观症状严重，对日常生活影响较大，有继发感染的可能。

中医对斑丘疹的论述丰富，《医方考》谓："无热不斑，无湿不疹，此二言者，斑疹之大观也。其致疾之由，则有风、寒、暑、湿之殊；辨证之法，则有表、里、虚、实之异。此在人之自悟，非可以纸上尽也。"《奇效良方》谓："红斑点隐隐在肌中，似出不出者，此由荣卫有病也。盖蕴热而生斑毒，非热毒则不能成斑疮矣。"《叶香岩外感温热篇》谓："凡斑疹初见，须用纸捻照见胸背两胁，点大而在皮肤之上者，为斑；或云头隐隐，或琐碎小粒者，为疹。又宜见而不宜见多。按方书谓斑色红者属胃热，紫者热极，黑者胃烂，然亦必看外证所合，方可断之。"叶天士在《温热论》中曰："斑疹皆是邪气外露之象。"

临床上根据皮疹的轻重程度，病邪深浅，可参考温病卫气营血理论中斑疹性病变进行辨治，但总以肺胃热盛，血热风燥为主要的辨证依据。饮食上宜清淡，多吃蔬菜、水果，忌吃或少吃煎炒辛辣和油腻有刺激的食物。对于靶向药引起的皮疹，中医饮食调理的原则为宣肺清热，凉血解毒。

### 1. 银花生地粥

[组成] 金银花30克，蒲公英30克，生地黄30克，薏苡仁60克，粳米50克。

[用法] 前两味水煎半小时后取汁，入生地黄、薏苡仁、粳米中同煮为粥即可。

[功效] 疏风清热，解毒化湿。

金银花味甘性寒，入肺、心、胃经，功擅清热毒、散痈消肿，为治疮痈要药，且芳香疏散，善除肺经热邪，治外感风热、温病初起。《本草正》谓："金银花，善于化毒，故治痈疽、肿毒、疮癣、杨梅、风湿诸毒，诚为要药。毒未成者能散，毒已成者能溃，但其性缓，用须倍加，或用酒煮服，或捣汁搀酒顿饮，或研烂伴酒厚敷。若治瘰疬上部气分诸毒，用一两许时常煎服极

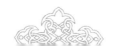

效。"蒲公英味苦、甘，性寒，入肝、胃经，功能清热解毒、消肿散结、利尿通淋，用于疗疮肿毒、乳痈、瘰疬、目赤、咽痛、肺痈、肠痈、湿热黄疸、热淋涩痛等。《唐本草》谓："主妇人乳痈肿。"《本草衍义补遗》谓："化热毒，消恶肿结核，解食毒，散滞气。"《滇南本草》谓："敷诸疮肿毒，疥癞癣疮；祛风，消诸疮毒，散瘰疬结核；止小便血，治五淋癃闭，利膀胱。"《医林纂要》谓："补脾和胃，泻火，通乳汁，治噎膈。"《随息居饮食谱》谓："清肺，利嗽化痰，散结消痈，养阴凉血，舒筋固齿，通乳益精。"生地黄味甘、苦，性寒，入心、肝、肾经，有清热凉血、养阴生津之功，治热病口渴、消渴及肠燥便秘等证。《药性赋》谓："味甘、苦，性寒，无毒。沉也，阴也。其用有四：凉心火之血热，泻脾土之湿热，止鼻中之衄热，除五心之烦热。"《日华子本草》谓："干地黄，助心胆气，安魂定魄，治惊悸，劳劣心肺损，吐血鼻衄，妇人崩中血运，助筋骨。"薏苡仁味甘、淡，性微寒，有健脾渗湿、利水排脓之功效。《名医别录》谓："除筋骨邪气不仁，利肠胃，消水肿，令人能食。"《药性论》谓："煎服之破五溪毒肿。"《医学入门》谓："主上气，心胸甲错。"

[适用人群] 丘疹或丘疱疹，皮肤基底潮红，渗液或糜烂，口干咽干，大便干燥难解者。

## 2. 生地土茯苓乌龟汤

[组成] 生地黄30克，鲜土茯苓250克，乌龟1只400～500克。

[用法] 乌龟宰后去肠脏，鲜土茯苓斩块，全龟与鲜土茯苓、生地黄煎3小时以上，和盐调味，饮汤或佐膳。

[功效] 清肠解毒，滋阴补血。

生地黄味甘、苦，性寒，入心、肝、肾经，有清热凉血、养阴生津之功效，为清热凉血要药，又能养阴生津润燥，治热病口渴、消渴及肠燥便秘等证。《药性赋》谓："味甘、苦，性寒，无毒。沉也，阴也。其用有四：凉心火之血热，泻脾土之湿热，止鼻中之衄热，除五心之烦热。"《日华子本

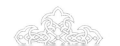

草》谓："干地黄，助心胆气，安魂定魄，治惊悸，劳劣心肺损，吐血鼻衄，妇人崩中血运，助筋骨。"土茯苓为百合科植物土茯苓的根茎，味甘、淡，性平，入肝、胃经，有健脾、解毒、利湿的功效。《本草纲目》谓："健脾胃，强筋骨，去风湿。"《增补本草备要》谓："利小便，止泄泻。"龟甲和龟肉同用，龟甲味甘性平，入肝、肾经，有滋阴潜阳、益肾健骨的功效。龟肉味甘、酸，性温，入肝、肾经，有滋阴补血的功效。《日用本草》谓："大补阴虚。"《名医别录》谓："肉作羹，大补。"《医林纂要》谓："治骨蒸劳热，吐血、衄血、肠内血痔，阴虚血热之症。"《便民食疗》谓："取肉和葱椒酱油煮食，补阴降火。"

[适用人群] 皮疹色红，心烦口渴，小便短赤者。

### 3. 海藻昆布绿豆粥

[组成] 海藻30克，昆布（海带）100克，绿豆200克。

[用法] 海带洗净剪断，和海藻、绿豆一起加水煎煮至米烂粥成，搅拌均匀，亦可加入适量冰糖，温服。

[功效] 解毒散结，养阴补虚。

海藻为马尾藻科植物羊栖菜或海蒿子的全草，味苦、咸，性寒，入肺、肾经，有化痰消瘿、软坚散结的功效。海藻含有藻胶酸、粗蛋白、海藻多糖和丰富的微量元素等，文献报道海藻多糖有提高机体免疫功能和抗肿瘤作用。《神农本草经》谓："主瘿瘤气，颈下核，破散结气，痈肿癥瘕坚气。"《本草蒙筌》谓："治项间瘰疬，消颈下瘿囊，利水道，通癃闭成淋，泻水气，除胀满作肿。"昆布（海带）为海带科植物海带的叶状体，味咸性寒，入肺、胃经，有软坚散结、清热除痰的功效。《随息居饮食谱》谓："软坚散结，行水化湿……瘿瘤、瘰疬、痈肿、瘘疮，并能治之。"《医林纂要》谓："补心、行水、消痰、软坚，消瘿瘤结核，攻寒热瘕疝。"《玉楸药解》谓："清热软坚，化痰利水。"绿豆为豆科植物绿豆的种子，味甘性凉，入心、胃经，有清热解毒、利水消痰的功效。《日华子本草》谓："益气，除热毒风，厚肠

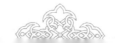

胃。"《会约医镜》谓："清火消痰，疗痈肿痘烂。"《本草纲目》谓："治痘毒，利肿胀。"冰糖为白砂糖煎炼而成的冰块状结晶，味甘性平，入脾、肺经，有补中益气、和胃润肺、化痰涩的功效。《唐本草》谓："主心腹热胀，口干渴。"《本草纲目》谓："润心肺燥热，治嗽消痰，解酒和中，助脾气，暖肝气。"

［适用人群］湿热丘疹，红肿难退，反复发作，缠绵不已者。

### 4. 淮杞枣仁炖甲鱼

［组成］甲鱼500克，酸枣仁15克，淮山30克，枸杞子6克，生姜3片。

［用法］将甲鱼用开水烫过，使其排尿，去净肠脏，洗净，斩块。把上述药材洗净，全部一起放进炖盅内，加开水适量，小火隔开水炖2小时，调味即可。

［功效］健脾安神，滋阴养血。

甲鱼即鳖，味甘性平，肉鲜美，入肝经，含丰富蛋白质、氨基酸及多种维生素，有滋肝肾、养阴血的功效。《名医别录》谓："主伤中益气，补不足。"《随息居饮食谱》谓："甘平，滋肝肾之阴，清虚劳之热，主脱肛，崩带，瘰疬，癥瘕。"酸枣仁为鼠李科植物酸枣的果实，性平，味甘、酸，入肝、胆、心经，有养心补肝、宁心安神、敛汗生津之功效，用于虚烦不眠、惊悸多梦、体虚多汗、津伤口渴等。《本草纲目》谓："酸枣实味酸，性收，故主肝病，寒热结气，酸痹久泄，脐下满痛之证。其仁甘而润，故熟用疗胆虚好眠，皆足厥阴、少阴药也。今人专以为心家药，殊昧此理。"淮山即山药，为薯蓣科植物山药的块茎，味甘性平，入肺、脾、肾经，有补虚、健脾、止泻的功效。《神农本草经》谓："补中益气力，长肌肉，久服耳目聪明。"《本草纲目》谓："益肾气，健脾胃，止泄痢，化痰涩，润皮毛。"《本草求真》谓："山药，本属食物，古人用入汤剂，谓其补脾益气除热。"枸杞子味甘性平，入肝、肾经，有滋肝肾、补虚损的功效，含甜菜碱、胡萝卜素及维生素B、维生素C等，药理研究发现其对体外实验性肿瘤有一定抑制作用。《食疗本

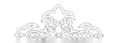

草》谓："坚筋耐老，除风，补益筋骨，能益人，去虚劳。"《本草经疏》谓："枸杞子，润而滋补，兼能退热，而专于补肾、润肺、生津、益气，为肝肾真阴不足、劳乏内热补益之要药。"

[适用人群] 皮疹暗瘀，疲倦纳呆，夜寐不安者。

## 二、腹泻

腹泻是EGFR-TKIs类药物除皮疹外最常见的不良反应，其发生率为6.7%～58.2%。最常造成腹泻的药物除EGFR-TKIs外，还包括部分Bcr/Abl抑制剂（如伊马替尼）和少数多靶点类药物（如索拉菲尼）等。靶向药物所造成的腹泻，多为Ⅰ～Ⅱ度，少数靶向药物也可导致严重甚至危及生命的腹泻，尤其是与化疗药物联用时。中医对腹泻论述丰富，《阴阳应象大论》曰："清气在下，则生飧泄。湿胜则濡泄。"《景岳全书·泄泻》："泄泻之本，无不由于脾胃""凡泄泻之病，多由水谷不分，故以利水为上策"。明代李中梓在《医宗必读·泄泻》总结前人治泻经验的基础上提出了著名的治泻九法，即淡渗、升提、清凉、疏利、甘缓、酸收、燥脾、温肾、固涩。《临证指南医案》曰："盖阳明胃土已虚，厥阴肝风振动内起，久病而为飧泄，用甘以理胃，酸以制肝。"而EGFR-TKIs类药物导致泄泻病机多由脾胃受损，脾肾亏虚，致升降失常，清浊不分，而成泄泻。根据辨证不同可用藿香正气丸、葛根芩连汤等，或选用薏苡仁、淮山、莲子、茯苓等。患者饮食以健脾为主，忌吃或少吃寒凉、煎炒、辛辣和油腻有刺激的食物。中医饮食调理原则为健脾补肾，渗湿止泻。

### 1. 淮山莲子芡实粥

[组成] 淮山100g，芡实、莲子各60g，粳米100g。

[用法] 将淮山、芡实、莲子、粳米洗净同煮为粥即可。加盐适量调味，可常服。

[功效] 健脾益气，涩肠止泻。

淮山即山药，味甘性平，有益气养阴、健脾补肺的功效，为平补气阴之

良药，适用于气阴不足之证。《神农本草经》谓："主伤中，补虚羸，除寒热邪气，补中、益气力，长肌肉，强阴。"《本草正》谓："山药能健脾补虚，治诸虚百损，疗五劳七伤……"莲子味甘、涩，性平，入脾、肾、心经，有补脾止泻、固涩止带、益肾匮精、养心安神的功效，为药食两用之佳品。《本草纲目》谓："交心肾，厚肠胃，固精气，强筋骨，补虚损，利耳目，除寒湿，止脾泄久痢，赤白浊，女人带下崩中诸血病。"冰糖味甘性平，和胃调味。芡实味甘、涩，性平，入脾、肾经，有补脾、固肾、开胃的功效。《日华子本草》谓："开胃助气。"《本草从新》谓："补脾固肾，助气涩精。"《千金食治》谓："主湿痹……补中，暴疾。"乌龟味甘、咸，性平，入肝、肾经，有滋阴补血的功效。《名医别录》谓："肉作羹、大补。"《医林纂要》谓："治骨蒸劳热，吐血、衄血、肠内血痔，阴虚血热之症。"《便民食疗》谓："取肉和葱椒酱油煮食，补阴降火。"

［适用人群］大便黏滞、便下不爽者。

### 2. 三花扁豆粥

［组成］木棉花30克，鸡冠花30克，槐花30克，炒扁豆50克，陈皮10克，猪瘦肉100克，粳米100克。

［用法］将木棉花、鸡冠花、槐花加水煎半小时后取汁，汁入炒扁豆、陈皮、粳米、猪瘦肉中同煮为粥即可。

［功效］清热祛湿，和中止泻。

木棉花为木棉科植物木棉的干燥花朵，性凉，味甘、淡，入大肠经，能清热利湿、解毒，用于泄泻、痢疾、痔疮出血。《生草药性备要》谓："木棉花治痢症，白者更妙。"《本草求原》谓："木棉花能红者去赤痢，白者治白痢，同武彝茶煎常饮。"鸡冠花为苋科植物鸡冠花的干燥花序，味甘、涩，性凉，入肝、大肠经，能收敛止血、止带、止痢，用于吐血、崩漏、便血、痔血、赤白带下、久痛不止等。《滇南本草》曰："止肠风下血，妇人崩中带下，赤痢。"《本草纲目》曰："治痔漏下血，赤白下痢，崩中，赤白带下，

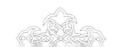

分赤白用。"槐花为豆科植物槐的干燥花及花蕾，味苦性微寒，入肝、大肠经，能凉血止血，清肝泻火，用于便血、痔血、血痢、崩漏、吐血、衄血、肝热目赤、头痛眩晕。《名医别录》云："味苦，无毒。治五痔心痛眼赤，杀腹脏虫及热。治皮肤风，肠风泻血，赤白痢。"《本草纲目》谓："槐花味苦、色黄、气凉，阳明，厥阴血分药也。故所主之病，多属二经。"扁豆为豆科植物扁豆的白色种子，扁豆仁可作日常蔬菜，味甘性平，入脾、胃经，有健脾和中、化湿止带的功效。扁豆富含蛋白质、碳水化合物和多种微量元素。《本草图经》谓："主行风气，女子带下。"《日华子本草》谓："补五脏。"《永类钤方》及《随息居饮食谱》皆以白扁豆为末，米饮调服，"治赤白带下"。陈皮为芸香科植物橘及其栽培变种的干燥成熟果皮，味苦、辛，性温，入肺、脾经，能理气健脾、燥湿化痰，用于脘腹胀满、食少吐泻、咳嗽痰多。《神农本草经》谓："气味苦辛平无毒，主治胸中瘕热，逆气，水谷。久服去臭，下气通神。"《药性论》谓："味苦，辛。能治胸膈间气，开胃，主气痢，消痰涎，治上气咳嗽。"《日华子本草》谓："苦，微毒。治游风，热毒。风疹，恶疮、疥癞，小儿壮热，并煎汤浸洗。橘皮，暖，消痰止嗽，破癥瘕痃癖。"

［适用人群］腹泻腹痛，口舌干燥，舌苔厚腻者。

### 3. 参莲山药羹

［组成］生晒参（白干参）15克，淮山50克，莲子50克，砂仁10克（后下），冰糖适量。

［用法］砂仁打碎纱布包裹备用。生晒参放炖盅加水80～100毫升炖1个小时备用。淮山、莲子洗净，浸泡1小时，刨碎，锅中倒入3～4碗水，熬煮1小时至所有材料熟烂后，再加入砂仁煮15分钟后，调入生晒参液，加冰糖调味。

［功效］健脾补气，醒胃止泻。

鲜人参洗净日晒称生晒参（白干参），味甘、微苦，性微温，入心、肺、脾经，有大补元气、复脉固脱、补脾益肺、生津止渴、安神益智的功效，主治劳伤虚损、食少、倦怠、反胃吐食、大便溏泄、虚咳喘促、自汗暴脱、惊

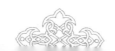

悸、健忘、眩晕头痛、尿频、消渴、妇女崩漏、小儿慢惊及久虚不复，一切气血津液不足之证。《神农本草经》谓："补五脏，安精神，定魂魄，止惊悸，除邪气。明目，开心益智。"《用药法象》谓："人参甘温，能补肺中元气，肺气旺则四脏之气皆旺，精自生而形自盛，肺主诸气故也。"淮山即山药，味甘性平，有益气养阴、健脾补肺的功效，为平补气阴之良药，适用于气阴不足之证。《神农本草经》谓："主伤中，补虚羸，除寒热邪气，补中、益气力，长肌肉，强阴。"《本草正》谓："山药能健脾补虚，治诸虚百损，疗五劳七伤……"莲子味甘、涩，性平，入脾、肾、心经，有补脾止泻、固涩止带、益肾匮精、养心安神的功效，为药食两用之佳品。《本草纲目》谓："交心肾，厚肠胃，固精气，强筋骨，补虚损，利耳目，除寒湿，止脾泄久痢，赤白浊，女人带下崩中诸血病。"冰糖味甘性平，和胃调味。砂仁为姜科植物阳春砂、绿壳砂或海南砂的干燥成熟果实，味辛性温，入脾、胃、肾经，能化湿开胃、温脾止泻、理气安胎，用于湿浊中阻、脘痞不饥、脾胃虚寒、呕吐泄泻、妊娠恶阻等。《本草拾遗》谓："味酸。主上气咳嗽，奔豚鬼疰，惊痫邪气。"《药性论》谓："砂仁，味苦，辛。能主冷气腹痛，止休息气痢劳损，消化水谷，温暖脾胃，治冷滑下痢不禁。"《日华子本草》谓："治一切气，霍乱转筋，心腹痛。"

[适用人群] 腹胀腹泻，少气懒言，伴疲倦纳呆者。

### 4. 苹果莲子淮山黑蒜泥

[组成] 苹果100克，淮山100克，莲子50克，黑蒜3个。

[用法] 黑蒜剥好后用刀背拍碎切成蒜泥。莲子去心，洗净后浸泡1小时。淮山、苹果去皮切成块。将上述材料蒸煮至熟，搅拌混匀，加热调成糊状取适量服用。

[功效] 开胃生津，和中止泻。

苹果味甘性凉，能生津、润肺、除烦、解暑、开胃、醒酒，为日常果蔬。《千金食治》曰："益心气。"孟诜曰："主补中焦诸不足气，和脾；

卒患食后气不通，生捣汁服之。"《饮膳正要》谓："止渴生津。"《滇南本草》曰："苹果炖膏名玉容丹，通五脏六腑，走十二经络，调营卫而通神明，解瘟疫而止寒热。"《滇南本草图说》谓："治脾虚火盛，补中益气。同酒食治筋骨疼痛。搽疮红晕可散。"《医林纂要》谓："止渴，除烦，解暑，去瘀。"《随息居饮食谱》谓："润肺悦心，生津开胃，醒酒。"淮山即山药，味甘性平，有益气养阴、健脾补肺的功效，为平补气阴之良药，适用于气阴不足之证。《神农本草经》谓："主伤中，补虚羸，除寒热邪气，补中、益气力，长肌肉，强阴。"《本草正》谓："山药能健脾补虚，治诸虚百损，疗五劳七伤……"莲子味甘、涩，性平，入脾、肾、心经，有补脾止泻、固涩止带、益肾匿精、养心安神的功效，为药食两用之佳品。《本草纲目》谓："交心肾，厚肠胃，固精气，强筋骨，补虚损，利耳目，除寒湿，止脾泄久痢，赤白浊，女人带下崩中诸血病。"冰糖味甘性平，和胃调味。黑蒜味道酸甜，无蒜味，可增进食欲。

［适用人群］腹泻日久，体虚纳呆，烦渴眠差者。

## 三、神经毒性（手足综合征）

靶向药物所导致的神经毒性最常见的为手足综合征。它表现为手足麻木、感觉异常，皮肤色素沉着、肿胀或红斑，脱屑、皲裂、硬结样水疱等，部分患者手足综合征甚至蔓延至全身。本病多由多靶点类药物所致，以索拉非尼和舒尼替尼多见，其手足综合征的发生率分别为10%～62%和10%～28%。虽然手足综合征仅局限于肢端，并不会危及生命，但往往给患者带来痛苦，造成生存质量的下降，甚至导致治疗的中断或终止。中医认为其病机属血行不畅、脉络瘀滞、气血不能达于四末所致。中医饮食调理原则为温经通络、养血活血。

### 1. 独活寄生脊骨汤

［组成］独活100克，桑寄生100克，猪脊骨连肉带髓500克。

［用法］独活、桑寄生洗净，猪脊骨连骨带髓斩成块状。将三物加水适

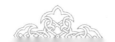

量，将汤料放入瓦煲内，加入清水2000毫升（约8碗量），武火煮沸后，改为文火煲1小时至熟烂，饮汤或佐膳。

[功效] 祛风通痹，补益肝肾。

独活，味辛、苦，性温，入肾、膀胱经，性善下行，主治在里之伏风及寒湿而通痹止痛，善治风寒湿痹兼腰膝冷痛、酸软麻木或屈伸不利。《日华子本草》谓："助筋骨，益血脉。"《本草纲目》谓："主大风顽痹。""治头风，喉痹，痈肿疔毒。"《名医别录》谓："治诸风，百节痛风无问久新者。"桑寄生味苦、甘，性平，入肝、肾经，功能祛风湿止痹痛，养血、益肝肾而强筋骨、安胎，既善治风湿痹阻之腰膝疼痛，又可治肝肾不足、营血亏虚之腰膝酸软、筋骨无力等，若为风湿痹痛与肝肾不足互见用之尤为适宜。《滇南本草》谓："生槐树者，主治大肠下血、肠风带血、痔漏。生桑树者，治筋骨疼痛，走筋络，风寒湿痹。生花椒树者，治脾胃寒冷，呕吐恶心翻胃。"猪脊骨味甘性微温，入肾经，有滋补肾阴，填补精髓之功；用于肾虚耳鸣、腰膝酸软、阳痿、遗精、烦热、贫血等。《本草纲目》谓："服之补骨髓，益虚劳。"

[适用人群] 口服靶向药物见手足麻痹，伴腰膝酸痛、疲倦乏力者。

## 2. 芎芪天麻汤

[组成] 川芎20克，生地黄50克，北芪50克，天麻30g，猪瘦肉200g。

[用法] 川芎、生地黄、北芪、天麻、猪瘦肉分别用清水洗净，然后将全都食材放入炖盅内，加开水适量，炖盅加盖，用文火隔水炖2小时至各物熟烂后，和盐调味，饮汤食肉。

[功效] 祛风除湿，活血通络。

川芎辛散温通，入肝、胆、心包经，能上行巅顶，下行血海，旁通四肢，为"血中之气药"，具有良好的活血行气、祛风止痛功效，对血瘀气滞兼寒凝者用之最宜。《神农本草经》谓："主中风入脑，头痛，寒痹，筋挛缓急，妇人血闭无子。"《医学启源》谓："补血，治血虚头痛。"生地黄味苦、辛，性微寒，入心、肝、肾经，凉血滋阴以治心火，对于热入营分尤为

宜。《药类法象》谓："凉血，补血，补肾水真阴不足。北芪即黄芪，味甘性微温，入肺、脾经，有益卫固表、利水消肿、托毒生肌、补中益气之功。"《本草备要》谓："生用固表，无汗能发，有汗能止，温分肉，实腠理，泻阴火，解肌热；炙用补中，益元气，温三焦，壮脾胃。生血，生肌，排脓内托，疮痈圣药。"天麻甘平柔润，入肝经，善于平肝息风而止眩晕。《本草纲目》载"天麻为治风之神药"，凡眩晕，头痛，中风，无不治之。

[适用人群]服靶向药物见手足麻痹，头晕目眩，疲乏纳差者。

## 四、口腔炎

黏膜炎是靶向治疗常见的不良反应之一，其中又以口腔黏膜炎和消化道黏膜炎多见。口腔黏膜炎的症状包括疼痛、吞咽困难、发音障碍等。胃肠道黏膜炎常常表现为腹痛或腹泻等症状。易导致口腔黏膜炎的靶向药物有阿法替尼、舒尼替尼、厄洛替尼、伊马替尼等。中医认为其病机属心火上炎，肺胃热盛，阴虚火旺所致。中医饮食调理原则为清热泻火，养阴清热。

### 1. 川贝雪梨炖猪肺

[组成]川贝母20g，雪梨100g，猪肺约300g。

[用法]川贝母打碎。雪梨连皮切成块，去核。猪肺切成片状，和细盐适量搓揉，用手挤去泡沫，清水淘洗净。将川贝母、雪梨、猪肺加适量清水一起煮至熟烂，和盐调味，饮汤食猪肺。

[功效]清肺散结，生津润燥。

川贝母，味苦、甘，性微寒，入肺、心经。因其苦寒之性，而有清热化痰之功；又川贝母兼有味甘微寒，故尚能清润肺燥，长于润肺化痰止咳，多用于治阴虚燥咳。《本草会编》谓："治虚劳咳嗽，吐血咯血，肺痿肺痈，妇人乳痈、痈疽及诸郁之症。"《本草正》谓："降胸中因热结胸及乳痈流痰结核。"雪梨，梨名，肉嫩白如雪，故称，是一种常见的水果，味甘、酸，性凉，入肺、胃经，有生津、润燥、清热、化痰、解酒的作用。另外，因梨中含

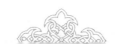

有丰富的B族维生素，能保护心脏，减轻疲劳，增强心肌活力，同时可以起到调控血压的作用。《本草纲目》记载："梨者，利也，其性下行流利。"猪肺即猪肺部肉，色红白，味甘，性微寒，有止咳、补虚、补肺之功效，适用于肺虚咳嗽、久咳、咳血。《随息居饮食谱》曰："甘平，补肺，止虚嗽。治肺痿、咳血、上消诸症。"

[适用人群] 口腔溃疡、吞咽疼痛兼肺热有痰者。

### 2. 生地藕节绿豆汁

[组成] 生地黄30克，鲜莲藕300克，绿豆100克，蜜糖适量。

[用法] 鲜莲藕洗净切碎榨汁。生地黄洗净切细，绿豆浸泡洗净，上两物加水300毫升，煮沸后慢火煮1小时取汁，调入鲜莲藕汁，煮沸即饮，亦可调入少量蜜糖。

[功效] 清热凉血，养阴生津。

生地黄味甘、苦，性寒，入心、肝、肾经，有清热凉血、养阴生津之功效，为清热凉血要药，又能养阴生津润燥，治热病口渴、消渴及肠燥便秘等。《药性赋》谓："味甘、苦，性寒，无毒。沉也，阴也。其用有四：凉心火之血热，泻脾土之湿热，止鼻中之衄热，除五心之烦热。"《日华子本草》谓："干地黄，助心胆气，安魂定魄，治惊悸，劳劣心肺损，吐血鼻衄，妇人崩中血运，助筋骨。"鲜莲藕味甘、涩，性平，入肝、肺、胃经，善能收敛止血，略兼化瘀之功，止血而无留瘀之弊，对各种出血如吐血、咯血、衄血均宜。《药性论》谓："捣汁饮，主吐血不止及口鼻并皆治之。"《日华子本草》谓："解热毒，消瘀血。"《本草纲目》谓："能止咳血、唾血，血淋，溺血，下血，血痢，血崩。"绿豆，味甘性寒，入心、胃经，既善解热毒、药毒、食毒，治疮痈肿痛及药、食中毒；又善解暑利尿，治暑热烦渴、小便短赤。《本草汇言》谓："清暑热，静烦热，润燥热，解毒热。"《本经逢原》谓："明目。解附子、砒石、诸石药毒。"蜜糖味甘性平，补中润肺，兼调和口感。

[适用人群] 口腔炎，伴口干喜饮、肠燥便秘或咳嗽痰带血丝者。

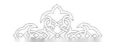

### 3. 银花茅根竹蔗水

［组成］金银花30克，鲜白茅根200克，竹蔗400克，灯心草5g。

［用法］竹蔗斩细块并打破，鲜白茅根打破切断，金银花、灯心草洗净，四物加水同煮，并适时拌匀，去金银花、茅根、竹蔗、灯心草渣，浓缩取汁，温服或凉饮。

［功效］清热解毒，宣肺利水。

金银花味甘性寒，入肺、心、胃经，功擅清热毒、散痈消肿，为治疮痈要药，且芳香疏散，善除肺经热邪，治外感风热、温病初起。《本草正》谓："金银花，善于化毒，故治痈疽、肿毒、疮癣、杨梅、风湿诸毒，诚为要药。毒未成者能散，毒已成者能溃，但其性缓，用须倍加，或用酒煮服，或捣汁挼酒顿饮，或研烂伴酒厚敷。若治瘰疬上部气分诸毒，用一两许时常煎服极效。"白茅根味甘性寒，入肺、胃、大肠经，既长于清热凉血止血，治血热妄行出血证，又善清热利尿通淋，治热淋、血淋及水肿，还可清肺胃蕴热而生津、止咳，治热病烦渴、胃热呕逆及肺热咳嗽。《神农本草经》谓："主劳伤虚羸，补中益气，除瘀血、血闭寒热，利小便。"《本草纲目》曰："白茅根甘，能除伏热，利小便，故能止诸血、哕逆、喘急、消肿，治黄疸水肿，乃良物也。"竹蔗为禾本科植物甘蔗的茎秆，味甘性寒，入肺、胃经，有清热、生津、下气、润燥之功效，主治热病津伤，心烦口渴，反胃呕吐，肺燥咳嗽，大便燥结，并解酒毒。《滇南本草》曰："治百毒诸疮，痈疽发背，捣烂敷之；汁治心神恍惚，神魂不定，中风失音，冲开水下。又熬汤，和胃更佳。"《随息居饮食谱》谓："利咽喉，强筋骨，息风养血，大补脾阴。"灯心草是多年生草本水生植物，味甘、淡，性微寒；入心、肺、小肠、膀胱经，有利水通淋，清心降火的作用，对于淋病、水肿、小便不利、尿少涩痛及湿热黄疸等病症尤为宜。《本草衍义》曰："灯心草，陕西亦有。蒸熟，干则拆取中心穰燃灯者，是谓之熟草。又有不蒸，但生干剥取者为生草。入药宜用生草。"

［适用人群］口腔肿痛、口干烦渴、小便灼热刺痛者。

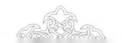

# 附录1　中医肿瘤营养治疗食谱索引

| | | | |
|---|---|---|---|
| 芦根人参柿霜粥 | 145 | 藤梨根煲猪尾汤 | 161 |
| 鹌蛋牛奶饮 | 145 | 马齿苋粥 | 162 |
| 参乳五汁膏 | 146 | 双参猪髓汤 | 163 |
| 砂仁鱼肚肉末羹 | 147 | 赤小豆鲫鱼羹 | 164 |
| 五仁补血泥 | 148 | 木耳金针乌鸡饮 | 165 |
| 香砂冲藕粉 | 149 | 花生柿枣糊 | 165 |
| 川贝白果粥 | 150 | 苦瓜黄豆排骨汤 | 166 |
| 芦荟调饴糖 | 150 | 芡实莲子粥 | 167 |
| 蛋清莲子糊 | 151 | 芦荟土茯煲乌龟 | 167 |
| 鸡鲍虫草汤 | 152 | 黄芪杞子泥鳅汤 | 168 |
| 良姜胡椒猪肚汤 | 153 | 槐花米煲猪大肠 | 169 |
| 石莲淮山粥 | 154 | 泥鳅黑豆瘦肉汤 | 170 |
| 牛奶竹沥饮 | 154 | 于术田螺兔肉饮 | 171 |
| 虫草蘑菇水鸭汤 | 155 | 鸡汁苡米粥 | 171 |
| 鲍参圆蹄汤 | 156 | 淮山田七芡实乌龟汤 | 172 |
| 田鸡炆菱角 | 157 | 鲜藕旱莲汁 | 173 |
| 猪肚蟾蜍粥 | 157 | 参麦牛奶饮 | 174 |
| 党参龙眼兔肉汤 | 158 | 珠玉二宝粥 | 175 |
| 豆蔻鱼肚乌鸡汁 | 159 | 荷菊蒸田鸡 | 175 |
| 红烧山楂带鱼 | 160 | 土茯苓龟汁 | 176 |
| 荸荠冬菇鸡 | 161 | 虫草炖乌鸡 | 177 |

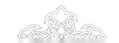

| 半枝莲水鱼汤 | 177 | 灵龟补髓汤 | 199 |
| 山楂香橼煎 | 179 | 海菜蚝豉兔肉煲 | 200 |
| 牛奶淮山糊 | 180 | 百合海带乳鸽汤 | 200 |
| 桃仁人参粥 | 180 | 田七蜗牛瘦肉汤 | 203 |
| 大蒜田七焖鳝鱼 | 181 | 川贝百合绿豆水 | 203 |
| 黄花木耳瘦肉汤 | 182 | 蒲葵橄榄煲瘦肉 | 204 |
| 桂花莲子粥 | 182 | 冬瓜荷叶杏仁露 | 205 |
| 冬瓜苡米水鸭汤 | 183 | 石斛生地汁 | 205 |
| 粉葛猪胰汤 | 184 | 橄榄罗汉果汤 | 206 |
| 蜗牛瘦肉煲鸡骨草 | 184 | 葛菜生鱼汤 | 207 |
| 银杏橄榄冰糖水 | 187 | 水鱼石上柏汤 | 207 |
| 荸藕甘露饮 | 187 | 沙参玉竹鹧鸪汤 | 208 |
| 燕窝银耳瘦肉粥 | 188 | 花旗参乳鸽汤 | 208 |
| 冬虫草炖水鸭 | 189 | 无花果生地竹蔗水 | 210 |
| 鲍鱼莲子瘦肉汤 | 189 | 雪耳鲫鱼粥 | 210 |
| 水鱼圆肉苡米汤 | 190 | 沙参冬瓜瘦肉羹 | 211 |
| 蜂王浆杏露 | 190 | 莲子猪脊水鱼汤 | 212 |
| 川贝百合猪肺汤 | 191 | 知母绿豆粥 | 212 |
| 无花果鱼腥草汤 | 192 | 百合凤尾猪舌汤 | 213 |
| 白果淮山粥 | 192 | 龙葵苦瓜泥鳅汤 | 214 |
| 鹧鸪北杏雪梨汤 | 193 | 石斛生地煲田鸡 | 214 |
| 蔗浆猴桃汁 | 194 | 紫菜豆腐瘦肉汤 | 216 |
| 金针木耳田鸡汤 | 196 | 发菜蚝豉猪肉粥 | 216 |
| 玫瑰乌豆泥鳅汤 | 196 | 海藻夏枯煲乳鸽 | 217 |
| 山楂甜橙莲子糊 | 197 | 乌豆海参老鸭汤 | 218 |
| 杞子茉莉炖乌鸡 | 198 | 菱粉绿豆糊 | 218 |
| 橘杏雪哈膏 | 198 | 淡菜猪𦟛汤 | 219 |

| | | | |
|---|---|---|---|
| 海马枸杞煎 | 219 | 马鞭草煲白鳝 | 244 |
| 沙参玉竹水鱼汤 | 220 | 海螵蛸乌鸡葱白汤 | 244 |
| 竹蔗茅根绿豆水 | 223 | 黄花鱼木耳汤 | 245 |
| 葡萄藕汁生地饮 | 223 | 当归黄鳝汤 | 245 |
| 苡米荠菜田鸡汤 | 224 | 山药芡实白果粥 | 246 |
| 杜仲煲猪脊骨 | 225 | 益母草猪红汤 | 247 |
| 海马田七乳鸽汤 | 225 | 参芪龟板羹 | 248 |
| 兰竹水鱼汤 | 226 | 当归田七脊骨汤 | 248 |
| 北芪猪腰汤 | 227 | 扁豆苡米猪骨汤 | 250 |
| 马鞭草苦瓜排骨汤 | 228 | 艾叶杞子炖鸡汁 | 250 |
| 莲藕旱莲汁 | 228 | 瘦肉鱼胶糯米粥 | 251 |
| 马齿苋煲猪小肚汤 | 229 | 阿胶鸡蛋羹 | 252 |
| 金钱草老鸭汤 | 230 | 小茴香猪肚汤 | 252 |
| 赤小豆兔肉粥 | 230 | 黄芪大枣饴糖膏 | 253 |
| 党参虫草水鱼汤 | 231 | 荷叶杞子蒸田鸡 | 254 |
| 车前土茯苓乌龟汤 | 232 | 木耳益母草煲猪肝 | 254 |
| 龙蛇猪骨饮 | 232 | 生地水鱼汤 | 257 |
| 玉竹田七猪腰汤 | 235 | 旱莲鳖甲猪髓汤 | 257 |
| 猪小肚杞子大麦粥 | 236 | 乌豆大枣焖塘虱 | 258 |
| 党参鱼肚鸡丝羹 | 236 | 党参龙眼兔肉汤 | 258 |
| 核桃人参乳 | 237 | 马蹄百合生鱼汤 | 259 |
| 田七土茯苓炖鸡 | 238 | 仙鹤草鲜莲藕汁 | 260 |
| 葵树子煲兔肉 | 238 | 鸡血藤猪脊汤 | 260 |
| 虫草冬菇鸡 | 239 | 首乌杞子猪肝饮 | 261 |
| 乌骨藤煲排骨 | 240 | 夏枯川贝煲兔肉 | 262 |
| 黄豆煲猪尾 | 240 | 雪耳苡米田鸡汤 | 263 |
| 鳖甲淮山炖白鸽 | 243 | 田七炖老鸭 | 263 |

| | | | |
|---|---|---|---|
| 海星瘦肉汤 | 264 | 羊藿叶猪肝汤 | 283 |
| 鳖鱼肉丝汤 | 264 | 羊奶冰糖煮鸡蛋 | 284 |
| 竹荪银耳羹 | 265 | 人参鸡肉鱼肚羹 | 285 |
| 杏仁雪哈膏 | 266 | 鲜蚝肉末粥 | 286 |
| 菱角炆生鱼 | 266 | 龙眼猪骨炖乌龟 | 286 |
| 猫爪草煲乳鸽 | 267 | 杞子瘦肉水鱼汤 | 287 |
| 玉竹蚝豉猪肉汤 | 268 | 北芪虫草炖老鸭 | 288 |
| 北芪炖猪蹄 | 269 | 雪耳鲍鱼瘦肉汤 | 288 |
| 猪皮黑豆汁 | 269 | 党参圆蹄汤 | 289 |
| 土茯苓田鸡汤 | 270 | 杞子海参羹 | 290 |
| 百合田七猪肺汤 | 271 | 姜汁黄鳝煲 | 290 |
| 鲫鱼煲葛菜 | 271 | 参虫复元饮 | 291 |
| 鱼腥草鹧鸪汤 | 272 | 梨汁蔗浆葡萄露 | 293 |
| 田七苡米水鱼汤 | 273 | 百合田七炖兔肉 | 294 |
| 慈姑木耳兔肉汤 | 274 | 雪哈马蹄羹 | 294 |
| 海带白鸽汤 | 274 | 燕窝雪耳羹 | 295 |
| 核桃海参瘦肉羹 | 275 | 北芪杞子煲水鱼 | 296 |
| 川贝百合煲鱼头 | 275 | 乌龟猪蹄人参汤 | 296 |
| 夏枯枸杞煲乌鸡 | 276 | 人参柿饼乌枣饮 | 297 |
| 肿节风兔肉煲 | 277 | 鲍鱼炖青榄 | 298 |
| 田七蔓椒煲猪髓 | 278 | 川贝雪梨炖猪肺 | 298 |
| 杞子核桃炖乌龟 | 279 | 珠母白果粥 | 299 |
| 石莲桑椹猪蹄汤 | 279 | 杞子海参瘦肉羹 | 301 |
| 补骨脂猪脊黄鳝汤 | 280 | 牛奶蛋清莲子糊 | 302 |
| 杜仲大枣猪腰汤 | 280 | 龙眼大枣煲鳝鱼 | 303 |
| 首乌炖鸡汁 | 281 | 乌豆猪髓水鱼汤 | 304 |
| 松子核桃芝麻膏 | 282 | 砂仁淮山炖猪肚 | 304 |

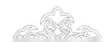

人参柿饼粥　　　　　305

阿胶红枣泥　　　　　306

生姜乌龙茶　　　　　307

桂圆灵芝鹧鸪汤　　　307

杞枣猪肝补血汤　　　308

五指毛桃乌鸡汤　　　309

银花生地粥　　　　　312

生地土茯苓乌龟汤　　313

海藻昆布绿豆粥　　　314

淮杞枣仁炖甲鱼　　　315

淮山莲子芡实粥　　　316

三花扁豆粥　　　　　317

参莲山药羹　　　　　318

苹果莲子淮山黑蒜泥　319

独活寄生脊骨汤　　　320

芎芪天麻汤　　　　　321

川贝雪梨炖猪肺　　　322

生地藕节绿豆汁　　　323

银花茅根竹蔗水　　　324

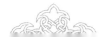

# 附录2　中医肿瘤营养治疗食谱分类索引

**含家猪全体营养食谱**

| | |
|---|---|
| 川贝白果粥 | 150 |
| 良姜胡椒猪肚汤 | 153 |
| 猪肚蟾蜍粥 | 157 |
| 藤梨根煲猪尾汤 | 161 |
| 双参猪髓汤 | 163 |
| 苦瓜黄豆排骨汤 | 166 |
| 槐花米煲猪大肠 | 169 |
| 泥鳅黑豆瘦肉汤 | 170 |
| 黄花木耳瘦肉汤 | 182 |
| 粉葛猪胰汤 | 184 |
| 蜗牛瘦肉煲鸡骨草 | 184 |
| 燕窝银耳瘦肉粥 | 188 |
| 鲍鱼莲子瘦肉汤 | 189 |
| 川贝百合猪肺汤 | 191 |
| 无花果鱼腥草汤 | 192 |
| 白果淮山粥 | 192 |
| 田七蜗牛瘦肉汤 | 203 |
| 蒲葵橄榄煲瘦肉 | 204 |
| 沙参冬瓜瘦肉羹 | 211 |
| 莲子猪脊水鱼汤 | 212 |

| | |
|---|---|
| 百合凤尾猪舌汤 | 213 |
| 紫菜豆腐瘦肉汤 | 216 |
| 发菜蚝豉猪肉粥 | 216 |
| 淡菜猪膶汤 | 219 |
| 杜仲煲猪脊骨 | 225 |
| 北芪猪腰汤 | 227 |
| 马鞭草苦瓜排骨汤 | 228 |
| 马齿苋煲猪小肚汤 | 229 |
| 龙蛇猪骨饮 | 232 |
| 玉竹田七猪腰汤 | 235 |
| 猪小肚杞子大麦粥 | 236 |
| 乌骨藤煲排骨 | 240 |
| 黄豆煲猪尾 | 240 |
| 益母草猪红汤 | 247 |
| 当归田七脊骨汤 | 248 |
| 扁豆苡米猪骨汤 | 250 |
| 瘦肉鱼胶糯米粥 | 251 |
| 小茴香猪肚汤 | 252 |
| 木耳益母草煲猪肝 | 254 |
| 旱莲鳖甲猪髓汤 | 257 |
| 鸡血藤猪脊汤 | 260 |

| | | | |
|---|---|---|---|
| 首乌杞子猪肝饮 | 261 | **含家畜禽鸟营养食谱** | |
| 海星瘦肉汤 | 264 | 鸡鲍虫草汤 | 152 |
| 玉竹蚝豉猪肉汤 | 268 | 虫草蘑菇水鸭汤 | 155 |
| 北芪炖猪蹄 | 269 | 党参龙眼兔肉汤 | 158 |
| 猪皮黑豆汁 | 269 | 豆蔻鱼肚乌鸡汁 | 159 |
| 百合田七猪肺汤 | 271 | 荜茇冬菇鸡 | 161 |
| 核桃海参瘦肉羹 | 275 | 木耳金针乌鸡饮 | 165 |
| 田七蔓椒煲猪髓 | 278 | 于术田螺兔肉饮 | 171 |
| 石莲桑椹猪蹄汤 | 279 | 鸡汁苡米粥 | 171 |
| 补骨脂猪脊黄鳝汤 | 280 | 虫草炖乌鸡 | 177 |
| 杜仲大枣猪腰汤 | 280 | 冬瓜苡米水鸭汤 | 183 |
| 羊藿叶猪肝汤 | 283 | 冬虫草炖水鸭 | 189 |
| 龙眼猪骨炖乌龟 | 286 | 鹧鸪北杏雪梨汤 | 193 |
| 杞子瘦肉水鱼汤 | 287 | 杞子茉莉炖乌鸡 | 198 |
| 雪耳鲍鱼瘦肉汤 | 288 | 海菜蚝豉兔肉煲 | 200 |
| 党参圆蹄汤 | 289 | 百合海带乳鸽汤 | 200 |
| 乌龟猪蹄人参汤 | 296 | 沙参玉竹鹧鸪汤 | 208 |
| 川贝雪梨炖猪肺 | 298 | 花旗参乳鸽汤 | 208 |
| 珠母白果粥 | 299 | 海藻夏枯煲乳鸽 | 217 |
| 杞子海参瘦肉羹 | 301 | 乌豆海参老鸭汤 | 218 |
| 乌豆猪髓水鱼汤 | 304 | 海马田七乳鸽汤 | 225 |
| 砂仁淮山炖猪肚 | 304 | 金钱草老鸭汤 | 230 |
| 杞枣猪肝补血汤 | 308 | 赤小豆兔肉粥 | 230 |
| 三花扁豆粥 | 317 | 党参鱼肚鸡丝羹 | 236 |
| 独活寄生脊骨汤 | 320 | 田七土茯苓炖鸡 | 238 |
| 芎芪天麻汤 | 321 | 葵树子煲兔肉 | 238 |
| 川贝雪梨炖猪肺 | 322 | 虫草冬菇鸡 | 239 |

鳖甲淮山炖白鸽　　　　243

海螵蛸乌鸡葱白汤　　　244

艾叶杞子炖鸡汁　　　　250

阿胶鸡蛋羹　　　　　　252

党参龙眼兔肉汤　　　　258

夏枯川贝煲兔肉　　　　262

田七炖老鸭　　　　　　263

猫爪草煲乳鸽　　　　　267

鱼腥草鹧鸪汤　　　　　272

慈姑木耳兔肉汤　　　　274

海带白鸽汤　　　　　　274

夏枯枸杞煲乌鸡　　　　276

肿节风兔肉煲　　　　　277

首乌炖鸡汁　　　　　　281

羊奶冰糖煮鸡蛋　　　　284

人参鸡肉鱼肚羹　　　　285

北芪虫草炖老鸭　　　　288

参虫复元饮　　　　　　291

百合田七炖兔肉　　　　294

燕窝雪耳羹　　　　　　295

阿胶红枣泥　　　　　　306

桂圆灵芝鹧鸪汤　　　　307

五指毛桃乌鸡汤　　　　309


含水产蛇蛙营养食谱

砂仁鱼肚肉末羹　　　　147

鲍参圆蹄汤　　　　　　156

田鸡炆菱角　　　　　　157

豆蔻鱼肚乌鸡汁　　　　159

红烧山楂带鱼　　　　　160

赤小豆鲫鱼羹　　　　　164

芦荟土茯煲乌龟　　　　167

黄芪杞子泥鳅汤　　　　168

淮山田七芡实乌龟汤　　172

珠玉二宝粥　　　　　　175

荷菊蒸田鸡　　　　　　175

土茯苓龟汁　　　　　　176

半枝莲水鱼汤　　　　　177

人蒜田七焖鳝鱼　　　　181

鲍鱼莲子瘦肉汤　　　　189

水鱼圆肉苡米汤　　　　190

金针木耳田鸡汤　　　　196

玫瑰乌豆泥鳅汤　　　　196

橘杏雪哈膏　　　　　　198

灵龟补髓汤　　　　　　199

葛菜生鱼汤　　　　　　207

水鱼石上柏汤　　　　　207

雪耳鲫鱼粥　　　　　　210

莲子猪脊水鱼汤　　　　212

龙葵苦瓜泥鳅汤　　　　214

石斛生地煲田鸡　　　　214

发菜蚝豉猪肉粥　　　　216

海马枸杞煎　　　　　　219

沙参玉竹水鱼汤　　　　220

| | | | |
|---|---|---|---|
| 苡米荠菜田鸡汤 | 224 | 杞子瘦肉水鱼汤 | 287 |
| 兰竹水鱼汤 | 226 | 雪耳鲍鱼瘦肉汤 | 288 |
| 党参虫草水鱼汤 | 231 | 杞子海参羹 | 290 |
| 车前土茯苓乌龟汤 | 232 | 姜汁黄鳝煲 | 290 |
| 马鞭草煲白鳝 | 244 | 雪哈马蹄羹 | 294 |
| 黄花鱼木耳汤 | 245 | 北芪杞子煲水鱼 | 296 |
| 当归黄鳝汤 | 245 | 乌龟猪蹄人参汤 | 296 |
| 参芪龟板羹 | 248 | 鲍鱼炖青榄 | 298 |
| 荷叶杞子蒸田鸡 | 254 | 杞子海参瘦肉羹 | 301 |
| 生地水鱼汤 | 257 | 龙眼大枣煲鳝鱼 | 303 |
| 乌豆大枣焖塘虱 | 258 | 乌豆猪髓水鱼汤 | 304 |
| 马蹄百合生鱼汤 | 259 | 生地土茯苓乌龟汤 | 313 |
| 雪耳苡米田鸡汤 | 263 | 淮杞枣仁炖甲鱼 | 315 |
| 鳖鱼肉丝汤 | 264 | | |
| 杏仁雪哈膏 | 266 | **含蛋奶类营养食谱** | |
| 菱角炆生鱼 | 266 | 鹌蛋牛奶饮 | 145 |
| 玉竹蚝豉猪肉汤 | 268 | 参乳五汁膏 | 146 |
| 土茯苓田鸡汤 | 270 | 蛋清莲子糊 | 151 |
| 鲫鱼煲葛菜 | 271 | 牛奶竹沥饮 | 154 |
| 田七苡米水鱼汤 | 273 | 参麦牛奶饮 | 174 |
| 核桃海参瘦肉羹 | 275 | 牛奶淮山糊 | 180 |
| 川贝百合煲鱼头 | 275 | 阿胶鸡蛋羹 | 252 |
| 杞子核桃炖乌龟 | 279 | 羊奶冰糖煮鸡蛋 | 284 |
| 补骨脂猪脊黄鳝汤 | 280 | 牛奶蛋清莲子糊 | 302 |
| 人参鸡肉鱼肚羹 | 285 | | |
| 鲜蚝肉末粥 | 286 | **含植物素食营养食谱** | |
| 龙眼猪骨炖乌龟 | 286 | 芦根人参柿霜粥 | 145 |

| | | | |
|---|---|---|---|
| 五仁补血泥 | 148 | 菱粉绿豆糊 | 218 |
| 香砂冲藕粉 | 149 | 竹蔗茅根绿豆水 | 223 |
| 芦荟调饴糖 | 150 | 葡萄藕汁生地饮 | 223 |
| 石莲淮山粥 | 154 | 莲藕旱莲汁 | 228 |
| 马齿苋粥 | 162 | 核桃人参乳 | 237 |
| 花生柿枣糊 | 165 | 山药芡实白果粥 | 246 |
| 芡实莲子粥 | 167 | 黄芪大枣饴糖膏 | 253 |
| 鲜藕旱莲汁 | 173 | 仙鹤草鲜莲藕汁 | 260 |
| 山楂香橼煎 | 179 | 竹荪银耳羹 | 265 |
| 桃仁人参粥 | 180 | 松子核桃芝麻膏 | 282 |
| 桂花莲子粥 | 182 | 梨汁蔗浆葡萄露 | 293 |
| 银杏橄榄冰糖水 | 187 | 人参柿饼乌枣饮 | 297 |
| 荸藕甘露饮 | 187 | 人参柿饼粥 | 305 |
| 蜂王浆杏露 | 190 | 生姜乌龙茶 | 307 |
| 蔗浆猴桃汁 | 194 | 银花生地粥 | 312 |
| 山楂甜橙莲子糊 | 197 | 海藻昆布绿豆粥 | 314 |
| 川贝百合绿豆水 | 203 | 淮山莲子芡实粥 | 316 |
| 冬瓜荷叶杏仁露 | 205 | 参莲山药羹 | 318 |
| 石斛生地汁 | 205 | 苹果莲子淮山黑蒜泥 | 319 |
| 橄榄罗汉果汤 | 206 | 生地藕节绿豆汁 | 323 |
| 无花果生地竹蔗水 | 210 | 银花茅根竹蔗水 | 334 |
| 知母绿豆粥 | 212 | | |

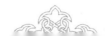

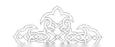

# 附录3　药食同源的中药名单

结合国家卫生健康委办公厅最新发布的《按照传统既是食品又是中药材物质目录管理办法》中的药食同源目录，整理并列出《神农本草经》中药食同源品种。

**符合《按照传统既是食品又是中药材物质目录管理办法》中的药食同源目录的中药名单**

| 《神农本草经》中的名称 | 《神农本草经》中的分类 | 今名 | 功效* |
|---|---|---|---|
| 阿胶 | 上品 | 阿胶 | 补血滋阴，润燥，止血 |
| 胡麻 | 上品 | 黑芝麻 | 补肝肾，益精血，润肠燥 |
| 牡桂 | 上品 | 肉桂 | 补火助阳，引火归元，散寒止痛，温通经脉 |
| 署豫 | 上品 | 山药 | 补脾养胃，生津益肺，补肾涩精 |
| 甘草 | 上品 | 生甘草 炙甘草 | 生甘草：清热解毒，祛痰止咳 炙甘草：补脾和胃，益气复脉，缓急止痛，调和诸药 |
| 石蜜 | 上品 | 蜂蜜 | 补中，润燥，止痛，解毒 |
| 大枣 | 上品 | 大枣 | 补中益气，养血安神 |
| 橘柚 | 上品 | 橘红 陈皮 | 橘红：理气宽中，燥湿化痰 陈皮：理气健脾，燥湿化痰 |
| 伏苓 | 上品 | 茯苓 | 利水渗湿，健脾宁心 |
| 薏苡仁 | 上品 | 薏苡仁 | 利水渗湿，健脾止泻，除痹，排脓，解毒散结 |

续表

| 《神农本草经》中的名称 | 《神农本草经》中的分类 | 今名 | 功效* |
|---|---|---|---|
| 龙眼 | 上品 | 龙眼肉 | 补益心脾，养血安神 |
| 丹雄鸡 | 上品 | 鸡内金 | 健胃消食，涩精止遗，通淋化石 |
| 决明子 | 上品 | 决明子 | 清热明目，润肠通便 |
| 麻蕡 | 上品 | 火麻仁 | 润肠通便 |
| 鞠华 | 上品 | 菊花 | 散风清热，平肝明目，清热解毒 |
| 酸枣 | 上品 | 酸枣仁 | 养心补肝，宁心安神，敛汗，生津 |
| 女萎 | 上品 | 玉竹 | 养阴润燥，生津止渴 |
| 鸡头实 | 上品 | 芡实 | 益肾固精，补脾止泻，除湿止带 |
| 蓬蘽 | 上品 | 覆盆子 | 益肾固精缩尿，养肝明目 |
| 藕实茎 | 上品 | 莲子 | 补脾止泻，止带，益肾涩精，养心安神 |
| 当归 | 中品 | 当归 | 补血活血，调经止痛，润肠通便 |
| 水苏 | 中品 | 紫苏 | 解表散寒，行气和胃 |
| 白芷 | 中品 | 白芷 | 解表散寒，祛风止痛，宣通鼻窍，燥湿止带，消肿排脓 |
| 葛根 | 中品 | 葛根 | 解肌退热，生津止渴，透疹，升阳止泻，通经活络，解酒毒 |
| 赤小豆 | 中品 | 赤小豆 | 利水消肿，解毒排脓 |
| 梅实 | 中品 | 乌梅 | 敛肺，涩肠，生津，安蛔 |
| 茅根 | 中品 | 白茅根 | 凉血止血，清热利尿 |
| 薤 | 中品 | 薤白 | 通阳散结，行气导滞 |
| 干姜 | 中品 | 干姜 | 温中散寒，回阳通脉，温肺化饮 |
| 秦菽 | 中品 | 花椒 | 温中止痛，杀虫止痒 |

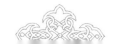

续表

| 《神农本草经》中的名称 | 《神农本草经》中的分类 | 今名 | 功效* |
|---|---|---|---|
| 卮子 | 中品 | 栀子 | 泻火除烦，清热利湿，凉血解毒 |
| 百合 | 中品 | 百合 | 养阴润肺，清心安神 |
| 桃核仁 | 下品 | 桃仁 | 活血祛瘀，润肠通便，止咳平喘 |
| 杏核仁 | 下品 | 杏仁 | 降气，止咳平喘，润肠通便 |
| 夏枯草 | 下品 | 夏枯草 | 清肝泻火，明目，散结消肿 |
| 郁李仁 | 下品 | 郁李仁 | 润肠通便，下气利水 |
| 彼子 | 下品 | 榧子 | 杀虫消积，润肺止咳，润燥通便 |
| 桔梗 | 下品 | 桔梗 | 宣肺，利咽，祛痰，排脓 |

*参考资料：国家药典委员会. 中华人民共和国药典2020年版［M］. 中国医药科技出版社，2020.

### 符合国家卫生计生委公布的可用于保健食品的中药名单

| 《神农本草经》中的名称 | 《神农本草经》中的分类 | 今名 | 功效* |
|---|---|---|---|
| 人参 | 上品 | 党参 | 健脾益肺，养血生津 |
| 远志 | 上品 | 远志 | 安神益智，交通心肾，祛痰，消肿 |
| 杜仲 | 上品 | 杜仲 | 补肝肾，强筋骨，安胎 |
| 槐实 | 上品 | 槐角 | 清热泻火，凉血止血 |
| 黄芪 | 上品 | 黄芪 | 补气升阳，固表止汗，利水消肿，生津养血，行滞通痹，托毒排脓，敛疮生肌 |
| 巴戟天 | 上品 | 巴戟天 | 补肾阳，壮筋骨，祛风湿 |
| 菟丝子 | 上品 | 菟丝子 | 补益肝肾，固精缩尿，安胎，明目，止泻 |
| 木香 | 上品 | 木香 | 行气止痛，健脾消食 |

续表

| 《神农本草经》中的名称 | 《神农本草经》中的分类 | 今名 | 功效* |
|---|---|---|---|
| 芎䓖 | 上品 | 川芎 | 活血行气，祛风止痛 |
| 丹参 | 上品 | 丹参 | 活血祛瘀，通经止痛，清心除烦，凉血消痈 |
| 术 | 上品 | 白术 苍术 | 白术：健脾益气，燥湿利水，止汗，安胎 苍术：燥湿健脾，祛风散寒，明目 |
| 泽泻 | 上品 | 泽泻 | 利水渗湿，泄热，化浊降脂 |
| 龟甲 | 上品 | 龟甲 | 滋阴潜阳，益肾强骨，养血补心，固经止崩 |
| 柏实 | 上品 | 柏子仁 | 养心安神，止汗，润肠 |
| 茜根 | 上品 | 茜草 | 凉血，祛瘀，止血，通经 |
| 枸杞 | 上品 | 地骨皮 | 凉血除蒸，清肺降火 |
| 蒺藜子 | 上品 | 刺蒺藜 | 散风，明目，下气，行血 |
| 车前子 | 上品 | 车前子 | 清热利尿通淋，渗湿止泻，明目，祛痰 |
| 干地黄 | 上品 | 生地黄 | 清热凉血，养阴生津 |
| 五加皮 | 上品 | 五加皮 | 祛风除湿，补益肝肾，强筋壮骨，利水消肿 |
| 五味子 | 上品 | 五味子 | 收敛固涩，益气生津气，补肾宁心 |
| 赤箭 | 上品 | 天麻 | 息风止痉，平抑肝阳，祛风通络 |
| 天门冬 | 上品 | 天冬 | 养阴润燥，清肺生津 |
| 麦门冬 | 上品 | 麦冬 | 养阴生津，润肺清心 |
| 景天 | 上品 | 红景天 | 益气活血，通脉平喘 |
| 石斛 | 上品 | 石斛 | 益胃生津，滋阴清热 |
| 蒲黄 | 上品 | 蒲黄 | 止血，化瘀，通淋 |

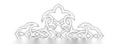

续表

| 《神农本草经》中的名称 | 《神农本草经》中的分类 | 今名 | 功效* |
|---|---|---|---|
| 牛膝 | 上品 | 川牛膝<br>怀牛膝 | 川牛膝：逐瘀通经，通利关节，利尿通淋<br>怀牛膝：逐瘀通经，补肝肾，强筋骨，利尿通淋，引血下行 |
| 女贞实 | 上品 | 女贞子 | 滋补肝肾，明目乌发 |
| 充蔚子 | 上品 | 益母草 | 活血调经，利尿消肿，清热解毒 |
| 淫羊藿 | 中品 | 淫羊藿 | 补肾阳，强筋骨，祛风湿 |
| 山茱萸 | 中品 | 山茱萸 | 补益肝肾，收涩固脱 |
| 泽兰 | 中品 | 泽兰 | 活血调经，祛瘀消痈，利水消肿 |
| 枳实 | 中品 | 枳实 | 破气消积，化痰散痞 |
| 积雪草 | 中品 | 积雪草 | 清热利湿，解毒消肿 |
| 元参 | 中品 | 玄参 | 清热凉血，滋阴降火，解毒散结 |
| 知母 | 中品 | 知母 | 清热泻火，滋阴润燥 |
| 贝母 | 中品 | 川贝母<br>浙贝母 | 川贝母：清热润肺，化痰止咳，散结消痈<br>浙贝母：清热化痰止咳，解毒散结消痈 |
| 吴茱萸 | 中品 | 吴茱萸 | 散寒止痛，降逆止呕，助阳止泻 |
| 桑根白皮 | 中品 | 桑白皮 | 泻肺平喘，利水消肿 |
| 厚朴 | 中品 | 厚朴花 | 芳香化湿，理气宽中 |
| 鳖甲 | 中品 | 鳖甲 | 滋阴潜阳，退热除蒸，软坚散结 |
| 芍药 | 中品 | 白芍<br>赤芍 | 白芍：养血调经，敛阴止汗，柔肝止痛，平抑肝阳<br>赤芍：清热凉血，散瘀止痛 |
| 大黄 | 下品 | 制大黄、熟大黄 | 泻下攻积，清热泻火，凉血解毒，逐瘀通经，利湿退黄 |

＊参考资料：国家药典委员会.中华人民共和国药典2020年版［M］.中国医药科技出版社，2020.

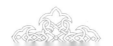

2002年卫生部（现卫健委）公布的87种既是食品又是药品的中药名单：丁香、八角茴香、刀豆、小茴香、小蓟、山药、山楂、马齿苋、乌梢蛇、乌梅、木瓜、火麻仁、代代花、玉竹、甘草、白芷、白果、白扁豆、白扁豆花、龙眼肉（桂圆）、决明子、百合、肉豆蔻、肉桂、余甘子、佛手、杏仁（甜、苦）、沙棘、牡蛎、芡实、花椒、赤小豆、阿胶、鸡内金、麦芽、昆布、枣（大枣、黑枣、酸枣）、罗汉果、郁李仁、金银花、青果、鱼腥草、姜（生姜、干姜）、枳椇子、枸杞子、栀子、砂仁、胖大海、茯苓、香橼、香薷、桃仁、桑叶、桑椹、橘红、桔梗、益智仁、荷叶、莱菔子、莲子、高良姜、淡竹叶、淡豆豉、菊花、菊苣、黄芥子、黄精、紫苏、紫苏子、葛根、黑芝麻、黑胡椒、槐米、槐花、蒲公英、蜂蜜、榧子、酸枣仁、鲜白茅根、鲜芦根、蝮蛇、橘皮、薄荷、薏苡仁、薤白、覆盆子、藿香。

2014年新增14种中药材（在限定使用范围和剂量内药食两用）：人参、山银花、芫荽、玫瑰花、松花粉、粉葛、布渣叶、夏枯草、当归、山柰、西红花、草果、姜黄、荜茇。

2002年卫生部公布的可用于保健食品的中药名单：人参、人参叶、人参果、三七、土茯苓、大蓟、女贞子、山茱萸、川牛膝、川贝母、川芎、马鹿胎、马鹿茸、马鹿骨、丹参、五加皮、五味子、升麻、天冬、天麻、太子参、巴戟天、木香、木贼、牛蒡子、牛蒡根、车前子、车前草、北沙参、平贝母、玄参、生地黄、生何首乌、白及、白术、白芍、白豆蔻、石决明、石斛、地骨皮、当归、竹茹、红花、红景天、西洋参、吴茱萸、怀牛膝、杜仲、杜仲叶、沙苑子、牡丹皮、芦荟、苍术、补骨脂、诃子、赤芍、远志、麦冬、龟甲、佩兰、侧柏叶、制大黄、制何首乌、刺五加、刺玫果、泽兰、泽泻、玫瑰花、玫瑰茄、知母、罗布麻、苦丁茶、金荞麦、金樱子、青皮、厚朴、厚朴花、姜黄、枳壳、枳实、柏子仁、珍珠、绞股蓝、胡芦巴、芦草、荜茇、韭菜子、首乌藤、香附、骨碎补、党参、桑白皮、桑枝、浙贝母、益母草、积雪草、淫羊藿、菟丝子、野菊花、银杏叶、黄芪、湖北贝母、番泻叶、蛤蚧、越橘、槐实、蒲黄、蒺藜、蜂胶、酸角、墨旱莲、熟大黄、熟地黄、鳖甲。

2002年卫生部公布的保健食品禁用中药名单（毒性或者副作用大的中药）：八角莲、八里麻、千金子、土青木香、山莨菪、川乌、广防己、马桑叶、马钱子、六角莲、天仙子、巴豆、水银、长春花、甘遂、生天南星、生半夏、生白附子、生狼毒、白降丹、石蒜、关木通、农吉痢、夹竹桃、朱砂、米壳（罂粟壳）、红升丹、红豆杉、红茴香、红粉、羊角拗、羊踯躅、丽江山慈菇、京大戟、昆明山海棠、河豚、闹羊花、青娘虫、鱼藤、洋地黄、洋金花、牵牛子、砒石（白砒、红砒、砒霜）、草乌、香加皮（杠柳皮）、骆驼蓬、鬼臼、莨草、铁棒槌、铃兰、雪上一枝蒿、黄花夹竹桃、斑蝥、硫黄、雄黄、雷公藤、颠茄、藜芦、蟾酥。

卫健委公告明确不是普通食品的名单（历年发文总结）：西洋参、鱼肝油、灵芝（赤芝）、紫芝、冬虫夏草、莲子芯、薰衣草、大豆异黄酮、灵芝孢子粉、鹿角、龟甲。

公告明确为普通食品的名单：白毛银露梅、黄明胶、海藻糖、五指毛桃、中链甘油三酯、牛蒡根、低聚果糖、沙棘叶、天贝、冬青科苦丁茶、梨果仙人掌、玉米须、抗性糊精、平卧菊三七[Gynura Procumbens（Lour.）Merr]、大麦苗（Barley Leaves）、养殖梅花鹿其他副产品（除鹿茸、鹿角、鹿胎、鹿骨外）、梨果仙人掌、木犀科粗壮女贞苦丁茶、水苏糖、玫瑰花（重瓣红玫瑰Rose rugosacv. Plena）、凉粉草（仙草 Mesona chinensis Benth.）、酸角、针叶樱桃果、菜花粉、玉米花粉、松花粉、向日葵花粉、紫云英花粉、荞麦花粉、芝麻花粉、高粱花粉、魔芋、钝顶螺旋藻、极大螺旋藻、刺梨、玫瑰茄、蚕蛹、耳叶牛皮消。

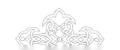